AF501830

CHIRURGIE CONSERVATRICE,

ET

MOYENS DE RESTREINDRE L'UTILITÉ

DES OPÉRATIONS.

CHIRURGIE CONSERVATRICE,

ET

MOYENS DE RESTREINDRE L'UTILITÉ

DES OPÉRATIONS.

PAR

le Docteur AL^s ALQUIÉ,

PROFESSEUR-AGRÉGÉ ET CHEF DES TRAVAUX ANATOMIQUES A LA FACULTÉ DE MÉDECINE DE MONTPELLIER, LAURÉAT DE CETTE FACULTÉ ET DE L'ACADÉMIE NATIONALE DE MÉDECINE, EX-PREMIER CHIRURGIEN INTERNE A L'HOTEL-DIEU St-ÉLOI, EX-CHEF DE CLINIQUE CHIRURGICALE, EX-PROSECTEUR-ADJOINT, PROFESSEUR PARTICULIER DE SCIENCES MÉDICALES, ETC.

(Avec Dessins lithographiés par l'Auteur.)

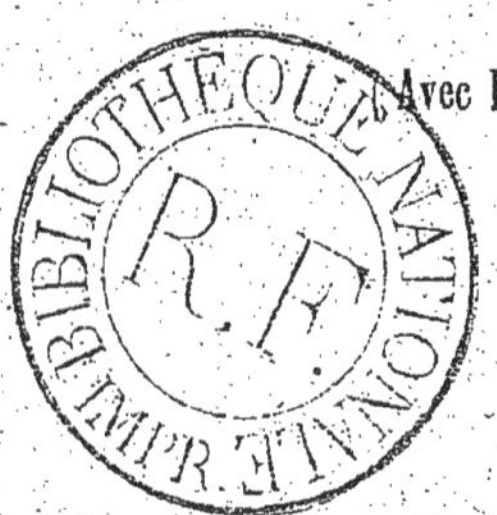

« Tout homme de bonne foi conviendra que si l'on pouvait trouver quelque moyen de rendre l'opération moins souvent nécessaire, ce serait un des plus grands bienfaits que l'on pût accorder à l'humanité. »

(A. COOPER, *OEuv. trad.*, in-8°, 1835, p. 564.

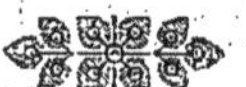

MONTPELLIER,

IMPRIMERIE DE RICARD FRÈRES, PLAN D'ENCIVADE, 3.

1850.

CHIRURGIE CONSERVATRICE,

ET

MOYENS DE RESTREINDRE L'UTILITÉ

DES OPÉRATIONS.

INTRODUCTION.

La chirurgie conservatrice veut sacrifier rarement les parties du corps, en retrancher le moins possible, pratiquer peu d'opérations majeures, substituer à celles-ci des opérations légères ou des moyens médicamenteux. Elle exige surtout des connaissances médicales profondes, un diagnostic sévère et complet; elle recherche enfin la qualification de *médecine opérante*. Toujours vigilante à montrer l'abus journalier de la main armée ou non d'un instrument, cette chirurgie signale les causes ordinaires de ces abus, afin d'apprendre à les prévenir; elle trace les règles et les principes qui permettent d'éviter les ressources mécaniques, les sacrifices douloureux; enfin, elle enseigne avec bonheur les moyens propres à restreindre l'utilité de chacune des opérations. Tel est l'esprit de la chirurgie conservatrice, celui qui doit animer ce travail; telle est l'impulsion que nous désirerions imprimer à notre art; telles sont les questions dont nous avons à nous occuper successivement.

A ceux qui prétendraient que la chirurgie actuelle n'abuse pas de ses ressources sanglantes, nous répondrons par des faits nombreux, récents et puisés en des lieux divers. Cette espèce d'inventaire est, en outre, indispensable pour prouver l'importance et l'opportunité du beau sujet que nous allons exposer. Jamais peut-être matière n'a demandé une association plus étendue et plus intime de la pratique à la théorie. Aussi, pour atteindre ce but, l'auteur s'est efforcé de vérifier au lit des malades, et par le contrôle accessoire des expériences, les inductions théoriques et les succès thérapeutiques chaque jour publiés. Ainsi il s'est enquis des moyens propres à guérir la cataracte sans opération, les calculeux sans taille ni lithotritie, les maladies cancéreuses sans extirpation, etc. Les irrigations froides, les frictions mercurielles, le tartre stibié, l'ipécacuanha et d'autres remèdes capables de prévenir ou de combattre l'inflammation et ses graves effets, et une foule d'autres ressources propres à restreindre l'utilité des opérations chirurgicales, ont été soumis à l'épreuve clinique. Ce travail est le fruit d'une impulsion reçue, depuis bien des années, par la fréquentation des plus grands hôpitaux de France, la pratique particulière, et les leçons de maîtres habiles.

Les faits et les preuves que j'apporterai à l'appui de mon sentiment seront souvent empruntés à la pratique ou aux ouvrages des chirurgiens les plus justement estimés de nos jours. Ainsi mes conclusions acquerront plus de poids, et se trouveront, à plus forte raison, applicables aux médecins bien moins élevés dans la science et dans l'estime générale. D'ailleurs, cette manière d'agir est juste et nécessaire, et doit montrer en moi le désir de donner à cette œuvre des fondements solides, et nullement l'envie déplacée d'exercer une déplorable critique envers des hommes dont plusieurs ont été mes maîtres, et la plupart des modèles respectés.

CHAPITRE PREMIER.

ABUS DES OPÉRATIONS CHIRURGICALES.

En voyant les instruments sans nombre, les procédés opératoires infinis et tous les jours renouvelés, modifiés, augmentés, il semble que la chirurgie est efficace seulement par l'application de ces ressources thérapeutiques, et surtout par la division et l'ablation des parties lésées. « On ne voit communément la chirurgie, dit, en effet, M. Raige-Delorme (1), que dans l'exercice de la main. » Naguère encore, M. Vidal de Cassis écrit ces lignes : « Parcourez les fastes de notre art, et vous apercevrez de temps en temps la main d'Hercule se lever ; et peut-être ne sommes-nous pas loin de voir Séverin pris à la lettre, et ses pratiques revêtir un caractère doctrinal. Je vous le dis, nous sommes à la veille d'une *chirurgie forcée* (2). » Et un judicieux journal écrit récemment : « L'on croit trop, en général, à la toute-puissance de la chirurgie (3). » Beaucoup de nos contemporains s'efforcent principalement de trouver et de prôner une opération insolite, un procédé particulier; car, être parvenu à ce résultat, c'est souvent presque avoir conquis la célébrité et la fortune. Les traités de chirurgie, les ouvrages de clinique chirurgicale, les journaux spéciaux, exposent avec empressement les innovations opératoires les plus minutieuses et trop de fois téméraires,

---

(1) Dict. méd., art. *hôpital*, p. 376, 1837.

(2) Union médicale, Septembre 1849, nº 108.

(3) Bullet. thérap., 1850, tom. I, p. 77.

et semblent moins exalter les efforts qui consistent à éviter les opérations sanglantes. A peine entend-on, et comme banalité trop inaperçue, le conseil de conserver le plus et d'opérer le moins possible : ce qui est brillant, lucratif aux yeux de beaucoup de chirurgiens et des gens du monde, c'est une opération grave et difficile. Parlant de l'extirpation d'un volumineux cancer du sein avec carie des côtes, faite par Lecat, le célèbre Boyer ajoute : « Le succès de Lecat ne doit pas séduire un chirurgien prudent; et ceux qui, trompés par cette observation et quelques autres semblables, ont osé entreprendre une opération dans des circonstances plus défavorables encore, n'ont retiré d'autre fruit de leur hardiesse que le vain plaisir d'entendre vanter leur habileté (1). » Cet illustre auteur avait sans doute ici en vue la fameuse opération pratiquée, par Richerand, sur un chirurgien qui ne tarda pas à succomber.

Appelé, dans les environs de cette ville, auprès d'un malade atteint d'une hernie étranglée, le professeur Serre parvient cependant, à l'aide de bains, de narcotiques et du taxis prolongé, à faire rentrer la hernie et à rétablir la santé de cet homme. Mais, du moment que le bistouri n'a pas été employé, les parents du sujet considèrent le service rendu comme de peu de valeur. « Vous eussiez donc préféré, leur dit alors le médecin, que j'eusse exposé la vie de votre parent, en lui faisant une opération que j'ai su lui éviter! » Le malade finit par comprendre qu'il n'en était que plus redevable au chirurgien qui lui avait épargné une opération sanglante et trop de fois mortelle.

En présence du triste préjugé du vulgaire, un certain

(1) Malad. chir., 5e édit., tom. V, p. 588.

nombre de chirurgiens semblent avoir parlé par la bouche de ce médecin qui, appelé en consultation par un confrère, et interrogé par celui-ci sur ce qu'il s'empressait de se munir de plusieurs instruments pour un malade qui n'en avait pas besoin, répondit : « Bah! il y a toujours quelque chose à couper! cela ne fait pas grand mal au patient, et fait beaucoup de bien au chirurgien (1)! » Toutefois la majorité de nos opérateurs ne mérite pas ce reproche; et l'on n'en trouverait aucun capable d'imiter celui dont parle l'historien Florus, qui fit périr, en lui pratiquant la taille, le fils d'Alexandre, roi de Syrie, sans qu'il eût la pierre, et par les ordres et les présents de son tuteur Diodore (2). Je dois supposer, pour l'honneur de notre profession, que ce fait est le même que celui dont Kurt Sprengel parle en ces termes : « L'histoire de la fin malheureuse d'Antiochus VI, surnommé *Entheus*, nous donne la preuve de la mauvaise foi des lithotomistes d'Alexandrie : l'usurpateur Tryphon réussit à séduire quelques-uns de ces chirurgiens, et les engagea à dire que ce jeune prince avait une pierre dans la vessie, afin de le faire périr dans l'opération (3). »

La médecine hippocratique était éloignée des abus de la main armée ou non d'un instrument tranchant. Néanmoins, au temps du divin Vieillard, on abusait beaucoup des opérations sanglantes et des machines. Aussi, se voit-il obligé de blâmer cette conduite en ces termes : « Faites peu de cas de ces bandages recherchés qui ne sont bons que pour l'ostentation, pure superfluité dont le malade reçoit sou-

(1) Abeille médicale, 1re année.

(2) Sabatier, méd. opér., nouv. édit., tom. IV, p. 208.

(3) Hist. méd., tom. I, p. 510.

vent le dommage (1). » Cependant, il cède lui-même parfois à ces erreurs quand il conseille de réduire certaines fractures avec un long levier de fer; lorsqu'il ne blâme pas énergiquement de traiter les bossus en les jetant d'une grande hauteur, après les avoir attachés sur une échelle; quand il approuve le trépan contre les fissures du crâne en général (2), etc.

Celse résume les connaissances pratiques de ses devanciers et de son époque; il expose la thérapeutique de Cos épurée, et accompagnée d'un grand nombre de topiques qui semblent nous annoncer le médecin de Pergame. A l'époque où dominaient les hypothèses galéniques, les opérations sanglantes étaient assez rares, et ordinairement remplacées par la polypharmacie et des topiques nombreux. La conduite des Arabes et des arabistes fut sans doute exagérée sous ce rapport. On peut voir dans F. d'Aquapendente, par exemple, cette foule de moyens pharmaceutiques, à la faveur desquels les praticiens s'efforçaient de dissiper les tumeurs, de faire avorter, mûrir, résoudre ou ouvrir spontanément les phlegmons, etc. Ce célèbre auteur s'élève contre beaucoup d'opérations pratiquées avant lui ou de son temps (3). Bien des chirurgiens, en effet, se montraient téméraires pendant ces longs siècles. Galien extirpa des côtes et le sternum cariés, et mit le cœur à nu chez l'esclave de Maryllus le mimographe. Praxagoras extirpait la luette dans l'esquinancie, et ouvrait le ventre dans la passion iliaque, afin de remettre les

(1) OEuv. trad. encycl., tom. I, p. 443.
(2) OEuv. cit., tom. I, p. 217, 254, 315, etc.
(3) OEuv. chirurg., in-8°, trad., p. 55, 492, etc.

intestins dans leur état normal (1) : « Contre les tumeurs du foie, Érasistrate incisait les téguments pour appliquer immédiatement sur ce viscère les médicaments qu'il jugeait convenables (2). » Hérophyle imitait cette pratique.

Quoique adonnés à l'emploi de topiques infinis, les Arabes et les arabistes avaient recours à des machines dangereuses : après une amputation, ils plongeaient le moignon dans l'huile bouillante, etc. Sous l'influence du concile de Tours, la pratique de la chirurgie dégradée fut livrée à des mercenaires dont l'ignorance devait leur conseiller des emplâtres, des onguents, et des opérations rarement bien indiquées : cet abaissement de l'art fit commettre bien des abus opératoires. C'est dans le moyen âge que se propagea la castration, qui fit tant de victimes entre les mains de charlatans, parmi lesquels Horace de Noria pratiqua plus de deux cents opérations en peu d'années, pour guérir radicalement les individus atteints de hernies. « Alors, des empiriques de toute espèce, oculistes, dentistes, rhabilleurs, bourreaux, aveuglaient, mutilaient impunément le peuple trompé (3). » A. Lacuna reproche aux praticiens de son temps de faire la taille pour des lésions méconnues des organes génito-urinaires, et sans qu'il existât de calcul (4). Vers la même époque, Marc-Aurèle Séverin préconisait la *médecine efficace* par l'emploi du fer et du feu avec une grande exagération. Les chirurgiens deviennent ensuite de plus en plus hardis; de sorte que le mémoire de Bilguer, contre les amputations

---

(1) Kurt Sprengel, hist. méd., tom. I, p. 407.

(2) Dujardin, hist. méd., p. 323.

(3) Alquié, Appréc. Acad. chir., 1845, p. 23.

(4) *Meth. cogn. escresc. vesic. carunc.*, 1534.

dans presque tous les cas, parut un paradoxe révoltant qui valut au praticien allemand les calomnies les moins ménagées. Cependant, ce remarquable travail obligea les chirurgiens à revoir un aussi grave sujet, et à se décider aux grandes opérations avec moins d'empressement.

L'École de Montpellier s'est toujours distinguée par un esprit contraire à celui dont l'école organicienne était nécessairement la source. Voyant davantage les altérations organiques comme des effets d'une lésion interne et générale, ayant plus de foi dans la puissance de la nature, joignant au plus haut degré les connaissances médicales aux études chirurgicales, ses disciples se sont surtout montrés partisans de la chirurgie conservatrice, et beaucoup moins des ressources sanglantes de la thérapeutique (1). Le célèbre professeur Fages était, sous ce rapport, le digne représentant des idées de l'École hippocratique.

Du reste, les hommes supérieurs par leur savoir et leur expérience ont fréquemment blâmé cette manie des opérations sanglantes. Il suffit de rappeler, à cet égard, la conduite et les avis du bon A. Paré, qui se décida à *ne plus brûler les plaies des pauvres blessés d'arquebusade* (2); cautérisation que l'on voit, avec surprise, proposée de nos jours par le professeur Piorry, même à la suite des amputations (3); de Pibrac, qui s'éleva contre les abus de la suture, assez communs de son temps (4); de Desault, qui, malgré sa fécondité instrumentale, fit rejeter l'emploi du trépan pour les blessures du crâne (5). Bilguer publia

---

(1) Estor, philos. chir., Montpel., 1831, p. 31.

(2) OEuv. complèt., édit. Malg., tom. II, p. 127.

(3) Bull. Acad. méd., tom. XIII, p. 1381.

(4) Mém. Acad. chir., tom. II, p. 339, encycl.

(5) OEuv. chir., tom. II, p. 53.

le fruit de sa vaste expérience dans une fameuse dissertation, où il s'efforça de *prouver que les occasions d'exercer les amputations sont beaucoup moins fréquentes qu'on ne l'a cru jusqu'à présent, et qu'on peut même presque s'en passer* (1). Le célèbre traducteur du chirurgien en chef de l'armée prussienne, exagérant, il est vrai, l'idée de son modèle en intitulant sa traduction : « *De l'inutilité des amputations*, » reconnut que, de son temps, *les amputations étaient trop fréquentes*, et combattit à cet égard l'opinion de l'Académie de chirurgie (2).

Qui n'a souvent déploré la disposition de plusieurs médecins, justement célèbres, du reste, pour certaines opérations ? On avait remarqué, parmi les invalides de la Garde, un grand nombre de vieux soldats privés de l'un ou des deux testicules : l'illustre baron Larrey semblait avoir voué un culte particulier à la castration (3). Lisfranc a montré une malheureuse prédilection pour l'excision du col utérin ; le célèbre Lallemand, pour la circoncision et la cautérisation du canal de l'urètre ; M. Baudens, pour extraire les balles jusque dans le ventre et le foie (4) ; il écrit même ce passage : « Je ne crains pas de porter le bistouri sur la perforation que le projectile a faite à la paroi abdominale, afin d'en agrandir les dimensions, de poursuivre jusque dans cette cavité le trajet qu'il a parcouru, et de porter aux lésions intestinales un remède prompt et efficace. » L'habile M. Guérin a prouvé un amour exagéré pour la myotomie et la ténotomie (5). Aussi M. Philips nous apprend que

(1) Inutilité des ampul., trad., 1764, p. 2.
(2) *Ibidem*, préface, p. xv.
(3) Bégin, phys. pathol., 1re édit., p. 185.
(4) Cliniq. pl. arm. feu., 1836, p. 324.
(5) Discus Acad. méd., 1843.

la fille sur laquelle cet estimable chirurgien fit plusieurs sections tendineuses, en déplore amèrement les résultats, qui l'ont privée de certains mouvements dont elle jouissait avant (1); et l'on connaît les débats scandaleux dont ces opérations ont été naguère l'objet. « Quelque valeur que puisse avoir cette opération (myotomie oculaire), écrit M. Desmares (2), je dois dire que j'en ai vu étrangement abuser; qu'elle a été fréquemment pratiquée dans le cas où elle n'aurait pas dû l'être.... »

Que n'a-t-il pas fallu de temps, d'observation et d'autorité pour détruire, à ce sujet, les habitudes et les préjugés! Si A. Paré avait fait rejeter la pratique barbare de brûler les plaies d'armes à feu et le moignon des amputés, on traversait ordinairement la blessure d'arme à feu par un séton que Lamartinière et Legouas ont vanté (3). Malgré la juste réprobation formulée contre la gastrotomie dans le cas de valvulus, par Hévin, au sein de l'Académie de chirurgie, l'illustre Dupuytren ne balança pas à pratiquer cette opération pour détruire un étranglement interne incertain dans son siége, et vit bientôt mourir son malade (4). Galbiati fut même jusqu'à diviser les pubis et les ischions pour remédier à une angustie pelvienne (5); et le professeur Capezzi renouvelle actuellement cette opération extravagante (6). Callisen veut aller remettre dans sa position normale la matrice gravide et enclavée, en

(1) Ténotomie, etc., p. 23.
(2) Trait. mal. yeux, 1847, p. 786.
(3) Princip. chirurg., 1836, p. 326.
(4) Sabatier, méd. opér., édit. Bégin, Sanson et Dupuytren.
(5) La pelviotomie; Napoli, 1832, p. 49.
(6) Rev. thérap. méd.; 1850, tom. I, p. 55.

ouvrant le ventre de la femme. Richerand propose d'injecter du vin chaud dans le péricarde et le péritoine hydropiques. M. Malgaigne implante des griffes dans les fragments d'un os divisé.

Si nous sommes fort étonnés en voyant, à propos des pestiférés, le bon Paré écrire : « Valescus de Tarente conseille qu'on leur ôte les testicules, de quoi je suis aussi d'avis (1) ; » nous le serons bien moins quand nous verrons des exemples analogues être donnés dans notre siècle. « Il y avait, à Madrid, dit M. Bégin (2), un hôpital spécialement consacré au traitement des maladies vénériennes, où c'était une règle invariable d'amputer tous les testicules affectés d'engorgement, quelles que fussent la nature, la cause et le peu de durée de ces engorgements. Cet hôpital fut supprimé pendant le séjour des Français à Madrid. » Cet abus de la castration s'est propagé en France ; nous avons signalé, à cet égard, la conduite d'un chirurgien célèbre : « Il y a bien peu de temps encore, selon M. Jarjavay (3), toutes les fois qu'un testicule volumineux résistait aux moyens résolutifs ordinaires, on pressait le malade de s'en laisser débarrasser ; à plus forte raison lorsque ce testicule présentait des fistules ou des fongosités. »

S'occupant du traitement des *taies* de la cornée, M. Desmares écrit : « L'excision de la partie opaque et ensuite la réunion par la suture, est un moyen conseillé par Dieffembach, qui a osé le mettre en pratique sur un enfant de deux ans. Le succès qui a suivi cette opération, que le cas ne nécessitait aucunement, parce qu'on pouvait

---

(1) OEuvres, édit. Malg., tom. III, p. 281.
(2) Physiol. pathol. ; 1821, p. 185.
(3) Archiv. méd. ; Juillet 1849.

pratiquer une pupille artificielle, n'a engagé jusqu'ici aucun praticien à imiter la conduite, un peu plus que hardie peut-être, du célèbre chirurgien de Berlin (1). » M. Louvier rompt les ankyloses au moyen d'une machine de la force de quatre chevaux (2)! « On a vu des inflammations dangereuses, dit M. Morel-Lavallée (3), des ruptures d'artères, la gangrène, et quelquefois la mort, résulter de cette façon aveugle et brutale, préconisée par Thilen en 1784, et plus récemment par Dieffembach. » Contre l'immobilité des articulations, M. Gidelha a pratiqué plus de cent incisions sur un malade, et plus de deux cents sur un autre (4). M. Preston ne balance pas à lier la carotide primitive pour tenter de guérir un individu atteint d'épilepsie (5)! Liston, pour une névralgie céphalique! Swan, M. Gerdy et d'autres chirurgiens conseillent d'imiter cette conduite en liant les troncs qui se rendent à des organes enflammés, congestionnés ou douloureux (6).

A. Cooper, James d'Exeter, etc., n'ont pas craint d'aller lier l'aorte (7). Pour prévenir l'infiltration urinaire à la suite de la taille, ou l'infection purulente, après diverses opérations, M. Vidal propose de cautériser la surface des plaies; le docteur Félix Élice conseille la cautérisation de certaines plaies traumatiques, en vue de prévenir le tétanos (8). A l'exemple de Rust et de Pouteau,

---

(1) Trait. mal. yeux; 1847, p. 332.

(2) Revue médic.; 1840, t. I, p. 128.

(3) Annal. chirurg., t. XIII, p. 326.

(4) Mém. immob., art. journ. anat.; 1828, t. I, p. 447.

(5) Gazet. méd.; 1833, p. 76.

(6) Velpeau, méd. opérat., 2e édit., t. II, p. 20.

(7) OEuvr. chir., trad. nouv., p. 548.

(8) Revue thérap. Midi, t. I, p. 55; 1850.

M. Bonnet de Lyon fait un usage immodéré, ou, pour me servir des expressions de M. Sédillot (1), avec une hardiesse extraordinaire, du cautère incandescent contre les tumeurs blanches et la plupart des altérations organiques. L'habile praticien de Lyon n'a pas craint d'ouvrir largement le genou, et d'y porter le caustique de Cancoin pour y détruire la carie ! Ledran incisa et fit suppurer un vaste kyste de l'ovaire ; opération imitée par Delaporte (2), et judicieusement qualifiée de folie par Delpech (3). A plus forte raison, ce sentiment est fondé quant à l'extirpation de l'ovaire atteint d'hydropisie enkystée et souvent compliquée de masses cancéreuses, bien que cette entreprise chirurgicale ait eu l'approbation de Morand, et récemment celle de Walne (4). Les revers de Lizars, l'opération inachevée de Dieffembach (5), les résultats rapidement mortels entre les mains de Dowel, Hope, Waren, Smith, etc., etc., ne doivent pas nous étonner. Du reste, on n'aurait pas besoin de ces tristes exemples pour blâmer de telles témérités; sentiment que le récent travail de M. Caseaux est encore venu justifier (6). Ne suffirait-il pas d'énoncer la transfusion du sang et l'infusion de médicaments dans les veines, faites naguère encore par le célèbre Dieffembach, et par d'autres chirurgiens (7); l'extirpation de la glande lacrymale, afin de remédier à la fistule de ce nom, proposée par Acrell, Nannoni, et de

(1) Infect. purul.; 1849, p. 502.
(2) Mém. Acad. chir., t. II, p. 53, encycl.
(3) Chir. cliniq., t. II, p. 217.
(4) Rev. méd.; 1843, t. III, p. 416.
(5) Arch. méd.; 1830, t. XX, p. 92.
(6) Thès. Paris. Agrég., 1844.
(7) Transfus. sang., etc., t. II, p. 3; 1802.

nos jours, par M. P. Bernard (1), MM. Textor père et fils, qui préconisent cette extirpation, même pour un simple larmoiement (2), pour reconnaître qu'à notre époque on abuse beaucoup de l'instrument tranchant ?

M. Diday ne vient-il pas de proposer sérieusement d'inoculer la syphilis à tous les jeunes gens, soi-disant pour les préserver de contracter cette affection ultérieurement! A la vérité, l'Académie de médecine a entendu cette étrange lecture avec stupeur (3). M. Sédillot n'hésite pas à faire la gastrotomie aux individus chez qui l'œsophage est très-rétréci ; il s'appuie de l'anatomie pathologique et des expériences sur les animaux : comme si l'on pouvait comparer l'établissement lent ou accidentel d'une fistule stomacale avec la formation artificielle d'une ouverture à l'estomac ; comme si la tolérance des quadrupèdes pouvait justifier de telles entreprises sur l'homme ! aussi son premier opéré vient-il de succomber vingt-deux heures après (4). M. Vidal de Cassis fait plusieurs incisions au périteste dans l'orchite : quand on a traité et vu guérir un grand nombre d'individus atteints d'orchite aiguë, à l'aide des antiphlogistiques ordinaires, on n'est pas surpris que M. Velpeau écrive : « Les incisions proposées par M. Vidal auront nécessairement quelque chose d'effrayant aux yeux des malades ou des médecins, et pourraient bien ne pas être toujours sans danger (5). »

Pour enlever un fort polype du pharynx, M. Flaubert

---

(1) Malgaigne, méd. opér., 5e édit.
(2) Revue méd. chir., 1847 ; t. III, p. 42.
(3) Journ. connais. méd. chirurg ; Septembre 1849.
(4) Gazet. méd. Strasb.; Novembre 1849.
(5) Dict. en 30 vol., art. *testic.*, p. 462.

fils n'a pas craint de commencer cette opération par l'ablation du maxillaire supérieur. Cet exemple fut suivi par M. Michaud de Louvain, et tout récemment par M. Robert. Cet estimable confrère promet même l'innocuité de cette opération, et assure que, dans sept ou huit cas de sa pratique, il n'a perdu aucun malade (1). Nous l'en croirons sans peine, si l'auteur parle de l'ablation très-limitée du maxillaire, comme nous l'avons faite et vu faire; mais s'il étend l'innocuité à l'ablation de l'os entier, comme MM. Gensoul, etc., l'ont pratiquée, nous ne pouvons le lui accorder. Nous avons vu succomber en peu de jours une femme opérée à Lyon par MM. Gensoul et Bonnet : ce dernier a même eu la douleur de voir succomber une autre de ses malades entre ses mains! En la circonstance dont nous parlons, loin d'accroître grandement la gravité de l'ablation du polype par celle du maxillaire supérieur, nous préférerions agir sur ces tumeurs elles-mêmes, qui, fibreuses, dures et peu vasculaires, se laisseraient enlever par portions : ainsi on imiterait le procédé appliqué, par M. Récamier, aux polypes trop volumineux de la matrice.

Touchant ces derniers produits pathologiques, on n'a pas hésité de proposer les opérations les plus abusives. S'agit-il de corps fibreux renfermés dans l'épaisseur des parois utérines, MM. Amussat, Lucien Boyer, etc., sont allés inciser la matrice afin de les en extraire. On sent d'abord tout ce que ces manœuvres chirurgicales ont d'incertain et de dangereux; combien il est facile de transpercer les parois de la matrice, surtout quand le corps fibreux est très-voisin du péritoine, comme nous en avons rencontré un exemple sur le cadavre d'une vieille femme. Ayant

(1) Gazet. hôpit.; 1849, p. 506.

employé, sur deux malades, cette opération qui, chez l'une, dura plus de deux heures, M. Récamier faillit perdre ses opérées d'accidents nerveux ou inflammatoires, qui emportèrent la personne ainsi traitée par M. Lucien Boyer. Quel blâme ne dois-je pas adresser à la proposition de l'habile M. Amussat, qui voudrait ouvrir le ventre des femmes, pour aller extraire les polypes proéminents à la surface externe de la matrice (1)! Tous ces corps fibreux sont plus ou moins bien tolérés, et doivent être respectés. Ainsi, j'ai déposé, à notre conservatoire, la matrice du cadavre d'une femme avancée en âge, et qui présente plusieurs corps fibreux, dont l'un, implanté à la surface externe du fond, a le volume d'une grosse orange : la femme avait succombé à une maladie étrangère à cette altération organique.

On s'efforce, tous les jours, de rendre inutile l'excision des nerfs pour remédier aux *névralgies*, à l'aide de topiques ou de médicaments anesthésiques, et l'on y parvient ordinairement. Cependant un médecin américain, M. Hulillhan, a cru convenable d'ajouter une nouvelle opération au traitement de ces lésions. Il perfore le sinus maxillaire, soit par une alvéole, soit par son plancher, et y injecte plusieurs fois une forte solution de nitrate d'argent. « Nous faisons toutes nos réserves, dit judicieusement le Rédacteur (2), contre un procédé en apparence aussi barbare, et nous croyons que, pour être autorisé à le mettre en pratique, il faudrait n'avoir plus en main d'autre ressource que la section des nerfs. En toute autre circonstance, une pareille opération serait de nature à

---

(1) Mém. anat. pathol.; 1843.

(2) Bullet. thérap., p. 378; 1849.

compromettre la réputation d'un médecin. » Nous sommes moins favorables encore à cette nouvelle application de la chirurgie.

Nous devons déverser le même blâme sur la conduite tenue naguère par le docteur Reali, à l'égard d'un homme, adulte et bien portant, qui s'était introduit un fort morceau de bois dans le rectum. Ne pouvant extraire ce corps étranger avec le doigt, le praticien italien ne balança pas à ouvrir le ventre et le rectum du patient, aux applaudissements des assistants. « Nous joindrions volontiers notre approbation à celle des assistants, dirons-nous avec le Rédacteur (1), s'il nous était démontré qu'il n'y avait aucun moyen d'extraire le corps étranger par les voies naturelles. Malheureusement l'auteur n'a fait qu'introduire le doigt, et ne paraît pas avoir songé à se servir d'un instrument lithotriteur. Il nous semble impossible qu'en maniant convenablement cet instrument, on ne puisse fixer et extraire le bouchon, etc. » Un fait récent, observé à l'Hôtel-Dieu de Compiègne, démontre qu'on peut même, à l'aide de la main introduite lentement, mais avec persévérance, parvenir à extraire un gros cylindre de bois remonté jusqu'au colon transverse, comme le docteur Alibran l'a pratiqué (2). M. Velpeau vient d'obtenir un succès analogue (3).

Comment approuver le docteur Mueller, qui conseille de passer un séton à travers une articulation atteinte d'hydarthrose (4), ou Dieffembach, qui fend en travers la base de la langue et même en excise une partie, pour remé-

---

(1) Gazet. méd. Paris; 1849, p. 895.
(2) Gazet. hôpit.; 1849, p. 561.
(3) Comptes-rendus de l'Académie de médec.; Septembre 1849.
(4) Bonnet, mal. art., t. I, p. 419; 1845.

dier au bégaiement que M. Jearsley combat par la section du pilier antérieur du voile du palais et l'excision des amygdales (1) ? N'est-ce pas un véritable abus des opérations, que de donner le conseil suivant, pour apprécier la résistance d'une ankylose, au lieu de s'en tenir aux manipulations ? « Il est indispensable, dit M. Bonnet (2), de soumettre l'articulation à l'action des machines, pour décider rigoureusement quelle est la fixité des rapports que les os ont contractés entre eux. »

Nous avons signalé comme opération abusive la rupture d'un cal vicieux, pour laquelle M. Œsterlen a proposé naguère une machine en forme de pressoir. Nous ne sommes pas étonné d'apprendre, par M. R. Marjolin, que, il y a quelques années, un enfant, qui jouissait de toute sa santé et de tous ses mouvements, succomba peu de jours après avoir subi cette déplorable opération (3). M. Francesco Rizzoli n'a pas craint cependant de renchérir sur les dangers attachés à de pareilles entreprises. Une jeune fille boitait par suite de la vicieuse consolidation d'une fracture de la cuisse : contre le vœu et à l'insu des parents, M. Rizzoli rompt l'autre membre, qui est sain, afin d'obtenir un second cal difforme, de manière à raccourcir suffisamment ce membre pour pallier la claudication ! Et le médecin italien se hâte de soumettre sa conduite à l'approbation de la *Société de chirurgie*, et la machine qu'il a inventée pour répéter de semblables folies (4) ! Nous voyons avec regret l'honorable M. Maisonneuve, non-seulement

---

(1) Bonnet, sect. tendin., p. 374 ; 1841.
(2) Trait. mal. art., t. II, p. 138.
(3) Union médic. ; 1849, p. 575.
(4) *Ibidem* ; 1849, p. 575.

approuver la conduite du praticien italien, mais encore soutenir que, tous les jours, on fait des opérations de complaisance, de coquetterie, qui n'offrent pas moins de gravité. Aussi ne faut-il pas être surpris de l'entendre vanter l'extirpation d'un corps fibreux interstitiel de l'utérus, pratiquée récemment par lui. Tenter d'extraire des corps fibreux sans pouvoir en apprécier exactement les limites, renverser la matrice, s'exposer à atteindre le péritoine, et même à ne pouvoir terminer cette entreprise après de longues manœuvres, n'est-ce pas abuser de la chirurgie? Combien de fois, si de pareilles témérités sont répétées, ne verra-t-on pas des résultats semblables à celui dont parle M. Robert, qui, aidé de MM. Récamier et Huguier, ne put terminer l'extraction de la tumeur utérine, et perdit sa malade, deux jours après, de péritonite (1)! Ne voit-on pas, du reste, M. Maisonneuve lui-même avouer que toutes les opérations de cette espèce, faites en plusieurs temps et forcément, ont été mortelles?

L'habile M. Vidal de Cassis, qui blâme avec raison la conduite de son collègue, ne mérite pas, à son tour, d'éloges quand il veut faire une boutonnière au périnée, pour aller diviser, exciser, cautériser les tumeurs diverses de la prostate. En conséquence, le célèbre professeur Velpeau nous paraît très-fondé à dire que l'opération préalable aurait plus d'inconvénient que la curative n'aurait d'avantages. « On se demandera, ajoute-t-il avec raison (2), si la chirurgie n'aurait pas à se reprocher d'établir une boutonnière à l'urètre, dans le but unique d'obtenir un résultat dont la valeur est encore fort problématique. »

---

(1) Union médic., p. 575, 589.

(2) Diction. en 30 vol., art. *prostate*, p. 213.

W. Blizard proposa et pratiqua la *taille* pour remédier à la rétention d'urine causée par une saillie de la prostate ou excroissance dans le col. Guthrie partage cet avis étrange, toutefois en ajoutant : « Mais un chirurgien qui proposerait une telle opération autrement que dans les cas extrêmes, n'aurait bientôt plus de malades à qui le proposer. » Parlant des polypes du col vésical, Nicod dit : « J'employai si bien la sonde de Ducamp, qu'elle rapporta une portion de carnosité ayant 8 pouces de longueur sur 2 lignes de largeur. » N'y a-t-il pas abus dans le cathétérisme forcé, si haut préconisé par le célèbre Mathias Mayor ? Employer des sondes-monstres, d'autant plus volumineuses et avec d'autant plus de force que le rétrécissement est plus résistant et plus étroit, est évidemment une application blâmable de la chirurgie. Aussi, à l'Hôtel-Dieu, les tentatives faites par M. Mayor lui-même ne furent pas seulement infructueuses, mais les malades en éprouvèrent de telles douleurs, que trois d'entre eux ont préféré sortir de l'hôpital que de s'y soumettre de nouveau (1).

Que n'aurions-nous pas encore à dire touchant l'espèce de vertige dont nos contemporains étaient saisis, en faveur de la section des muscles, pour remédier au strabisme, au bégaiement, à la myopie, à la presbytie, à l'amaurose et aux diverses malformations ? On a prétendu mieux faire en cautérisant, incisant, scarifiant les rétrécissements de l'urètre ; on a, bien des fois, tenté des opérations dangereuses, renouvelées tous les jours pour détruire les varices, le varicocèle, les hernies, etc. « Enfin, dit le judicieux Janson (2), on ne sait pas où s'arrêtera l'esprit

---

(1) Laugier, thès. conc.; Paris, 1836, p. 55.

(2) Mélanges de chirurg.; 1844.

inventif de nos opérateurs, si cet état de choses devait se prolonger plus long-temps. »

Un soldat éprouve une luxation du coude qui est mal réduite et permet cependant la pronation et la supination. Ne pouvant rétablir la position normale des parties, le docteur Emmert ne balance pas à réséquer les extrémités articulaires chez ce sujet d'ailleurs bien portant. Le rédacteur Italien pense que cette opération pourra être utile dans les luxations irréductibles qui rendent le membre impropre à remplir ces fonctions, et notamment s'il s'agit du bras droit. « Nous ne saurions partager cette opinion, dirons-nous avec M. Malgaigne (1). Dans les vieilles luxations du coude, la flexion est empêchée par des stalactites osseuses qui s'élèvent en avant de l'apophyse coronoïde ; la section de l'olécrâne ne peut rien contre un tel obstacle. La section simultanée de la tête du radius expose le malade à perdre les mouvements de supination et de pronation qui sont généralement conservés ; et quant aux mouvements qu'on espère rétablir, à peine égalent-ils ceux que l'exercice seul ramène dans le membre luxé. A toutes ces considérations si l'on ajoute les dangers de l'opération même, on demeurera convaincu que la tentative du docteur Emmert est assez peu rationnelle, et qu'il serait imprudent de l'imiter. »

Pour combattre la *leucorrhée*, on a proposé et pratiqué des injections fort dangereuses et que le peu de gravité de la maladie ne justifie pas à nos yeux, puisque ce moyen a déterminé la mort de plusieurs femmes jouissant, du reste, d'une santé très-satisfaisante (2). Aussi,

---

(1) Rev. méd. chir., t. III, p. 178 ; 1847.

(2) *Ibidem*, t. V, p. 165 ; 1848.

les condamnant avec raison, Lisfranc dit : « Je rejette les injections excitantes, irritantes, astringentes, pratiquées dans la cavité de la matrice, à moins que le catarrhe utérin ne menace la vie des malades (1). » Quand on sait que la plupart des femmes sont affectées de pertes blanches plus ou moins abondantes, qui ne les empêchent point de se livrer à toutes leurs occupations habituelles, on comprend la gravité de la propagation d'un tel moyen thérapeutique. Quoique les *névralgies* du col utérin aient résisté à beaucoup de remèdes, les incisions ou débridements exécutés sur le lieu douloureux ne me paraissent pas plausibles, quoique M. Malgaigne les ait pratiqués récemment et avec succès (2). N'est-ce pas un véritable abus de la chirurgie, que d'ouvrir ou enlever les tumeurs fongueuses du crâne ou de la dure-mère, et de hâter la mort des malades, comme Duverney en rapporte deux exemples (3) ? Delpech commit une semblable erreur chez un colonel de cuirassiers à qui il enleva une de ces tumeurs dont la saillie à la région frontale gênait ce militaire pour porter le casque : cet homme, bien vigoureux, du reste, avait cessé de vivre peu de jours après (Serre). La femme trépanée par le professeur Ehrmann, pour un cas analogue, est morte (4). Comment ne pas blâmer encore MM. Laveran, etc., de ponctionner le thorax pour traiter la pleurésie aiguë ? M. Martin-Solon allait faire cette *thoracocentèse* sur deux malades ; il croit convenable de la retarder jusqu'au lendemain, et alors elle devient inutile, car la maladie s'efface progressivement (5).

(1) Cliniq. chir., t. II, p. 326.
(2) Rev. méd. chir ; 1847, t. II. p. 326.
(3) Trait. mal. os, t. II, p. 453, 461.
(4) Sédillot, méd. opér., t. II, p. 451 ; 1846.
(5) Gazet. hôpit. ; 1849, Décembre.

En songeant à ces applications blâmables des moyens opératoires, on n'est pas surpris d'apprendre que, plusieurs fois, l'administration des hôpitaux de Paris a provoqué des enquêtes menaçantes pour réprimer de tels abus, malgré la haute et juste considération des hommes contre lesquels elles étaient dirigées.

Au mois de Décembre 1847, un homme adulte, et en apparence bien portant, était en proie à un cancer du maxillaire étendu à la langue et aux ganglions sous-maxillaires, lorsqu'il vient à la Charité, après avoir vainement demandé à d'autres chirurgiens une opération que M. Velpeau jugea aussi inadmissible. On conseille à ce malade de se rendre à l'Hôtel-Dieu, où M. le professeur Roux ne recule pas devant une altération aussi considérable et de cette nature. D'abord il enlève les ganglions squirrheux, lie les deux artères linguales, et se propose de poursuivre successivement des désordres aussi profonds par tous les secours de sa dextérité; mais cet homme succombe avant que ce projet puisse être mené à sa fin!

Vers la même époque, vint dans le même service une jeune fille, fraîche et bien portante, pour réclamer contre son goître une extirpation que d'autres chirurgiens de Paris avaient refusé de tenter. Fort de son habileté et de la vigueur de cette demoiselle, le célèbre professeur Roux se livre à l'ablation de cette tumeur pendant une heure et quart. Grand nombre d'artères sont liées; une belle dissection anatomique est faite, la vaste plaie est remplie de charpie; et l'infortunée personne s'éteint dans le collapsus, quarante heures après, le 21 Novembre 1847. Dans sa leçon de clinique, l'illustre opérateur se lamenta beaucoup sur sa condescendance, avec une sincérité facile à concevoir. Nous sommes persuadé qu'un tel malheur lui fera désormais abandonner de semblables manœuvres chirurgicales, mieux que celui dont M. Ruff raconte l'histoire, et où le célèbre professeur vit périr tout aussi rapidement un malheureux jeune homme qu'il soumit à la même opération, le 16 Mai 1836 (1). Quoique le noble et loyal aveu d'erreur que l'illustre chirurgien fit devant nous, nous ait inspiré une profonde estime pour lui, néanmoins nous ne saurions approuver les flatteries de M. Ruff, qui écrit : « Si l'opération fut malheureuse, si elle doit, à notre avis, détourner d'en entreprendre de semblables, la façon sûre et hardie dont elle fut exécutée est toute en l'honneur de l'opérateur. » Non, mon cher confrère, une semblable dextérité n'a rien qui doive mériter l'approbation ni les éloges de la médecine opérante. C'est là, au contraire, un signe d'une fâcheuse manière de considérer la chirurgie, que de trouver plausible un talent qui, méconnaissant l'esprit de *l'art de guérir*, trouve louable la dextérité exercée au détriment des malheureux.

C'est d'après ce fâcheux esprit trop commun que les hauts chirurgiens, animés d'une rivalité déplorable, cherchent à s'imiter ou à se surpasser mutuellement en entreprises nouvelles et téméraires. Le col de la matrice ou l'utérus entier est enlevé par un praticien amouroux de bruit plus que de la vie des malades; aussitôt, vingt, trente chirurgiens sont impatients d'égaler un émule, un rival. C'est en grande partie pour acquérir cette vaine réputation d'habileté manuelle que l'ovaire cancéreux et enkysté a été enlevé, les ischions et les pubis coupés, l'aorte liée, quarante muscles divisés, etc. C'est pour ne pas rester en arrière, ou pour s'élever au rang de ce que le préjugé nomme

(1) Archiv. génér. méd., 2e série, t. X, p. 25.

grands chirurgiens, que Grœfe, Hedenus, Klein, Desault, Dupuytren, Moulinier de Bordeaux, G. Bell, etc., etc., ont extirpé la glande thyroïde hypertrophiée, au détriment de la plupart des sujets. Comment approuver ensuite le docteur Hedenus fils, de Dresde, d'avoir dit, à propos d'une opération faite par Grœfe : « Je n'ai d'autre intention que de recueillir un fait qui peut servir à résoudre une question tant controversée, et à prouver que la glande thyroïde peut être extirpée sans aucun danger ! » Aussi, dominé par le préjugé vulgaire, il s'écrie : « De quelle admiration, de quelles louanges ne sont pas dignes le courage et la dextérité du chirurgien qui ose extirper la glande thyroïde engorgée !!! » J'ai vu aussi une pareille ablation réussir à Lyon, et ce fait mérite d'être relaté. Une femme, âgée de 33 ans, d'une constitution chétive, porte depuis sa naissance une tumeur au-devant de la trachée-artère et dans la position de la glande thyroïde. Fatiguée de se voir repoussée de diverses maisons où elle servait de domestique, à cause de cette difformité, cette femme réclame l'extirpation de cette tumeur dont elle exagère à dessein les inconvénients. Du volume d'une petite pomme, et de forme arrondie, la tumeur est très-mobile, indolore, et comme fluctuante. Le 22 Août 1840, croyant avoir à enlever un kyste, M. Bonnet met à nu la tumeur qui offre une *couleur* chocolat, et en embrasse le pédicule à l'aide d'une forte ligature. Alors, voulant constater la composition de cette tumeur, le chirurgien l'incise, et des jets nombreux de sang artériel, la texture splénique, font reconnaître l'erreur. Un second lien étreint énergiquement le pédicule laissé en place, tandis que le reste de la tumeur est enlevé. La mortification fait éliminer la portion encore fixée à la trachée, et cette femme quitte l'Hôtel-Dieu, le 1er Septembre, non entièrement guérie. L'habile chirurgien-major reconnut non-seulement sa méprise, mais encore avoua qu'il n'aurait pas entrepris cette opération, s'il avait su d'avance de quoi il s'agissait.

Bien qu'on signale naguère (1) trois cas de réussite, nous ne saurions approuver les injections iodées dans le péritoine hydropique. Nous tiendrons le même langage à l'égard de l'injection semblable dans le péricarde, et de l'ouverture de cette poche distendue par de la sérosité. Du reste, lorsqu'on songe que les indications de cette paracentèse sont si graves et d'ailleurs purement palliatives, on sera loin de louer la trépanation du sternum proposée par Riolan, et, de nos jours, par Skielderup, ni même la ponction conseillée par Larrey, dans l'intervalle de l'appendice xiphoïde et le cartilage de la dernière vraie côte. N'est-ce pas se lancer en des essais téméraires de la chirurgie, que de faire la kélotomie sous-cutanée! « Quand on pense aux difficultés que le chirurgien rencontre dans la pratique de la kélotomie ordinaire, alors qu'il a les objets sous les yeux, et aux erreurs dans lesquelles il peut tomber, si expérimenté qu'il soit, dit avec raison M. Sédillot (2), on se sent porté à qualifier très-sévèrement une proposition, qui n'est pas restée malheureusement à l'état théorique, d'un médecin qui rachète d'ailleurs son erreur par d'utiles travaux. »

La fistule vésico-vaginale est sans doute une infirmité déplorable qu'il est bon de chercher à guérir ; mais encore faut-il que les remèdes ne soient pas pires que le mal. Nous avons vu bien des femmes affligées de cette perforation

---

(1) Revue méd. chir.; 1847, t. I, p. 300.
(2) Méd. opér., p. 776.

dégoûtante; mais elles jouissaient, enfin, d'une santé satisfaisante et d'un état tolérable, à l'aide de soins de propreté contre l'écoulement de l'urine par le vagin. Un pareil état ne justifie point des opérations mortelles, comme nous en avons vu plusieurs tristes exemples; ni *l'oblitération de la vulve*, tentée sans succès par son inventeur, M. Vidal, ce qui amena la perte de la personne traitée par M. le professeur A. Bérard. Faire du vagin un second réservoir de l'urine qui, par son séjour prolongé, irritera plus fortement encore le canal vulvo-utérin, et ne pourra que très-difficilement et incomplètement refluer à travers l'urètre; fermer un conduit qui doit donner passage aux menstrues, etc., n'est-ce pas abuser étrangement de la chirurgie?

Quoi qu'en dise l'habile M. Malgaigne, nous croyons encore l'emploi de ses *griffes* implantées dans les fragments d'une rotule fracturée, une vicieuse application de la médecine opérante (1). Ritgen conseille sérieusement d'inciser au-dessus de la crête iliaque, de décoller le péritoine jusqu'au détroit supérieur, d'ouvrir le vagin, et de porter le col de la matrice gravide à travers cette plaie, afin d'éviter les procédés ordinaires de l'*hystérotomie* abdominale. Physick, de Philadelphie, propose cette même méthode dans la région hypogastrique, et M. A. Baudelocque à la région inguinale. Quand on se rappelle l'adhérence du péritoine à la face postérieure de la vessie, autour de l'S du colon, ou même du cœcum, on comprend l'étrangeté de telles propositions. Toutefois le projet des praticiens étrangers paraît être resté à l'état théorique; notre habile compatriote

(1) Bullet. thérap.; 1848, tom. II, p. 555.

n'a pas hésité à mettre le sien en pratique. « Il l'a été sans succès par l'inventeur lui-même, dit le professeur Paul Dubois (1), puisque, après d'infructueuses tentatives, on ne put se dispenser de recourir à l'opération césarienne ordinaire. Nous ne dirons rien de plus à cet égard. » On comprend ce que devint l'opérée !

Les faits que nous venons de relater et ceux que nous signalerons plus loin suffisent, ce nous semble, pour démontrer, chez beaucoup de praticiens, la tendance à demander aux moyens mécaniques ou sanglants les ressources thérapeutiques d'un grand nombre de maladies. Cette disposition va même jusqu'à faire tenter des opérations par vogue ou mode, dans laquelle sont parfois entraînés les hommes les plus célèbres. Cet esprit par trop mécanique et pas assez médical ne fait reculer trop souvent devant aucune témérité, même les chirurgiens les plus justement renommés. En présence de cette tendance trop générale, il est utile d'en montrer les dangers, les causes, le remède ; de poser les principes propres à diriger le médecin-opérant dans une voie contraire, en signalant les ressources de la science et de l'art pour éviter fréquemment les opérations sanglantes dans les cas où celles-ci paraissent communément être nécessaires.

(1) Diction. en 30 vol., tom. VII, p. 149; 1834.

CHAPITRE DEUXIÈME.

CAUSES DE L'ABUS DES OPÉRATIONS.

§ I. — L'une des plus puissantes causes de la trop grande fréquence des opérations chirurgicales, est *l'imperfection ou le vice des connaissances médicales*, chez beaucoup de praticiens. L'empirique applique son caustique ou son emplâtre sur toutes les tumeurs, boutons, chancres, cancers, malins, etc., qui sont soumis à ses notions bornées. Bien que pourvu de connaissances médicales ordinaires, si l'on considère, ainsi que ce médicastre, les altérations organiques comme purement locales, on est forcément conduit à leur appliquer des moyens locaux. Pense-t-on, avec les disciples de Broussais, que les engorgements, le squirrhe et les tumeurs diverses, sont simplement les produits d'une irritation, la thérapeutique est absorbée par l'étude des conditions matérielles de la partie lésée. L'individu se trouve malade par une seule portion fort circonscrite, et la disparition de celle-ci doit laisser tous les organes et toute l'économie à l'état sain.

Et ne croyez pas que, renouvelées à différentes époques, ces idées médicales soient éteintes avec le célèbre auteur de la médecine prétendue physiologique : nous voyons encore les meilleurs esprits en être imbus. Dans sa première leçon de clinique, le 15 Novembre 1847, l'illustre professeur Velpeau nous disait : il est à désirer que les maladies rentrent de plus en plus dans le domaine de la chirurgie, parce que celle-ci modifie immédiatement les lieux malades. Les remèdes internes, agissant sur les organes lésés, non directement, mais par une voie longue et détournée, sont beaucoup moins efficaces. Si l'on pouvait laver, couvrir de topiques les bronches et le tissu pulmonaire dans la pneumonie, l'iléon dans la fièvre typhoïde, etc., on guérirait bien plus souvent et bien plus sûrement. Les palliatifs ou les médicaments contre la plupart des maladies susceptibles d'être extirpées, sont bien plus dangereux que les opérations chirurgicales, etc. (1)... De pareils principes ne sont-ils pas propres à mettre à tout instant l'instrument entre les mains du chirurgien? En conséquence, comme on s'empresserait de restaurer l'iléon ulcéré, les bronches engorgées, l'estomac squirrheux, si l'on pouvait user de pareils remèdes! Aussi a-t-on ouvert le larynx pour cautériser les ulcères de la muqueuse et guérir la phthisie laryngée (2). On a même proposé d'ouvrir la poitrine pour cautériser les cavernes tuberculeuses des poumons!

Un médecin-opérant désirera sans peine restreindre l'utilité des opérations. Les anciens et bien des modernes ont constaté, comme le prouvent des faits consignés dans ce livre, que des fistules lacrymales, salivaires, anales, ont été guéries à l'aide de médicaments antiscrofuleux, antisyphilitiques. Ce mode de traitement serait-il donc regrettable, et devrait-on y substituer des moyens opératoires, si souvent inefficaces ou dangereux! Les altérations cancéreuses résistent ordinairement à l'application des topiques et de l'instrument tranchant : n'est-il pas à désirer qu'on découvre des médicaments capables de dissiper la source interne du mal? Serait-il à souhaiter qu'on suppléât, par le bistouri ou les caustiques, au mercure ou à l'iodure de potassium contre les altérations syphilitiques? Si des médicaments pouvaient détruire les tumeurs anévrysmales,

(1) Gazet. hôpit.; 1847, p. 573.
(2) Dict. méd., tom. XVII, p. 566.

érectiles, tuberculeuses, graisseuses, fibreuses, purulentes, les calculs divers, les entozoaires, les tumeurs blanches, les corps fibreux des jointures, etc., etc., ne seraient-ils pas préférables à la ligature des vaisseaux, à la cautérisation, à l'extirpation, aux résections, à l'ouverture des articulations?

La deuxième proposition de la clinique du savant professeur est au moins à démontrer. Comment peut-on établir que le mercure, l'iodure de potassium, les ferrugineux, les aurifères, les amers, ne guérissent les désordres organiques qu'en étant portés sur ces derniers même? S'il en était ainsi, combien il serait plus simple et plus rationnel de faire des applications médicinales sur les altérations elles-mêmes, sans prendre inutilement une voie si détournée, et qui expose à fatiguer les organes digestifs. Altération organique ou trouble fonctionnel, la lésion morbide est sous la dépendance de forces générales et locales que les moyens internes parviennent à modifier, et par suite leurs effets pathologiques. Voyez aussi quand on se contente de topiques mercuriels sur les chancres : ils se cicatrisent comme avec d'autres topiques, mais les symptômes consécutifs surviennent trop fréquemment. Il en est de même des ulcères scorbutiques, scrofuleux, dartreux, cancéreux, dont on peut bien obtenir la cicatrisation à l'aide de topiques variés, mais qui, communément, reparaissent si l'économie n'est pas modifiée convenablement.

Les preuves que nous signalons ici sont contraires à la troisième proposition du célèbre chirurgien. Il suffit de voir succomber des individus sans éruption intestinale, pour reconnaître que la fièvre typhoïde n'est pas une maladie ayant sa condition fondamentale dans les lésions des follicules de l'iléon. Donc, lors même que l'on pourrait laver, couvrir de topiques, changer même cet intestin, on ne guérirait pas les individus affectés de la fièvre typhoïde ou maligne. Cette remarque est applicable à la pneumonie, comme à toutes les lésions viscérales ou externes. Si, en certains cas, l'emploi inintelligent ou non indiqué des topiques ou des médicaments est inutile ou même nuisible en laissant le mal s'accroître, dans la plupart des circonstances où ils sont réclamés, ces moyens sont encore plus avantageux que l'extirpation.

Les principes de l'école anatomique ont été récemment présentés sous un nouvel aspect. Les altérations organiques se différencieraient surtout par la présence, pour chacune d'elles, d'une cellule spéciale qui permet de les distinguer, comme elle constitue leur fond ou leur nature. Suivant M. Lébert, par exemple (1), la plupart des tumeurs ou ulcères des lèvres ne sont pas de vrais cancers, parce qu'ils ne contiennent pas la cellule propre au cancer, mais bien celle des cancroïdes : partant, on peut les extirper sans redouter la récidive. Ce sentiment, appliqué à toutes les tumeurs dites généralement squirrhes, cérébroïdes, colloïdes, etc., a été soutenu par MM. Sédillot (2), Mandl, Gluge et beaucoup d'auteurs de l'Allemagne. Ainsi, parce que le microscope ne me donnera pas certains caractères dans une altération morbide, il faudra s'inscrire contre les enseignements de l'expérience et de la pratique, qui apprennent, depuis l'antiquité, à considérer le cancer d'après l'ensemble des symptômes, la marche et l'opiniâtreté du mal, l'impuissance des remèdes communs, la tendance à la reproduction et à la cachexie (3). Aussi l'ex-

(1) Phys. pathol., tom. II, p. 241.

(2) Rech. cancer. Gazet. Strasbourg, 1847.

(3) Gerdy, Bull. Acad. méd., tom. IX, p. 558.

périence clinique a-t-elle trop de fois confirmé, de nos jours, combien ces idées étaient fausses et antimédicales, combien les praticiens auraient tort de croire l'extirpation un remède assuré contre les altérations cancroïdes (1).

Ces idées rétrécies ont fait considérer la cachexie cancéreuse comme une simple altération de la partie colorante du sang qui produirait la teinte jaunâtre chez les individus moribonds d'une lésion squirrheuse. Ainsi, un homme adulte, affligé d'une forte tumeur cérébriforme de la cuisse, est opéré, et voit bientôt le mal se reproduire avec plus d'intensité. Il ne tarde pas à présenter la détérioration profonde et l'aspect particulier à la cachexie cancéreuse. Mais l'on croit qu'il s'agit d'une simple décoloration jaunâtre et adynamique du sang ; on ampute donc au quart supérieur de la cuisse, et le malade succombe peu de jours après, avec une tumeur hémo-cancéreuse dans le médiastin antérieur.

La théorie et l'expérience enseignent que les fistules, par exemple, peuvent exister sous l'influence d'une affection morbide. Aussi les anciens, et plusieurs médecins de nos jours, ont-ils guéri des fistules lacrymale ou anale, à l'aide de médicaments propres à combattre la syphilis ou les scrofules. William Colles rapporte des cas où des fistules urinaires sont sous la dépendance de l'adynamie ou des scrofules, et réclament un traitement général et local, à la manière des fistules anales chez certains phthisiques (2). A l'Hôtel-Dieu, nous avons vu un adulte atteint de différents désordres syphilitiques, notamment d'une fistule du canal de Sténon, qui, après s'être ouverte et fermée plusieurs fois, ne guérit qu'à la faveur de préparations mer-

(1) Rev. méd. chir., tom. V, p. 345.
(2) Rev. méd. chir., tom. II, p. 280; 1847.

curielles, qui dissipèrent en même temps toutes les lésions de même nature, persistant depuis plus d'une année. Si un diagnostic convenable eût été établi d'abord, ce malheureux n'aurait pas subi plusieurs opérations pour remédier à cette fistule salivaire, l'extraction de cinq dents, de portions nécrosées du maxillaire supérieur, et n'aurait pas été sur le point de se voir extirper un œil et une exostose de l'orbite.

M. Lagneau signale des guérisons de fistules lacrymales par les antisyphilitiques; Richerand par le progrès de l'âge chez des enfants scrofuleux : nous avons vu un gendarme n'être délivré de la fistule à l'anus qu'avec l'emploi des pilules de Sédillot. Dans sa clinique du 3 Janvier 1848, nous avons entendu le célèbre professeur Velpeau défendre la proposition suivante qu'il avait déjà développée ailleurs (1) : « Si la fistule à l'anus doit être respectée chez les phthisiques, c'est moins parce que sa guérison aggrave la maladie principale, que par l'impossibilité d'en obtenir la guérison après l'avoir opérée. » Quoique s'appuyant sur l'autorité de J.-L. Petit, l'illustre clinicien me paraît confondre les faits de cachexie tuberculeuse où toute plaie ne marche plus vers la cicatrisation, avec ceux où la phthisie n'est pas assez avancée pour empêcher cette dernière. En ces derniers cas, la guérison de ces fistules est communément fâcheuse, et hâte les progrès de la tuberculisation pulmonaire; malgré l'opinion contraire défendue, au sein de l'Académie de médecine, par M. Boudet (2).

Selon Brodie (3), et l'observation clinique, les causes

(1) Dict. en 30 vol., art. *fistule*, p. 374.
(2) Rev. méd.; 1843, tom. I, p. 101.
(3) Leçons mal. urin., trad. 1845, p. 15.

générales ou internes donnent parfois lieu à des rétrécissements de l'urètre. Cependant, parcourez la plupart des Traités de chirurgie et de médecine opératoire, et vous y lisez l'exposé de moyens mécaniques, de procédés opératoires pour combattre ces maladies, et presque jamais l'énoncé même d'une indication majeure remplie par les médicaments et les moyens non opératoires. Bien plus, si vous suivez la pratique des grands hôpitaux, vous verrez ce principe à peu près oublié au lit des malades. N'avons-nous pas entendu, de nos jours, MM. Dubled, Richond, Devergie, etc., niant l'existence du virus syphilitique, prétendre guérir les personnes atteintes de chancres, excroissances, végétations, tubercules, à l'aide de l'excision de ces altérations vénériennes ? M. Ricord assure aussi que l'ablation d'un chancre récent met à l'abri de toute infection, et ne réclame aucun traitement interne !

Ils sont bien moins dangereux et bien plus judicieux les principes qui, reconnaissant autant d'affections morbides de nature différente que de causes spéciales, de caractères propres et d'indications majeures de traitement, trouvent presque toutes les maladies sous la dépendance d'une affection interne contre laquelle le praticien doit diriger ses principaux moyens thérapeutiques. Loin de croire détruire, par le fer et le feu, les diverses altérations syphilitiques, le véritable médecin regarde ces ressources opératoires comme généralement infidèles ou accessoires, et confie la guérison aux médicaments dont l'expérience a démontré l'efficacité. Je ne saurais oublier, à ce sujet, l'histoire d'un homme adulte, entré à l'Hôtel-Dieu St-Éloi, en Janvier 1839, pour une tumeur volumineuse qui avait atrophié l'œil gauche et rempli l'orbite presque en entier. Craignant la présence d'un cancer et les suites d'une extirpation de la tumeur, l'habile professeur Lallemand ne voulait pas se résoudre à une semblable opération. Toutefois, comme le sujet avait eu des maladies syphilitiques mal traitées, le célèbre chirurgien crut convenable de tenter l'emploi des mercuriaux contre une altération aussi étendue. Le succès le plus remarquable couronna une telle conduite : l'orbite reprit sa liberté première, toute la tumeur disparut rapidement, et, peu de semaines après, cet homme était parfaitement guéri. Supposons, en présence de ce sujet, un disciple de Devergie, Dubled, Richond, etc., ou bien un chirurgien moins instruit et moins judicieux, et ce malade eût été peut-être soumis à l'extraction de toutes les parties renfermées dans l'orbite, à la cautérisation, et aux suites parfois mortelles de ces sortes d'entreprises. Au mois d'Août 1849, un homme vient de Nancy, nous consulter pour des tumeurs gommeuses du crâne et une altération profonde de l'orbite et de l'œil gauche. Considérant sans doute ces tumeurs comme cancéreuses, on en avait proposé l'extirpation, et fait déjà diverses opérations dans l'orbite qui avaient détruit la forme et les fonctions de l'œil gauche : l'iodure de potassium fut parfaitement indiqué.

Agirait-on rationnellement si, à l'exemple de Moulinié de Bordeaux, on liait les veines et l'artère spermatiques chez un sujet affligé d'un sarcocèle ; si on liait seulement les artères d'un testicule cancéreux, à la manière de Maunoir de Genève, et comme M. Jobert l'a essayé ; si l'on coupait le cordon spermatique seulement, ainsi que Pouteau l'a pratiqué sur deux individus dont l'un ne tarda pas à succomber à la suite de la gangrène du testicule ? D'après ce résultat, il semble qu'une telle tentative n'aurait pas dû être renouvelée de nos jours par M. Taylor (1). Une

(1) Union médicale ; 1849, p. 568.

meilleure entente des lois de l'économie humaine eût appris, au célèbre A. Cooper, que la ligature de l'aorte ventrale ne pouvait être appliquée à l'homme, sur les motifs que cette opération réussit chez le chien, et que l'on a trouvé ce gros vaisseau oblitéré chez l'homme lui-même, par suite d'altérations organiques lentement produites et lentement tolérées. Notre tâche serait trop longue s'il nous fallait montrer la plupart des fâcheuses conséquences du vice des connaissances médicales dont le professeur Piorry accusait naguère les chirurgiens au sein de l'Académie de médecine. « Ce n'est pas une série heureuse de cas qui s'est présentée à nous en 1830, leur disait-il à propos des plaies d'armes à feu (1); ce sont les conséquences d'un traitement fondé sur les notions médicales et chirurgicales les plus positives. Or, on ne s'y conforme pas, en général, dans les soins que l'on donne aux blessés. »

§ II. — Une deuxième source de l'abus des opérations, c'est l'admission générale du fameux précepte de Celse : *Melius anceps experiri remedium quam nullum.* Sans doute, comme Hippocrate l'a conseillé, il faut opposer des remèdes extrêmes aux maux extrêmes, ou les moyens les plus énergiques aux maladies les plus dangereuses ; mais il convient aussi que ces ressources soient susceptibles de procurer une guérison ou une amélioration probables. Il n'est pas rationnel, au contraire, de tenter un remède qui offre infiniment peu de chances de succès, et comme en désespoir de cause. C'est une chance, dit-on communément, lorsque cette probabilité est la plus vague et la plus incertaine. La gangrène envahit un membre, et se rapproche du tronc de manière à laisser seulement la place de l'am-

(1) Bullet. Acad. méd., tom. XIII, p. 1381.

putation ; et l'on tente cette ressource parce que le malheureux est voué à une mort certaine. Mais, sur cent ou mille individus placés dans les mêmes conditions, un seul peut-être sera sauvé par cette opération qui précipitera la mort de tous les autres. D'après les exemples déjà énoncés, le conseil de Celse a fait plus de mal que les plus faux principes : si la médecine est l'art de guérir, elle doit, avant tout, ne pas nuire. « L'art, écrivait Voullonne (1), avec plus de tact médical que l'encyclopédiste latin, l'art n'est pas fait pour empêcher les malades de mourir des mains de la nature en les égorgeant de ses propres mains. »

Nous tenons à établir que le sentiment de l'encyclopédiste latin est généralement approuvé. Dans notre thèse pour le concours de clinique chirurgicale, en 1848, au sein de la Faculté de médecine de Paris, nous avions écrit touchant l'anus contre nature : en présence d'une infirmité aussi désagréable, parfois dangereuse, et amenant fréquemment des accidents graves ou mortels, il semble que l'homme de l'art est justifié dans les tentatives diverses auxquelles il peut se livrer, afin d'en obtenir la guérison solide et durable. Nous avouons franchement qu'une opinion aussi générale ne peut ébranler la condition contraire que nous allons formuler. Est-il plus dangereux, pour la vie de l'individu, de lui conserver une maladie ou une infirmité, que de le soumettre aux moyens propres à l'en délivrer ? tel est le principe général qui me paraît mériter de servir de règle de conduite au médecin-opérant, et que je regrette de n'avoir pas toujours suivie.

Les anus contre nature sont, à mon avis, dans les conditions analogues à celles du goître, des varices, du

(1) De la méd. agiss. et expect. Dijon, 1776.

varicocèle, des hernies, des corps étrangers dans les articulations, et de plusieurs autres lésions compatibles avec la santé. On a tenté, je le sais, et l'on tente tous les jours l'extirpation ou la ligature du goître, l'excision ou la cautérisation des varices, la compression ou la ligature du varicocèle, l'extraction des corps articulaires, la cure radicale des hernies, comme celle des différents anus contre nature. Mais j'ai vu aussi MM. Moulinié et Roux perdre de vigoureux malades en extirpant la thyroïde hypertrophiée; M. Lallemand regretter d'avoir opéré un portefaix robuste pour des varices de la saphène interne; Delpech, perdre un jeune officier plein d'avenir et atteint de varicocèle; MM. Bonnet et Gerdy, faire courir des dangers mortels à des hommes bien portants, pour des hernies simples; MM. Velpeau, Dubrueil et moi-même, déterminer la mort de jeunes sujets fortement constitués, quoique portant des corps fibreux au sein du genou.

Le traitement des anus contre nature a trop souvent entraîné des résultats aussi fâcheux. Le mémoire de Dupuytren renferme cinq cas de mort plus ou moins rapide (1); celui de Delpech relate un exemple semblable (2); M. Velpeau en signale plusieurs (3); M. Lesauvage perdit son opéré (4); la femme, traitée par le professeur Bérard jeune, succomba aussi, par suite, il est vrai, d'une pneumonie intercurrente (5); il en a été de même de l'opérée de Casamayor, etc., etc. De pareilles conséquences me

(1) Leçons oral., 2e édit., tom. IV.
(2) Mém. hôpit. Midi, tom. II, p. 78.
(3) Méd. opér., tom. IV, p. 151, etc.
(4) Gazet. méd., tom. V, p. 85.
(5) Revue méd., tom. II, p. 110.

semblent justifier la proposition énoncée précédemment, et prescrire de n'opérer l'anus contre nature que lorsqu'il compromet la vie du sujet (1).

Cette manière de concevoir la médecine opérante me valut, de la part de l'honorable M. Robert, une argumentation violente qui commença par ces mots : *Votre thèse est immorale*; cette proposition est *inhumaine* parce qu'elle tend à retrancher toutes les opérations, car toutes peuvent donner lieu à des accidents mortels : même celle de la saignée, de la fistule à l'anus, de la cataracte..... Je n'eus pas de peine à repousser un pareil argument, et mon habile compétiteur, un peu fatigué de mes vigoureuses réparties, termina en disant : Eh bien ! que l'auditoire juge ! Entendez sa réponse, m'écriai-je alors, aux applaudissements de cette vaste assemblée !

Le sentiment de Celse est encore défendu par M. Sédillot, lorsqu'il écrit touchant le trépan pour les fongus de la dure-mère : « Comme il y a un petit nombre d'exemples dans lesquels l'opération semblerait avoir réussi, et comme la maladie, abandonnée à elle-même, est mortelle, on est autorisé à opérer, en ayant soin de faire connaître qu'il existe infiniment peu de chances favorables. » Plus loin, l'auteur ajoute, d'après le même principe : « Si l'on considère, d'une part, que l'hydrocéphale chronique se termine presque toujours par la mort, et, d'autre part, combien la vie des hydrocéphaliques est misérable, on pourra se croire autorisé à invoquer les ressources de la médecine opératoire (2). »

En présence des tristes entreprises suggérées par le

---

(1) Anus contre nature; thès. Paris, 1848, p. 76.
(2) Trait. méd. opér.; 1846, p. 453.

précepte de Celse, il paraîtra convenable d'en trouver ici la réfutation de la part d'un illustre chirurgien de notre époque. « Mieux vaut laisser mourir un malade que de le tuer, répond avec raison le professeur Velpeau (1). En supposant donc que l'opération soit très-dangereuse par elle-même, et que, dans les conditions où l'on se trouve, elle n'offre pas plus d'une chance de succès sur dix, ce serait, selon moi, compromettre la chirurgie que d'y soumettre le malade. L'extirpation de la matrice non déplacée, de la glande thyroïde dégénérée en totalité, de toute la mâchoire inférieure, etc., est dans ce cas. » Tel est à peu près le langage du professeur Walther (2), sentiment défendu déjà par Bilguer (3).

§ III. — *L'imperfection ou les erreurs de diagnostic* constituent une troisième cause de l'abus des opérations chirurgicales. Tantôt le praticien se trompe sur la nature, la composition de l'altération organique qui lui paraît réclamer des moyens opératoires. Croyant à l'existence d'un cancer du col utérin chez une dame assez bien portante, du reste, Lisfranc pratique l'extirpation de cette prétendue altération. Le professeur Serre, qui aidait le célèbre chirurgien, lui fait remarquer qu'il vient d'enlever la matrice en entier, parfaitement saine, et qu'il a ouvert largement le ventre! Une hémorrhagie foudroyante a lieu, et emporte la malade dans la journée. Parlant des engorgements de la matrice, au sein de l'Académie de médecine, le professeur Moreau dit : « On a demandé des preuves anatomiques sur le cadavre. Hélas! j'en ai vu une sur le vivant qui n'est

---

(1) Méd. opérat., 2e édit., tom. I, p. 20.

(2) Encyclographie; 1836, p. 35.

(3) Ouv. cité, p. 45; 1764.

que trop suffisante. On avait pratiqué l'ablation de l'utérus, qu'on croyait cancéreux ; et quand l'organe fut sur la table, on s'assura qu'il était simplement engorgé (1) ! » Cette ablation avait été faite par l'illustre professeur Roux : inutile d'ajouter que la mort vint bientôt rendre ce cas plus déplorable encore. Depuis trois ans, une jeune dame était traitée pour un cancer de la matrice, lorsque le mari vint me demander si une opération ne pourrait pas guérir son épouse. L'examen de celle-ci me permit de constater que l'utérus était parfaitement sain, et qu'il s'agissait d'une lésion du rectum qui ne comportait aucune opération.

Le col utérin acquiert parfois un allongement considérable, soit pendant la grossesse, soit dans le temps ordinaire, sans compromettre les jours de la femme. « La présence d'un orifice au sommet du prolongement, dit Dugès (2), n'a point suffi pour détromper un chirurgien qui aurait cru à l'existence d'un polype. La ligature fut faite ; la malade mourut de péritonite, et l'autopsie constata le diagnostic qu'avait porté le docteur Ségard, qui s'était vainement opposé à l'opération. » J'ai vu une femme courir de semblables dangers, par suite de l'excision de la lèvre antérieure du col utérin, faite par M. Bonnet, qui, du reste, avait agi avec connaissance de l'état des parties. Une jeune personne éprouve des douleurs au sein à la suite d'une contusion ; quelque temps après, un ganglion lymphatique de l'aisselle s'engorge, et résiste à tous les résolutifs ; les mamelles n'offrent aucune lésion sensible. Le chirurgien de la Charité se décide pourtant à enlever le sein gauche, qu'il trouve ensuite parfaitement sain (3) !

(1) Gazet. hôpit.; 1849, p. 491.
(2) Trait. mal. utér., tom. I, p. 193.
(3) Gazet. hôpit.; Mai 1836.

Dans l'un des grands hôpitaux de Londres, on amputa la cuisse à un individu pour une exostose du fémur : il s'agissait d'un sac anévrysmal oblitéré ! M. Roux retranche la cuisse à un homme, pour une prétendue carie du genou qui était parfaitement sain. En cette triste circonstance, s'agissait-il d'une lésion nerveuse dont parle Brodie, quand il dit que l'on a pratiqué plusieurs fois l'amputation pour des cas qui ne la comportaient pas (1) ?

Au sein de l'Institut, nous avons entendu un célèbre chirurgien avouer avoir taillé trois individus qui cependant ne portaient pas de pierre dans la vessie (2). Ce malheur est arrivé à Chéselden, qui opéra trois fois sans qu'il existât de pierre vésicale ; à Blanc (3), Dupuytren, Delpech, Lallemand, et à beaucoup d'autres habiles chirurgiens (4). Selon M. Delens (5), il y a peu d'années, un médecin de la capitale fut taillé, bien qu'il n'eût pas de calcul. Au rapport de Levret, une femme subit la même opération pour un calcul supposé qui était simplement la matrice engorgée (6) ! Aussi le professeur Ant^{e} Dubois conseillait-il de joindre une pierre à l'appareil instrumental de la lithotomie ! Et M. le professeur B*** a été heureux d'avoir suivi ce conseil.

En 1842, on communiqua, à l'Académie de médecine, le fait d'une cystotomie exécutée pour un simple engorgement de la prostate qui avait été considéré comme

(1) Trait. mal. art., p. 117.

(2) Gazet. hôpit.; 24 Novembre 1842.

(3) Desault, Journ. chir., tom. II, p. 131.

(4) Velpeau, Dict., art. *névral. anus*.

(5) Rev. méd.; 1835, tom. I, p. 447.

(6) Dict. en 30 vol., art. *utérus*, p. 376.

une pierre. Key parle d'un sujet où l'on prit un fongus de la vessie pour un calcul (1). Le diagnostic de la présence d'un calcul dans la vessie est de la dernière importance ; car, sans en avoir constaté l'existence par le cathétérisme, il n'est pas permis de pratiquer la taille ni la lithotritie. Nous avons cependant signalé un bon nombre de cas où ces opérations avaient été mises en œuvre sur des sujets qui ne portaient pas de calculs urinaires. Ces méprises ont tenu parfois, non-seulement à l'emploi peu intelligent de la sonde exploratrice, mais encore à l'existence d'une névralgie particulière de l'anus, qui, s'étendant au col de la vessie, provoquait les phénomènes rationnels de la pierre. « Plus d'une taille, dit M. Vidal (2), a été faite d'après ces signes, et l'on n'a pas trouvé de calcul. Il y a des besoins pressants d'uriner, des douleurs vives du côté de la prostate ; l'urine s'arrête parfois, la vessie n'étant qu'à moitié vidée, puis elle reparaît un instant après. La fatigue et tout ce qui échauffe augmentent les douleurs. » Ferrand ouvrit un anévrysme de l'aisselle pour un abcès, et commit l'erreur de l'empirique dont parlent Lancisi et Amatus-Lusitanus (3).

Le docteur Reil, de Dublin, fait connaître un cas dans lequel une tumeur cancéreuse du cou fut considérée comme un anévrysme : on fit la ligature de ce vaisseau, et l'on constata l'erreur de diagnostic à l'autopsie seulement faite peu de jours après (4). « Un état pathologique, dit le célèbre professeur Roux (5), qu'on a très-souvent con-

---

(1) Civiale, lithotom., p. 84.

(2) Path. extern., 1re édit., tom. V, p. 160.

(3) *Opera., lib. VI, obs.* 8.

(4) Ann. chir., tom. XII, p. 506.

(5) Dict. en 30 vol., art. *testic.*, p. 511.

fondu avec le sarcocèle, et pour lequel on a bien souvent aussi pratiqué l'extirpation du testicule, c'est l'engorgement chronique de cet organe développé sous l'influence du vice vénérien. »

N'a-t-on pas fait la ponction abdominale pour de prétendues ascites chez des femmes enceintes (1)? Au rapport de M. Tavignot (2), on prit une grossesse pour une hydropisie de l'ovaire : une ponction pratiquée détermina l'avortement et la mort de la femme enceinte depuis huit mois. Dans la clinique de l'hôpital Necker, M. Bricheteau raconte que l'on crut à l'existence d'une grossesse ovarique, surtout par la perception du bruit de soufflet. On se décida à faire une opération qui termina en peu de jours la vie de la femme, chez laquelle il n'y avait pas de traces de grossesse.

Le cartilage de la cloison hypertrophiée fut tourmenté comme un polype des fosses nasales (3). Au rapport de Richerand (4), on commença l'extraction d'un prétendu polype qui était la cloison nasale fortement déjetée. Naguère j'ai constaté une pareille méprise sur un enfant pour lequel je fus consulté par ses parents. La cloison était fortement déviée à gauche, de manière à effacer presque entièrement la fosse nasale correspondante, et à présenter à la narine une sorte de tumeur rouge, humide, bien capable de donner, au premier abord, l'idée d'un polype fongueux. Le cas était d'autant plus propre à tromper le chirurgien qui avait déjà tenté l'extirpation, que cet enfant avait pour oncle un paysan à qui j'avais enlevé un gros polype de

(1) Velpeau, trait. d'accouch., tom. II.

(2) Rev. méd., 1835, tom. I, p. 447.

(3) Rev. méd. chirurg., tom. I, p. 110; 1846.

(4) Nosol. chirurg., tom. I, p. 389.

la fosse nasale du même côté, et qui, s'étant reproduit en peu de mois, m'obligea d'en répéter l'extraction, le 25 Octobre dernier (1849).

En un cas qui eut un grand retentissement à l'Hôtel-Dieu, le célèbre chirurgien se préparait à pratiquer le débridement d'une prétendue hernie étranglée, qui était un simple bubon, comme je l'avais affirmé. Le 28 Juin 1840, un jeune homme, à l'Hôtel-Dieu de Lyon, portait un kyste dans le canal inguinal droit, où il éprouvait des souffrances. Croyant à l'existence d'une hernie étranglée, M. Bonnet s'empresse de commencer l'opération du débridement, qu'il suspend après avoir reconnu son erreur : il se contente d'enlever la moitié du kyste, et d'enfermer le restant dans la plaie. Après divers accidents, ce sujet quitta l'hôpital, le 15 Août suivant. Une femme subit la section du nerf sous-orbitaire, pour une douleur vive qui dépendait d'une petite tumeur squirrheuse enkystée dont Dupuytren la délivra avec succès (1).

En bien des circonstances, l'erreur de diagnostic est tellement complète, que l'on méconnaît une lésion existante et qui, abandonnée à elle-même, se termine de manière à comporter l'intervention de la médecine opérante. Bon nombre de fausses articulations, par exemple, sont la conséquence d'une méprise du praticien qui n'a pas d'abord constaté l'existence d'une fracture. Ainsi, au mois de Juin 1849, je fus appelé auprès de Mlle J. Chauliac, qui, depuis plusieurs jours, souffrait de l'épaule gauche sur laquelle elle s'était laissé tomber. Un médecin avait déjà déclaré qu'il ne s'agissait d'aucune blessure grave. Et cependant la crépitation était des plus sensibles, et dépendait d'une

---

(1) Jaumes, thès. Paris, Décembre 1828.

fracture du col de l'humérus que je fis constater à plusieurs élèves qui m'aidèrent à placer l'appareil inamovible : cette fracture se trouvait parfaitement consolidée vingt-cinq jours après. Le 15 Novembre 1847, un homme jeune fut moins heureux, car il fut obligé de se rendre à l'Hôtel-Dieu, où M. le professeur Roux réséqua, sous nos yeux, les deux fragments d'une pseudarthrose du radius, suite d'une fracture méconnue.

Qui croirait qu'une luxation traumatique et complète de l'épaule, du coude, ou de la hanche, puisse être longtemps méconnue par un médecin ? Pourtant j'ai vu plusieurs habiles praticiens commettre de semblables erreurs, parfois réparées bientôt ; tandis que je connais plusieurs personnes, boiteuses depuis leur enfance, par suite d'une méprise semblable de la part du praticien du lieu. On m'a apporté plusieurs enfants, supposés affligés de luxation de la hanche que des médecins avaient déjà, mais vainement, tenté de réduire : chez l'un, il s'agissait d'une paralysie du membre abdominal ; chez l'autre, d'un raccourcissement de tout le membre nullement luxé, etc. Ces méprises contraires entraînent l'emploi de manœuvres inutiles, douloureuses, et parfois dangereuses, comme nous en connaissons de tristes exemples. Que de faits ne pourrions-nous pas ajouter aux précédents, en nous bornant à ceux dont nous avons été témoin !

Une autre catégorie d'erreurs comprend les cas où le chirurgien entreprend une opération qu'il ne tenterait pas s'il avait bien déterminé les limites du mal. Un homme, tourmenté d'un sarcocèle du testicule droit, est opéré, sous nos yeux, par M. Pétrequin, en 1840 ; mais le canal inguinal, et jusqu'à la fosse iliaque, sont le siége d'un engorgement considérable ; la réunion immédiate échoue, et le malade succombe peu de temps après : les ganglions pelviens étaient cancéreux. Il est probable que ce déplorable résultat eût terminé l'opération tentée par Delonnes, sur le ministre Delacroix, s'il avait existé de semblables altérations profondes (1). Le professeur Serre s'efforce d'extraire une tumeur squirrheuse qu'une femme portait sur le côté du rachis, et supposée superficielle ; l'habile opérateur est conduit de plus en plus vers les lames vertébrales, et la malheureuse n'existe bientôt plus. L'illustre professeur Lallemand veut extirper un kyste qu'il croit borné à la rotule ; mais, l'opération commencée, il reconnaît que le mal pénètre jusque dans la cavité articulaire ; et le sujet a cessé de vivre peu de jours après. Delpech enlève la matrice à une femme qui succombe rapidement, ayant un engorgement squirrheux des ganglions lymphatiques du bassin. J'aide à faire l'ablation du sein cancéreux de Mme De..... Après la glande mammaire, il fallut enlever un chaîne de ganglions dans l'aisselle et sous la clavicule ; la cicatrisation ne put s'achever, et la mort survint promptement. J'ai été témoin de plusieurs autres cas semblables. Un médecin se propose d'extirper une tumeur cancéreuse de la joue à un adulte dont la santé paraissait fort bonne ; mais le mal se prolonge dans l'orbite, et le chirurgien se résout à en extirper l'œil parfaitement sain, sans que ce grave sacrifice lui permette d'atteindre les limites d'une lésion prête à se reproduire. Cette conduite nous paraît tout aussi peu plausible que celle du célèbre Dupuytren, qui, croyant opérer un individu pour un prétendu kyste de l'orbite, reconnaît, au contraire, l'existence d'un lipôme, et n'hésite pas cependant à extraire l'œil sain, en même

(1) Prog. chirurg.; 1800, p. 7.

temps qu'une altération peu propre à justifier une telle soustraction.

Si le chirurgien avait établi, avec toute la rigueur désirable, les limites des altérations qui paraissent réclamer l'extirpation, il ne l'aurait pas entreprise. Il en serait de même si l'homme de l'art avait formé un diagnostic complet. Malheureusement, l'habitude trop répandue de considérer les altérations organiques avec une attention presque exclusive, porte à oublier l'ensemble et l'état des différentes parties du malade soumis aux soins du chirurgien. La grande habitude de voir et de faire dans les vastes hôpitaux, rend les chefs de service prompts à porter un jugement, et ne leur permet pas toujours d'accorder à ce soin essentiel le temps et la réflexion nécessaires. Une femme vient à l'Hôtel-Dieu pour se faire délivrer d'une tumeur squirrheuse des parois abdominales. Le célèbre chirurgien en chef se hâte de condescendre aux désirs de cette malade; mais, pendant l'extirpation, on reconnait que l'altération pénètre jusque dans le ventre; l'opération n'est pas achevée, la malade meurt bientôt, et l'autopsie apprend que cette malheureuse s'était accouchée depuis peu de jours. Le même praticien tente la castration chez un adulte dont le testicule squirrheux, plongé profondément dans le canal inguinal, ne peut être enlevé; l'opération reste inachevée, et le malade succombe sept jours après, ayant, en outre, une masse encéphaloïde autour de de l'uretère gauche. Le professeur Serre exécute la castration chez un adulte qui portait, dans la région épigastrique, une tumeur suspecte; et le sujet succombe bientôt, présentant une masse squirrheuse sous l'estomac. Au mois de Septembre 1843, un célèbre chirurgien des hôpitaux de Paris ampute la cuisse à un jeune homme atteint d'une tumeur blanche du genou, et le malheureux expire bientôt des progrès rapides de la phthisie pulmonaire dont il offrait tous les symptômes. Le dernier ouvrage de M. Sédillot renferme plusieurs exemples pareils. Une semblable terminaison a lieu chez une femme opérée de la périnéoplastie, par M. Pétrequin, au mois d'Août 1840, et dont je fis l'autopsie. Il suffit d'avoir suivi la pratique des grands hôpitaux de France, pour pouvoir joindre beaucoup d'autres faits à ceux que je viens de rapporter à l'appui de notre sentiment sur l'abus actuel dont il s'agit.

§ IV. — Souvent, dans la pratique ordinaire, *on ne s'évertue pas assez à prévenir les accidents* dont la survenance rend nécessaires les opérations de la chirurgie. A cette remarque critique, on peut répondre, il est vrai, que, dans les ouvrages, les cours, on répète, à propos de toutes les lésions traumatiques, le précepte de remettre les parties dans leurs rapports normaux, de les y maintenir, et de combattre les accidents. Nous répondrons, à notre tour, qu'il en est de ce conseil comme de beaucoup d'autres dont on parle souvent et qu'on suit beaucoup moins. Quelques exemples suffiront à prouver la négligence dont il s'agit, et qui amène les accidents graves qu'il faut combattre ensuite par des opérations sanglantes. On conseille fréquemment de lier les artères ouvertes dans une plaie, et les deux bouts du vaisseau dans celles de l'extrémité des membres ; et cependant on est souvent appelé pour remédier aux suites graves de l'incurie à cet égard. Pour un cas de ce genre, Delpech fut obligé de lier les artères radiale, cubitale, humérale, et mit fin, avec la plus grande peine, à l'*hémorrhagie* plusieurs fois reproduite. J'ai été témoin de deux faits semblables à l'Hôtel-Dieu : nous en relisons un bien remarquable où l'on fut contraint de désarticuler enfin l'épaule chez un adulte vigoureux qui ne tarda pas à succomber. Un homme robuste, dont nous avons publié l'observation, eut une *gangrène* des parties molles de l'avant-bras, par suite de l'application inintelligente d'un bandage à fracture : peu s'en fallut qu'on n'ent vînt à l'amputation du membre, ou à la section de quelques tendons, pour lui rendre possible l'extension des doigts rétractés. Les résultats de ce genre sont très-fréquents ; j'en ai vu deux cas déplorables pendant mon internat à l'Hôtel-Dieu ; un autre tandis que je remplissais les fonctions de chef de clinique ; et il vient de s'en présenter, dans ce même hôpital, un autre qui est des plus tristes. Un pauvre ouvrier, jeune et vigoureux, éprouve une fracture de la cuisse : apporté à l'Hôtel-Dieu, il est bientôt soumis à un appareil à fracture placé par le chirurgien en chef, M. le professeur Bouisson ; mais le bandage est si serré que la gangrène s'empare du membre, rend l'amputation de la cuisse indispensable, et la mort rapide. Un officier de la plus grande distinction se casse les os de l'avant-bras en s'exerçant au gymnase ; un appareil à fracture est promptement appliqué par un chirurgien renommé, et les mêmes conséquences sont encore à déplorer. Un jeune ouvrier éprouve la même fracture, est traité de la même manière par un autre médecin, et en est quitte pour la perte du membre qu'il fallut amputer. Je pourrais grossir le nombre de ces tristes exemples, si je relatais ceux que j'ai rencontrés en plusieurs grandes villes de France. Les préceptes, à cet égard, sont donc souvent méconnus? C'est qu'on se contente ordinairement de les énoncer sans exposer la manière de les éviter. Un vieillard reçoit un coup de poing sur la joue droite qui devient le siége d'un phlegmon considérable : admis à l'Hôtel-Dieu, cet homme supporte deux longues incisions verticales ; une seule cependant aurait suffi, mais disposée suivant le bord inférieur du maxillaire inférieur, et aurait ainsi prévenu l'accumulation du pus et le décollement de la peau. L'habile chirurgien en chef trouve opportun d'enlever tous les téguments décollés, et met ainsi à nu une vaste surface dont la suppuration ruine les forces du malade qui finit par s'éteindre dans le marasme. Ne croyons pas, du reste, que les accidents dont il s'agit arrivent seulement entre les mains de médecins peu expérimentés. Nous venons de signaler la pratique d'un illustre professeur ; nous pouvons ajouter le nom du célèbre baron Boyer, qui fit éprouver au général Lafayette la gangrène du dos du pied, par la compression exercée à l'aide de son appareil, pour la fracture du col du fémur. D'ailleurs, il est souvent difficile ou laborieux de mettre en pratique les soins nécessaires pour prévenir les accidents. Le manque de connaissance chez les uns, le défaut de soin chez les autres, les préoccupations d'une vaste clientèle ou d'un grand service clinique chez ceux-ci, sont les motifs ordinaires de l'inobservance du précepte généralement répété.

§ V. — Nous sommes loin de nier les progrès dus à certains hommes qui s'adonnent à l'étude et au traitement d'une partie restreinte des maladies chirurgicales. Toutefois, nous ne pouvons méconnaître que la pratique des *spécialités* est une nouvelle cause de l'abus des opérations. C'est parmi cet ordre de praticiens que se produisent les actes les plus blâmables et les plus capables de déconsidérer l'art aux yeux des gens du monde. Nous croyons que, de nos jours, il se commet moins de méfaits que dans les siècles passés, où Covillard et Thommasini ont pu écrire : « Le plus grand nombre fait plutôt les opérations pour soi que pour ses malades. Que dirait-on d'eux s'ils n'avaient point la pierre? *Tuons plutôt nos malades que de porter atteinte à notre réputation*. Telle est la convention tacite et cruelle de ces opérateurs qui ne voient dans leur état qu'une profession commune dont le gain doit être l'unique but. Si tous les malheurs étaient connus, quel martyrologe (1) ! » Il est dans la nature humaine de chercher à donner le plus d'importance à l'objet dont on s'occupe journellement et qui devient la source de sa réputation et de sa fortune. De là, la tendance à pratiquer des opérations chez les oculistes, les orthopédistes, les auristes, les urologistes, les herniotomistes, etc. Un des caractères des spécialités, est l'invention d'instruments nouveaux ou renouvelés de manière à se singulariser et à se faire distinguer parmi ses compétiteurs. S'occupant des procédés infinis pour la pupille artificielle, M. Desmares écrit : « Chacun des auteurs, ou à peu près, inventa son instrument particulier, et fit l'incision à sa manière (2). » En outre, qui invente des instruments ou des procédés, est bientôt porté à les mettre en usage.

Sans parler de ces médecins qui, à l'exemple de certains empiriques, appliquent leur caustique sur tous les boutons, les ulcères, les tumeurs, nous avons signalé l'excision des chancres, des excroissances, opérée surtout par des spécialistes qui prétendent guérir ainsi, et en peu de jours, les individus affligés de syphilis. Nous en dirons de même de l'emploi des injections caustiques à hautes doses, pour dissiper rapidement les écoulements de

---

(1) Observ. iatro-chirurg., 2e édit.; 1791, p. 68.

(2) Trait. mal. yeux, p. 434; 1847.

l'urètre ou du vagin; de la scarification, de l'incision des rétrécissements de l'urètre, à l'aide des urétrotomes de MM. Amussat, Dubled, Depierris, Leroy-d'Étioles, Civiale, et de chacun des urologistes de nos jours (1). Nous avons été témoin d'accidents graves ou même mortels, causés par l'emploi de ces instruments aussi dangereux qu'incertains, et que nous avons toujours refusé de mettre en œuvre. M. le professeur Blandin consentit à appliquer un urétrotome que lui présenta un spécialiste, en Octobre 1847: il incisa le rétrécissement que portaient deux jeunes et vigoureux malades de son service à l'Hôtel-Dieu. Bientôt tous les deux eurent d'énormes infiltrations d'urine autour du bassin, et l'un de ces malheureux s'éteignit en peu de temps. Aussi sommes-nous fort surpris d'entendre M. Civiale dire, touchant cette opération : « Il vaut mieux couper trop que trop peu (2). » Combien est plus judicieux M. Mercier en répondant à M. Reybard, touchant cette dangereuse méthode opératoire : « N'abusons jamais de l'instrument tranchant, encore moins dans le canal de l'urètre qu'ailleurs. J'ai dit qu'il est des rétrécissements qu'il faut diviser; mais ces cas sont comparativement rares, et ils le deviendront encore plus à mesure que se perfectionneront et se régulariseront certains procédés de dilatation plus doux et infiniment plus inoffensifs (3). »

Du reste, touchant les prétendus succès des lithotomistes et des lithotriteurs, il faut lire le sentiment éclairé de M. le professeur Blandin et de M. Malgaigne (4). En pré-

---

(1) Perève, trait. rétréc. urèt., p. 136.

(2) Bullet. thérap.; 1848, p. 501.

(3) Gazet. méd. Paris; 1849, p. 948.

(4) Bullet. Acad. méd., tom. XIII, 2e part., p. 11, 12, etc.; 1re partie, p. 79, 84, etc.

sence des vérités de ce genre, on serait presque de l'avis du célèbre professeur Velpeau, quand il écrit : « Les spécialités, cette peste des sciences, qu'on n'a jamais vues si multipliées, si variées, si envahissantes, qu'aux diverses époques fâcheuses de l'histoire, qui ont toujours été le signe précurseur de la décadence de la chirurgie (1). » Ces différentes remarques sont fréquemment applicables aux spécialistes de nos jours, comme à ceux du siècle passé. Camper nous fournit, en effet, des détails fort curieux touchant le fameux Raw. « Dans toutes les opérations faites par la méthode de Raw, dit-il (2), si le calcul est volumineux, on déchire nécessairement le col de la vessie et la prostate : de là, des contusions, des gangrènes, et d'autres mauvais symptômes qui rendent les suites fâcheuses et quelquefois mortelles. Je doute donc infiniment que les guérisons se soient montrées aussi souvent que Raw s'en glorifie lui-même. Il se vante d'avoir guéri mille cinq cent quatre-vingt-sept malades. Nous accorderions ce nombre s'il était question d'opérations, et non de guérisons : il passe ainsi sous silence ceux qui sont morts. C'est pourquoi j'ai été consulter le journal des taillés, qui est conservé, dans le Collége de chirurgie, par ordre des magistrats, et j'ai trouvé que, sur les 22 individus qu'il a taillés à Amsterdam, quatre sont morts ; il en perdit donc deux sur onze. De plus amples renseignements sur les résultats de ses opérations ne sont point parvenus à ma connaissance. »

§ VI. — *La nature* est le vrai médecin ou le guérisseur des malades ; les chirurgiens me paraissent l'oublier beaucoup trop de fois pour *substituer l'action de la main à celle*

---

(1) Bull. Acad. méd., tom. VIII, p. 503.

(2) Démonstr. anat. path., liv. I, ch. IV, § 15, p. 14 ; 1750.

de la nature, qui arriverait au but désiré, souvent plus sûrement que par l'opération elle-même. Puisque l'observation démontre que les projectiles, poussés violemment au sein des cavités splanchniques, y sont ordinairement séquestrés ou éliminés lentement et sans danger pour le blessé (1), pourquoi se substituer à la nature pour aller chercher les projectiles dans le péritoine et dans le foie, comme M. Baudens le conseille actuellement? Sans doute il faut admirer la sagacité avec laquelle le célèbre Larrey exécuta l'extraction d'une balle entrée dans le crâne par le front et portée jusqu'à l'occiput, où il sut la deviner et l'enlever au moyen du trépan. Toutefois, « c'est un devoir de conscience, dirons-nous avec le professeur Cruveilhier (2), de ne pratiquer une opération que dans le cas où elle réunit la double condition d'être nécessaire et d'offrir des chances raisonnables de succès. » De semblables opérations sont, en effet, de véritables témérités; car, en pareil cas, le diagnostic est des plus incertains et l'opération des plus chanceuses. La connaissance du lieu occupé par l'épanchement ou par le corps étranger dans le crâne est ordinairement des plus vagues, ce qui n'a pas peu contribué à jeter le trépan dans le discrédit où nous le voyons de nos jours. Un homme, nommé Guerman, avait reçu des blessures graves aux membres et à la tête; les accidents semblaient commander le trépan que M. le professeur Velpeau ne voulut pas appliquer, malgré les sollicitations des internes de la Charité et de plusieurs docteurs en médecine. Le malade étant mort, on en fit l'autopsie le 21 Septembre 1843. Alors, le célèbre clinicien demande, à ceux qui le

(1) Briot, hist. chirurg. milit., p. 93.

(2) Éloge de Dupuytren, p. 15.

blâmaient de ne pas avoir employé le trépan, de déterminer le point où il aurait dû être appliqué : cinq avis différents furent énoncés à cet égard. Le crâne est enfin ouvert, et l'on ne découvre ni épanchement, ni esquille, ni rien de ce qui avait paru nécessiter une semblable opération! « Vous savez, nous dit alors M. Velpeau, que je me suis prononcé en faveur du trépan; mais vous avez dû remarquer aussi que, dès qu'il a fallu en trouver l'application immédiate, je suis resté dans le vague. » Après cela, que dirons-nous de cette opération employée contre de simples céphalalgies, l'épilepsie, par Panaroli, Marchetis, et conseillée par Marc-Aurèle Séverin (1)? Est-il surprenant que l'opéré de Ramsden ait succombé à un essai de ce genre (2)? Aussi voyons-nous, de nos jours, Gama s'élever contre une opération qui n'arrête pas les accidents que la nature, aidée des moyens médicinaux, est bien susceptible de dissiper (3). Fallope prévient les jeunes praticiens qu'il a souvent ainsi causé la mort de ses opérés.

Pourquoi irions-nous maintenant imiter Sabatier et ses prédécesseurs, qui ouvraient le ventre afin de donner issue à du sang épanché? La nature y suffit bien mieux que l'art dans presque tous les cas, comme nous venons de le constater chez un de nos malades qui avait un épanchement énorme de sang formant une tumeur considérable dans l'hypogastre, pour laquelle il n'était pas éloigné de consentir à une ponction que nous refusâmes de pratiquer, et que la terminaison heureuse du mal a démontré inutile. Le Père de la médecine ne nous paraît pas fondé à dire d'une ma-

---

(1) Velpeau, méd. opérat., 2e édit., tom. I, p. 586.

(2) S. Cooper, dict. chir., tom. II, p. 519.

(3) Traité plaies de tête, 2e édit.

nière générale : « S'il y a beaucoup de sang épanché dans le ventre ou dans quelque cavité, nécessairement il s'y convertira en pus (1). » Pourquoi ne pas attendre les efforts de la nature pour l'élimination du séquestre du tibia ou du fémur, et vouloir suppléer ce travail lent, mais communément sans danger ? Quel avantage retire-t-on de l'ouverture des abcès par congestion provenant d'une carie du rachis ? On compromet les jours du malade bien plus promptement que la nature ne le ferait par l'ouverture spontanée de la collection purulente, et on l'expose à d'autres accidents plus immédiats encore. A l'Hôtel-Dieu de Lyon, nous avons pu juger de la gravité bien différente de l'ouverture de l'empyème faite par l'art ou par la nature ; aussi l'habile M. Bonnet avait-il ensuite renoncé à cette opération qu'il avait une fois exécutée à l'aide du fer brûlant. Que n'aurions-nous pas à dire de la néphrotomie pour extraire un calcul des reins ? Les efforts de la nature sont moins dangereux et bien préférables. Ayons donc plus de confiance dans les procédés de l'organisme vivant que dans ceux de cet art, qui, suivant les conseils des Asclépiades, Sylva, Scréta, etc., veut que le médecin digne de ce nom guérisse promptement, sûrement, agréablement !

§ VII. — Un autre motif de l'abus des opérations chirurgicales, c'est l'*oubli* du précepte clinique qui reconnaît *des maladies ou des infirmités utiles à la santé*, ou dont il faut respecter l'existence. Comme toutes les conditions de la vie, la santé est un état à limites vagues, mobiles, afin de s'accommoder à la variation des influences diverses auxquelles l'organisme est soumis. Parmi les dispositions variables où l'homme se trouve souvent, sont les infirmités

(1) Aphorisme 20, sect. VI.

congéniales ou acquises, et certaines maladies que leur ancienneté a rendues tolérées et nécessaires à la manière de vivre de chaque individu. Dans la plupart des cas, on ne trouble pas impunément la santé d'un individu, quelles que soient les conditions anormales de son existence, par une opération importante de la chirurgie. L'expérience apprend combien sont dangereuses les tentatives faites dans le but de détruire des infirmités ou des maladies tolérées. Un adulte porte, depuis sa naissance, une tumeur dans le scrotum que l'on reconnaît être un embryon parasite. Bien que cet homme n'éprouvât aucun trouble notable de cette singulière diplogénèse, la tumeur est enlevée, et le sujet a cessé d'exister peu de jours après (1). Un digne administrateur des hôpitaux, vieillard, du reste, bien portant, avait un phymosis congénital. Cédant aux sollicitations d'un illustre chirurgien, il se laisse exciser le prépuce : une hémorrhagie a lieu pendant toute la journée, et fait périr en peu de jours cet homme respectable. On dit que le célèbre Dupuytren fora, si je puis dire, la verge, pour y fabriquer un canal de l'urètre chez le seul rejeton d'une noble famille qui avait un hypospadias ouvert près de l'anus : je ne connais pas les suites d'une telle entreprise qui ne doit pas servir d'exemple.

Au lieu de considérer l'ankylose comme la terminaison la plus favorable, et qui doit être respectée à la suite des tumeurs blanches, M. Louvrier et d'autres ont cru convenable de briser les adhérences établies, à l'aide de puissantes machines. Aussi plusieurs individus ont succombé à ces manœuvres téméraires qui rompaient en même temps

(1) Vidal de Cassis, pathol. extern., tom. V, p. 705, 1re édit.

muscles, vaisseaux et nerfs poplités (1). Si l'opération appliquée par Rhéa-Barton et Kéarnay a toujours réussi, il est probable, dirons-nous avec M. P. Boyer (2), que les cas malheureux n'ont pas été publiés. Si certains sujets ont retiré de l'avantage des opérations exécutées pour remédier au cal vicieux, il est vrai aussi que bien d'autres ont failli périr ou ont succombé. Le professeur Janson blâme judicieusement de telles entreprises. Guy-de-Chauliac parle d'un philosophe qui périt à la résection d'un cal vicieux, et ajoute qu'il aurait mieux valu qu'il s'en allât clopinant que de se faire ainsi gratter l'orosbet (3). Ce conseil aurait dû être connu de deux individus que nous avons vu opérer dans un des plus vastes hôpitaux. Aussi ai-je refusé de condescendre aux désirs d'un homme vigoureux qui vint dans mon service à l'Hôtel-Dieu. Je ne saurais imiter Rieke, qui ouvrit la cuisse du grand trochanter au genou, divisa le cal vicieux du fémur, au moyen de la scie et de la gouge, bien que le succès ait couronné une telle entreprise (4).

Ces opérations sont-elles nécessaires, et offrent-elles des chances raisonnables de réussite ? Le rencontre-t-on dans l'opération qui consiste à traverser d'un séton les ganglions synoviaux du poignet, et qui fit périr promptement un individu entre les mains de Dupuytren ? On ne saurait le reconnaître dans l'extirpation d'un goître volumineux. Et cependant combien nous avons participé à la douleur si noblement exprimée par un illustre chirurgien qui, au

(1) Nélaton, path. chirurg., tom. II, p. 236; 1849.

(2) Trait. mal. chirurg., 5e édit., tom. III, p. 1043; 1845.

(3) OEuv., trad. Joubert.

(4) Journ. anal. de méd.; 1828, p. 466.

mois de Décembre 1847, se décida à une semblable opération! La jeune personne qui portait ce goître était bien portante, et, deux jours après cette laborieuse ablation, elle n'existait plus! C'est, du reste, là un triste résultat à joindre à beaucoup d'autres. Dans la même catégorie d'applications abusives de l'instrument, vient se ranger la fameuse opération, tentée par le célèbre chirurgien auquel nous venons de faire allusion, pour remédier à un anus iléo-vaginal en ouvrant l'abdomen d'une femme d'ailleurs en assez bonne santé (1). Quoi qu'en disent Lassus, A. Cooper, et, de nos jours, l'habile M. Sédillot, la réduction immédiate et dangereuse des *anciennes luxations* ne saurait être approuvée sur quelques succès obtenus. Delpech eût la douleur de voir mourir un de ses malades entre ses mains. M. Flaubert, de Rouen, rapporte plusieurs faits de ce genre (2); et nous savons que plusieurs opérés de M. Sédillot lui-même ont éprouvé les plus grands accidents sans en avoir obtenu une guérison (3). Aussi avons-nous vu MM. Lallemand, Serre, Bonnet, Nichet, et plusieurs chirurgiens renommés de la capitale, refuser de poursuivre leurs essais à cet égard, et avons-nous imité leur conduite prudente.

N'est-il pas rationnel de laisser vivre les individus affligés de *hernies*, et se livrer à toutes les occupations ordinaires de la vie, plutôt que d'aller exposer leur existence et leur santé par des opérations graves et incertaines, dans le but de tenter la cure radicale de pareilles infirmités? Nous avons assisté à un essai où M. Bonnet appliqua son pro-

---

(1) Journ. méd., tom. CIII, p. 283.
(2) Journ. anat. phys. path., etc., p. 827.
(3) Rozan, thès. 1846, n° 18, p. 33.

cédé opératoire sur un vieillard bien portant et atteint d'une volumineuse hernie inguinale. Durant plusieurs semaines, la vie de cet homme fut gravement compromise, et il ne retira pas d'autres résultats de son séjour à l'Hôtel-Dieu. Nous ne pouvons davantage approuver les opérations sanglantes tentées pour la guérison des *varices*. Sur deux opérés de l'illustre professeur Lallemand, j'ai vu périr promptement le plus robuste, et l'autre n'en retirer qu'une amélioration momentanée. Il en fut de même chez un jeune homme traité par Girou. On sait que Delpech éprouva un malheur fameux au commencement de sa carrière chirurgicale, à la suite de la *ligature des veines du cordon spermatique*, et qu'une pareille opération, d'ailleurs inefficace, fut l'occasion de sa fin déplorable. J'ai vu tous les opérés du professeur Serre, par le procédé de Breschet, n'en retirer qu'une courte amélioration.

Confiant dans le succès et le procédé ingénieux de M. Goyrand, d'Aix, je crus pouvoir l'imiter, au mois de Septembre 1846, sur un jeune homme affligé de plusieurs *corps fibreux dans le genou*; mais j'eus à déplorer une pareille tentative ! J'appris ensuite que MM. Velpeau (1), Bonnet (2), avaient éprouvé les plus grandes difficultés; que l'opéré de M. Bonnet avait péri. Il en fut de même d'un malade ainsi traité par M. Pleindoux, de Nimes (3). Au mois de Septembre 1843, je vis M. le professeur Velpeau opérer de la même manière le nommé Hollingue, jeune homme vigoureux, couché au n° 22 de son service à la Charité. Les plus graves accidents survinrent, et mirent

---

(1) Bullet. thérap., 1848, tom. I, p. 36.
(2) Trait. mal. art., tom. II, p. 227; 1845.
(3) Moré, thèse, 1847.

en danger la vie de ce jeune homme, que je n'ai pu observer jusqu'à la fin du traitement. M. le professeur Dubrueil perdit un de ses malades par la même tentative. Aussi n'ai-je pas voulu commettre une seconde faute chez un homme avancé en âge, qui, à l'Hôtel-Dieu, désirait se débarrasser de plusieurs corps fibreux du genou droit, en même temps que d'une double cataracte. Aussi ai-je approuvé la conduite prudente du chirurgien en chef, qui, chez un militaire nommé Dechristopharie, se contenta de prescrire un bas lacé. J'apprends même que M. le professeur B*** se résigne à supporter un corps fibreux dans le genou droit. Mais arrêtons ici cette revue rapide des opérations contre-indiquées ou abusives, et des causes générales et communes de ces abus. Elle est accompagnée de preuves assez nombreuses pour justifier les réflexions qu'elle nous a suggérées. Il convient maintenant d'exposer comment on peut éviter l'emploi des ressources chirurgicales alors qu'elles paraissent applicables.

CHAPITRE TROISIÈME.

EXPOSÉ GÉNÉRAL DE LA CHIRURGIE CONSERVATRICE ; ET DES MOYENS DE RESTREINDRE L'UTILITÉ DES OPÉRATIONS CHIRURGICALES.

Les moyens dont la médecine se sert pour combattre les maladies sont le régime, les médicaments, les opérations. En outre, la chirurgie devient conservatrice par la manière générale dont elle dirige le praticien pour arriver à son but, c'est-à-dire par la méthode thérapeutique. L'emploi des ressources curatives n'a lieu que d'après les règles établies par l'expérience et l'observation ; et ces lois, ces règles qui guident l'homme de l'art, sont au moins aussi précieuses que les espèces médicinales, les instruments, les appareils, les remèdes divers ; car, sans elles, ceux-ci se trouveraient le plus souvent inefficaces étant appliqués aveuglément. Pour éviter une opération chirurgicale, il ne faut pas toujours employer beaucoup de médicaments, puisque la nature, aidée du régime, suffit en certains cas ; qu'en d'autres, on doit se contenter de ne pas condescendre aux désirs des malades. La chirurgie conservatrice consiste donc en tout ce qui aide à faire obtenir le but déterminé.

Ici doivent se trouver en quelque sorte les conclusions des recherches précédentes sur les causes des abus qu'il s'agit de prévenir ou de restreindre. Les préceptes qui en résultent servent à faire connaître à l'homme de l'art les écueils à éviter et la conduite à tenir, afin de ne pas se livrer inutilement à l'emploi des agents opératoires. En exposant ces réflexions et ces règles cliniques, notre tâche actuelle est de montrer *comment on parvient à les mettre en pratique.*

§ I. — *Être médecin opérant.* — En premier lieu, nous avons remarqué que le vice des connaissances médicales portait beaucoup de chirurgiens à se servir de l'instrument tranchant, alors qu'ils pourraient et devraient lui substituer les soins et les moyens de la thérapeutique médicinale. Ce précepte entraîne l'abandon de toute médecine exclusive, de tous les systèmes, et surtout du dernier prôné, le Broussaisisme.

Il n'est plus permis de croire qu'après l'emploi des antiphlogistiques il ne reste pas d'autres remèdes à invoquer pour provoquer la guérison des malades. Il convient d'adapter la méthode et les agents thérapeutiques à la nature variée des états morbides, et faire un usage habile des différentes espèces médicinales. Prescrivons des iodés, des aurifères, des bains de mer, un régime tonique, enfin des nombreux remèdes antiscrofuleux, et nous éviterons l'extirpation des ganglions lymphatiques, préconisée récemment encore par de grands chirurgiens (1). Imitant la conduite de Méjean, de Delpech, etc., le praticien ne verra pas toujours des moyens mécaniques à opposer aux hémorrhagies, mais parfois des médicaments. Ainsi, à la suite de la taille périnéale, il est survenu, par la plaie, des pertes de sang périodiques; la cautérisation et le tamponnement devenaient inutiles et dangereux, et le quinquina triomphait de l'écoulement sanguin. En d'autres circonstances, c'est une hémorrhagie opiniâtre fournie par une plaie fort légère, une simple piqûre, chez un individu qui, souvent par hérédité, éprouve des accidents de cette

(1) Diction. méd., tom. XVIII, p. 388.

espèce à la moindre blessure (1). Les opérations sont ici à peu près infructueuses ; la ligature d'un tronc artériel qui correspond au lieu de la perte de sang multiplierait les sources de ces hémorrhagies. Il faut se borner aux topiques compressifs, astringents, et mettre sa confiance dans les remèdes internes et propres à combattre la diathèse hémorrhagique. Lisfranc, dit-on, retira de bons résultats de l'administration du sulfate de soude en ces cas (2). Que de remarques n'aurions-nous pas à ajouter, si nous devions signaler les principales applications des dogmes de la véritable médecine !

Le 10 Juillet 1849, me trouvant juge, au 5e examen, avec MM. Caizergues et Dumas, celui-ci a disserté sur l'observation présentée par M. Maffre, l'un des candidats. Le sujet en était un homme adulte atteint de chancres à la verge, et d'une altération de l'index droit survenue trois mois après. N'attendant pas les effets des mercuriaux, M. Bouisson s'est décidé à pratiquer l'amputation du doigt altéré, le 27 Juin. Aussi la cicatrice n'est pas achevée treize jours après, pendant lesquels cet homme a été affecté de pustules sur plusieurs points de la peau. De ces données, M. Dumas conclut judicieusement que, avant d'amputer, il aurait fallu combattre suffisamment l'affection syphilitique, et que très-probablement l'opération serait devenue inutile. A cette occasion, ce professeur rapporte l'histoire d'une jeune personne atteinte de scrofules et de plusieurs exostoses, dont une, assez volumineuse à la jambe gauche, allait être enlevée par un chirurgien, quand il a conseillé lui-même de n'en rien faire, et de s'attaquer à l'état stru-

(1) Thès. conc. agrég., 1839, p. 48.
(2) Journ. méd. chirurg., tom. V, p. 51.

mieux. Une telle méthode thérapeutique a non-seulement rétabli la constitution délabrée de la jeune malade, mais encore a arrêté les progrès des exostoses dont tout annonce la disparition ultérieure.

§ II. — *Tenter une opération seulement quand elle offre des chances suffisantes de succès.* — Comme tous ceux qui ont rapport à la médecine clinique, ce précepte demande, de la part du chirurgien, du tact médical, du jugement pratique, faculté instinctive accordée par la nature, et développée par l'observation et l'expérience. D'après cette simple remarque, on comprend comment plusieurs opérateurs émettront un avis différent en présence du même fait. L'un pensera que l'opération désignée n'a pas de chances raisonnables de réussite, et ne voudra pas l'entreprendre; l'autre, plus confiant dans son art, ou plutôt mieux disposé à tenter la seule voie apparente de salut pour le malade, se décide à exécuter une entreprise extrême et désespérée. Celui-ci est partisan du sentiment de Celse; celui-là préfère le conseil de Voullonne. La position, l'âge, l'expérience du médecin, entrent pour beaucoup en de semblables déterminations divergentes. Plein d'enthousiasme pour la chirurgie, Delpech, jeune et actif, suivait cette thérapeutique qui, comme la massue d'Hercule, selon l'expression de Marc-Aurèle Séverin, terrasse le mal par le fer et le feu. Aussi opérait-il d'abord beaucoup, et souvent beaucoup trop. Mûri par l'âge, une longue et vaste pratique, et par des lectures considérables, le professeur Fages était, au contraire, partisan de la chirurgie conservatrice, et ne prenait l'instrument qu'à regret. Mais, l'expérience et les années survenant, Delpech se montra beaucoup moins hardi ou téméraire. Comme son illustre maître, Boyer, il n'enlevait plus les cancers des seins, par exemple, parce que, ainsi que Scarpa, il se rappelait à peine trois cas de guérison suffisamment prolongée sur plusieurs centaines d'opérées. Telle est encore la conduite actuelle de MM. Delmas et Bonnet de Lyon, dont les essais analogues n'ont pas été heureux sous nos yeux.

La position élevée parmi les praticiens porte souvent le chirurgien à tenter des chances très-faibles de sauver un malade par une opération extrême. Ainsi avons-nous vu MM. Roux, Lallemand, Bonnet, etc., entreprendre des opérations que des praticiens ordinaires, quoique habiles, n'eussent point essayées. Aussi avons-nous applaudi davantage lorsque nous leur voyons conserver des membres qu'en d'autres moments ils eussent sacrifiés. Nous n'avons jamais mieux apprécié le talent pratique du célèbre professeur Lallemand, que dans le traitement d'un ouvrier du port de Cette, qui, s'étant laissé tomber du haut d'un deuxième étage, eut le coude droit broyé, et par suite travaillé par la plus violente et la plus dangereuse des inflammations. L'articulation était tellement déchirée, ouverte et suppurante, le malade tellement affaibli, que les médecins du port conseillaient l'amputation du bras. Transporté à l'Hôtel-Dieu, cet homme reçoit les soins de l'habile clinicien, qui, par des incisions convenables, l'extraction prudente des esquilles, par des topiques, l'immobilité de la jointure à la faveur d'un appareil particulier, le régime, enfin par une savante association de moyens thérapeutiques, parvint à sauver l'individu avec son membre ankylosé, qui ne l'empêche pas de continuer encore aujourd'hui son état mécanique.

D'après le précepte de Celse, on tente bien des opérations qui présentent de très-faibles chances de réussite. Nous préférons le principe opposé, par lequel on s'efforce de conserver les parties lors même qu'il existe peu de probabilités d'y parvenir. C'est sans doute d'après cette idée que Turenne, blessé au bras, près de Saverne, ne subit pas l'amputation conseillée par les principaux chirurgiens de l'armée, assemblés en consultation sous la tente de ce grand homme de guerre. Le chirurgien en chef, Faber, dit que la mort aurait, de ce grand homme, tout ou rien ; et ses soins éclairés sauvèrent Turenne sans recourir au sacrifice conseillé (1). Nous concluons donc : on doit préférer une conservation incertaine à un sacrifice incertain.

§ III. — *Établir un diagnostic complet et précis.* — A l'exemple de tous les grands maîtres, Louis a eu raison d'attacher la plus haute importance au diagnostic, car il est la source des véritables indications thérapeutiques (2). Mais combien de fois le diagnostic est-il inexact ou incomplet, surtout avec la manière de voir trop généralement répandue ? L'observation et l'expérience nous prouvent maintes fois que rarement l'homme de l'art connaît toutes les données du problème qu'il doit résoudre. Plus j'étudie cette matière au lit des malades, et plus je suis convaincu qu'un grand nombre de mauvais résultats thérapeutiques provient de l'imperfection du diagnostic. L'économie humaine est si diverse dans ses actes, que le médecin en ignore toujours quelque chose d'utile à sa détermination thérapeutique : de là aussi bon nombre d'opérations inutiles.

Tantôt les limites de la lésion sont mal déterminées ; tantôt la constitution d'une altération organique est méconnue ; d'autres fois enfin l'état général du sujet est mal

(1) Halma, grand conc. agrég. Paris, 1832, p. 25.
(2) Mém. Acad. chir., tom. III, p. 170, encycl.

apprécié ou peu étudié. Aux preuves que nous avons déjà fournies à l'appui de cette proposition, il nous serait facile d'en ajouter beaucoup d'autres. Mais il suffit de rappeler ici que le diagnostic comporte la connaissance des conditions locales et générales du sujet, de la nature du mal aussi bien que de la composition et des limites du désordre organique, et d'une foule d'autres conditions qui constituent l'individu malade ou son état morbide. L'on n'a pas à guérir un membre, un testicule, un œil, une mamelle, etc., mais un individu entier, quoique lésé surtout d'une manière apparente dans une partie du corps.

Les saignées, par exemple, ne peuvent être tolérées par certaines personnes chez qui elles déterminent des convulsions, des syncopes qui obligent à les cesser, ou même à ne pas les entreprendre. Peut-on justifier l'amputation, sur un sujet scrofuleux, pour une tumeur blanche lorsque d'autres articulations sont en même temps altérées? N'est-il pas rationnel de ne tenter aucune incision sur un individu en proie à la diathèse hémorrhagique? Et cependant j'ai vu l'illustre professeur Blandin exposer gravement la vie de l'un de ses opérés, au mois de Septembre 1843, pour avoir entrepris une opération sans s'être informé d'une semblable condition morbide (1). De même il faudrait s'abstenir de faire la ligature des grosses artères chez les personnes affectées de la diathèse anévrysmale, dont les observations de Pelletan, Boucher, etc., nous donnent de frappants exemples. J'ai lu récemment l'histoire d'un individu traité d'un érysipèle phlegmoneux par les incisions et les vésicatoires, alors que les antécédents, l'ensemble des symptômes et la tendance fatale du mal annonçaient

---

(1) Cours path. chirurg.; 1845, p. 124, 129.

une fièvre maligne ou putride qui, bien combattue au début, n'aurait pas probablement déterminé de phlegmon diffus, ni entraîné des suites funestes. Sans nous étendre plus longuement sur une telle remarque, répétons que, bien des opérations inutiles étant faites parce que le diagnostic a été inexact ou imparfait, on ne doit jamais oublier qu'un tel travail clinique exige les plus minutieuses recherches, et qu'il est fort rare de l'établir complètement.

§ IV. — *Se tenir en garde contre l'erreur ou la mauvaise foi de certains chirurgiens.* — Comme nous l'avons fait remarquer, la culture des spécialités porte à abuser de certaines opérations, et les praticiens sont disposés à croire aux succès publiés par les journaux ou les ouvrages spéciaux. Il faut, en effet, le reconnaître : si l'erreur ou la mauvaise foi existent trop souvent parmi les hommes de l'art, elles se trouvent plus souvent encore chez ceux qui s'occupent d'une partie restreinte de la médecine ou de l'emploi d'un remède. « Raw d'Amsterdam, dit Deschamps (1), comme Raw de Paris, avait ses prôneurs à ses gages et ses élèves crédules qui ne manquaient pas de publier que ses opérations réussissaient toujours. » Camper nous découvre les mensonges du fameux lithotomiste hollandais. On sait que, de part et d'autre, les succès publiés par Lecat et Frère Côme furent contestés (2).

Guthrie annonce 339 succès de la section des muscles de l'œil sur 340, et y renonce cependant en peu de temps, à l'imitation de Dieffembach. Après avoir vanté ses succès certains en Russie, M. Philips échoue constamment à

(1) Trait. hist. dogm. taille, tom. II, p. 87.
(2) *Ibidem*, p. 144.

Paris (1). « On est étonné, remarque M. Vidal (2), de voir Weller assurer avoir toujours réussi dans l'extraction de la cataracte. Cette assertion, par son étrangeté, empêche qu'on y ajoute foi. » Il fut un moment où l'exemple de Ducamp, pour la guérison des rétrécissements de l'urètre, fut suivi avec la plus grande ardeur. A en croire certains chirurgiens, la cautérisation produisait des merveilles et guérissait presque toujours. Des faits sans nombre furent publiés à l'appui, et cependant les partisans de cette opération ne la mettent presque plus en usage, et les praticiens ont eu peu à se louer d'avoir cédé à des promesses illusoires.

Le tamponnement du vagin avait procuré des succès contre les fistules vésico-vaginales, et M. Jobert vient d'annoncer le contraire (3). Que n'aurais-je pas à dire, touchant les autres opérations long-temps vantées contre la même lésion pathologique (4)! Jœger semblait avoir le monopole des résections heureuses, et M. Vulfranc Gerdy vient de nous apprendre que rien n'est moins exact (5). Que penser, en lisant l'exposé de quarante opérations pour le strabisme, faites par la méthode du docteur Baudens sans un seul insuccès (6)? Que croire de M. Ammon, de Dresde, qui, sur 720 opérations, prétend avoir eu trois récidives seulement (7)? Peut-on admettre que l'opéré de Lane eût une hémorrhagie telle, à la suite de la section d'un muscle de l'œil, qu'il fallût recourir à la transfusion? M. Philips nous

(1) Quissac, thès. agrég., Montp., 1849, p. 23.
(2) Trait. path. extern., tom. III, p. 225.
(3) Trait. chir. plast.; 1849, tom. I, p. 288.
(4) Vidal, path. extern., 1re édit., tom. V, p. 575.
(5) Velpeau, méd. opér., 2e édit., préf., p. XV.
(6) Gazet. hôpit.; 26 Novembre 1840.
(7) Philips, ténot., p. 267.

apprend encore que cette dernière opération a été attribuée à des médecins allemands qui n'y avaient pas même songé, et ne craint pas de qualifier tous ces relevés du nom de *mensonges*.

Le professeur Roux parle d'un médecin qui lui présenta un mémoire basé sur une observation remarquable, mais..... supposée (1)! Récemment, un enfant mourait, à l'Hôtel-Dieu, des suites de la lithotritie, exécutée à la faveur d'une boutonnière périnéale, tandis que la Gazette Médicale de Paris publiait son histoire comme un exemple précieux de guérison : l'autopsie découvrait même un calcul dans la vessie de ce malheureux (2). S'occupant de l'histoire des moyens orthopédiques pour traiter les difformités, le docteur Trinquier écrit : « Dieu merci! nous savons à quoi nous en tenir sur toutes ces innovations, dont pas une n'est vraie ni raisonnable. On présente l'appareil à l'Académie qui est obligée d'en faire un rapport; le journalisme s'en empare; la France sait que M. un tel a trouvé le moyen de guérir les gibbosités, quelles qu'elles soient, en pliant le corps comme un *bâton tordu*, en sens inverse de la courbure, en coupant des muscles, des tendons, des aponévroses qui sont des obstacles insurmontables..... (3). » La réputation et la véracité du fameux M. Hossard ne nous paraît pas moins suspecte, surtout en présence des paroles prononcées par M. Amussat, au sein de l'Académie de médecine (4). « Il y a deux ou trois ans, M. Hossard vous présenta d'abord des plâtres, en s'engageant à

(1) Revue méd.; 1830, tom. IV, p. 316.

(2) Gazet. méd. Paris, 1849, p. 802.

(3) Gazet. méd. Montpel.; 1843, p. 100.

(4) Séance du 2 Août 1836.

ramener les personnes guéries au bout de quelques mois. Au lieu de cela, il revenait avec de nouveaux plâtres, usurpait l'approbation de l'Académie, distribuait des adresses sur le Pont-Neuf, et soulevait l'indignation de plusieurs d'entre nous qui qualifièrent ses actes comme ils devaient l'être. » Ce spécialiste aurait même produit une déviation artificielle pour avoir le facile mérite d'obtenir un prompt redressement (1). Quel bruit ne fait-on pas avec les statistiques médicales! Indépendamment des vices inhérents à tous ces relevés, on ne doit pas ignorer que la plupart sont entachés de faussetés ou d'erreurs. « D'après les notes communiquées à M. Ratier par Dupuytren, et publiées en 1824, la mortalité dans l'Hôtel-Dieu serait réduite, année commune, à 1 sur 18, 19 ou même 20 malades. Mais nous avons le regret de dire que, dans les documents authentiques sur ce sujet, nous n'avons trouvé qu'un seul exemple d'une proportion aussi faible (2). »

L'art de grouper les chiffres permet, du reste, de donner aux relevés une valeur mensongère. Quand on veut apprécier l'influence des climats et des localités sur les succès et les guérisons, on compare les résultats annoncés à Paris et dans les départements. D'après ce parallèle, on serait tenté d'adopter telle opération, tel procédé, tel pansement; et cependant ces données sont erronées. En effet, dans la capitale, les vénériens, les civils, les militaires, sont classés en des hôpitaux distincts; tandis que, en Province, ils sont presque toujours rassemblés dans le même établissement. Qui ne voit, selon la judicieuse remarque du professeur Sanson (3), que la mortalité est

---

(1) Encyclographie médic.; 1836, tom. II, p. 31.

(2) Milne-Edwards, etc., formulaire, 1841, préface.

(3) Réunion imméd., thès., Paris, 1834, p. 94.

bien différente dans les hôpitaux civils et militaires ? Les vénériens ne fournissent presque jamais de morts, et les civils en donnent bien plus que les militaires. Aussi, tout en se vantant de ses succès, supérieurs à ceux de l'Hôtel-Dieu, le *Val-de-Grâce* n'a jamais eu l'idée de se comparer à l'*Hôpital-du-Midi*. Comment donc peut-on confondre, dans les départements, vénériens, civils et militaires, pour former un relevé propre à être opposé à ceux publiés d'après les hôpitaux de Lyon ou de Paris !

Il est curieux de voir les spécialistes s'accuser entre eux de mensonge, de fausseté ; prouver que de prétendues cures sont imaginaires ou de véritables insuccès (1). Lisez les ouvrages pompeux des orthopédistes, et vous verrez Maisonnabe, Jalade-Lafond, Duval, etc., etc., se prouvant mutuellement des plagiats, de trompeuses annonces, des guérisons inventées (2) ! Vous savez le scandaleux débat à cet égard : des diffamations, des procès devant les Tribunaux, des rapports réprobateurs au sein de l'Académie, autre rapport approbateur signé par de grandes notabilités, réponse vigoureuse d'un antagoniste qui démontre que le rapport élogieux n'a pas été écrit par ceux qui l'ont signé, mais très-probablement par le protégé lui-même (3) ! Ici, c'est M. Seutin qui prétend, à la faveur de l'appareil amovo-inamovible, guérir toutes les fractures du fémur sans raccourcissement : M. Malgaigne nie, avec raison, une telle prétention (4) ; on examine les faits, et l'on constate, dans les membres si bien traités, un raccourcissement

(1) Maisonnabe, orthopéd., tom. I, p. 65 ; 1834.
(2) Rétent. d'urin., p. 252 ; 1843.
(3) Rev. méd. chir, tom. IV, p. 252 ; 1848.
(4) *Ibidem*, tom. V, p. 170.

de deux à six centimètres (1) ! Je me rapelle qu'en suivant le service de l'un des plus grands hôpitaux de France, au mois de Juin 1840, j'examinai un malade auquel on enlevait un appareil en cuir, placé autour du bras, pour une fracture alors consolidée : ce genre de bandage avait été déjà fort prôné dans les journaux comme bien supérieur à tout autre; et cependant la fracture dont il s'agit était soudée avec un raccourcissement de plusieurs centimètres !

Mais bornons à ce moment nos recherches sur cette pénible partie de l'histoire de notre art. L'énumération serait trop longue si nous voulions la poursuivre. Néanmoins, ces faits et ceux relatés dans la suite de cet ouvrage, doivent suffire pour montrer au médecin-opérant la réserve qu'il doit mettre dans les heureux effets des opérations vantées surtout par des hommes intéressés à fixer l'attention du vulgaire sur l'objet de leur réputation et de leur fortune. A cet égard, il faut répéter : « Parcourez les journaux de médecine, et vous n'entendrez parler que de résultats brillants obtenus par telle ou telle méthode; essayez, dans un hôpital ou dans la pratique civile, le traitement conseillé, et vous n'aurez souvent que du mécompte (2). »

§ V. — *Respecter les lésions tolérées.* — Il est ordinairement facile de juger si les lésions sont tolérées par l'organisme, si elles lui sont utiles. Tantôt ces lésions proviennent d'une malformation, tantôt elles sont survenues après la naissance. Les anomalies se montrent fréquemment com-

---

(1) Rev. méd. chir., p. 368; 1840.
(2) Serre, rech. cliniq.; 1832, p. 102.

patibles avec la santé, et l'on peut les respecter; parfois aussi elles rendent l'existence impossible, et l'art doit alors s'efforcer de les faire disparaître, ou d'y remédier. Ainsi l'oblitération de la bouche, de l'anus, de l'urètre, du vagin, de l'utérus, par des adhérences ou par une membrane, comporte l'emploi des ressources chirurgicales, soit au moment de la naissance, soit à une époque plus ou moins éloignée. Il en est de même de l'oblitération simple de l'oreille externe, des paupières, de la cataracte congéniale, et d'autres anomalies qui empêchent une fonction principale.

Mais, dans tous les cas, il faut que la gravité de l'opération soit beaucoup moindre que les inconvénients ou les dangers de la malformation pour laquelle elle est proposée. Sans doute la section du filet de la verge peut entraîner la mort d'un sujet très-pusillanime, comme Deschamps en rapporte un exemple. Mais les faits de cette espèce sont des exceptions trop rares pour faire proscrire des opérations aussi innocentes. Nous en dirons de même de la division du frein de la langue, des membranes interdigitales, et de plusieurs autres opérations de peu de gravité.

Notre langage sera différent quand les tentatives chirurgicales offriront des suites dangereuses, et devenues plusieurs fois mortelles : l'amputation de doigts surnuméraires ou mal arrangés. Ainsi nous avons récemment refusé d'extirper un orteil dévié à M. C. Sauv., qui jouit d'une forte santé. Nous agirions de la même manière, quant à la section des muscles ou de plusieurs tendons, pour corriger une difformité. Nous rejetons la perforation de l'apophyse mastoïde, dans le but de remédier à la surdité congéniale ou accidentelle. La fin malheureuse de Just Berger, médecin du roi de Danemarck, opéré par le professeur Kœlpin, de Copenhague, doit faire renoncer à une semblable entreprise.

Nous ne saurions approuver Briot d'avoir consenti à couper la jambe d'un mécanicien pour une difformité du pied, parce qu'il en éprouvait des érysipèles et de fréquentes incommodités (1). Nous tiendrons le même langage quant au sentiment de M. Gaultier de Claubry, qui se décide à l'amputation des membres difformes (2). Un homme est atteint d'une ankylose de la hanche ; M. Maisonneuve tente la section du col du fémur. « Pendant près de vingt minutes, dit-il (3), je ne pus y parvenir en me servant de la gouge, du maillet, des ciseaux de Liston, de la scie à crête de coq, etc.... Je fis alors la section de l'os entre les deux trochanters.... » Il y eut lésion du nerf sciatique, et paralysie du membre qui reste raccourci de dix centimètres, et n'obtient pas une fausse articulation qu'on avait espérée. Ce résultat ne nous paraît pas en rapport avec la gravité de l'opération et la nature de l'infirmité. Il est inutile de condamner ici la section de quarante-deux muscles, faite par l'habile M. J. Guérin, pour détruire la gibbosité du rachis chez un Polonais. Qu'il nous suffise d'avoir signalé l'idée qui doit diriger le médecin en présence d'une anomalie.

Le même principe est applicable aux *maladies tolérées* par l'économie. Telles sont les difformités accidentelles dont la guérison demanderait des opérations fort dangereuses. Nous en avons plus haut cité un exemple remarquable. Les brûlures déterminent des cicatrices défavorables, et

---

(1) Hist. chir. milit., p. 184.
(2) Journ. génér. méd., tom. LIX, p. 48.
(3) Bullet. Acad. méd., tom. XIII, p. 348.

des difformités dans les parties qui en sont le siége. Si l'on peut tenter d'y remédier par des moyens qui n'offrent pas de gravité, il faut s'en abstenir dans le cas contraire. Une jeune personne, pleine de santé, ne pouvait fléchir les doigts de la main droite, par suite d'une cicatrice très-forte du dos de la main, causée par une brûlure depuis plusieurs années. Pendant l'hiver de 1846, M. Pétrequin, cédant aux instances de cette femme, s'efforce d'enlever la cicatrice, afin de rendre la liberté aux tendons extenseurs. L'opération est très-laborieuse ; elle est suivie d'une inflammation si grave, que l'habile chirurgien en chef de l'Hôtel-Dieu de Lyon se voit obligé d'amputer le bras de cette malheureuse personne.

« J'ai vu, dit M. Vidal (1), le tétanos se déclarer deux fois après des opérations faites sur la main pour détruire des brides produites par des brûlures profondes. »

Sur un homme atteint d'un *hygroma* considérable du genou droit, Serre, ayant échoué par des moyens peu dangereux, refusa d'extirper la tumeur, afin de ne pas soumettre un individu fort et bien portant à des chances de mort, pour une lésion qui est plutôt une simple infirmité. Cette conduite est bien opposée à la précédente, et doit mériter bien plus d'éloges que celle de Monteggia, Mosnier, etc., à propos de la même altération pathologique. « J'ai vu, dit M. Velpeau (2), mourir deux malades opérés, l'un par M. Roux et l'autre par moi. »

Au rapport de M. Sédillot (3), les incisions multiples et l'inflammation provoquée d'après le procédé de M. Gerdy,

(1) Path. extern., tom. I, p. 466.
(2) Diction. en 30 vol., art. *genou*, p. 125.
(3) Méd. opér., tom. II, p. 606.

ont bien des fois causé les accidents du phlegmon diffus. J'eus occasion de ponctionner *plusieurs fois* un de ces kystes décrits par Boyer, et développés dans la bourse synoviale située au-devant de la membrane thyro-hyoïdienne ; mais la collection puriforme se reproduisant souvent, la jeune personne désirait s'en délivrer par une opération : le danger des dissections nécessaires à ce résultat, dans une région si délicate, me parut trop grand pour le peu de gravité d'une semblable lésion, et je refusai de condescendre au désir de cette demoiselle, qui, du reste, peut cacher la difformité qu'elle lui cause à la faveur d'une légère cravate.

Brodie conseille de passer un séton à travers les ganglions périarticulaires (1) ; l'on n'est pas étonné de lui voir citer deux cas de mort par suite de cette grave opération qui a produit plusieurs autres résultats aussi déplorables. Quand on songe que ces lésions sont ordinairement peu incommodes, nullement dangereuses, qu'elles s'allient à la plus belle santé, on doit blâmer des manœuvres opératoires aussi graves. Nous avons conseillé à M. C... de garder une tumeur de ce genre sur le dos de la main ; et atteint nous-même d'une semblable lésion au poignet, nous en avons été débarrassé après quelques années de soins fort simples.

Consulté dernièrement par un Anglais, depuis longtemps atteint d'hémorrhoïdes fluentes dont il voulait se débarrasser par l'excision, nous avons refusé de condescendre à ses désirs. Non-seulement il importe ordinairement, à la santé du sujet, de conserver les hémorrhoïdes, mais leur excision, si innocente en apparence, a déterminé

---

(1) Trait. mal. art., p. 236.

la mort de beaucoup de personnes. « J'ai vu succomber trois de mes opérés, dit M. Velpeau (1) : un à une infiltration purulente du bassin ; le second à une phlébite ; le troisième à un érysipèle, à la suite de l'excision d'une simple petite tumeur pédiculée. » Bien que Stolz n'ait pas éprouvé de semblables malheurs, que deux malades opérés par M. Velpeau, en Septembre 1843, nous aient présenté un résultat fort satisfaisant, notamment celui couché au n° 7, qui se nommait J. Arrachat, âgé de 35 ans, entré à la Charité le 15 Septembre 1843, néanmoins nous persistons dans notre sentiment ; car aux faits cités déjà à l'appui, nous pouvons joindre celui du professeur Serre, que nous aidâmes dans cette excision d'une tumeur pédiculée et fongueuse de l'anus : ce sujet faillit périr rapidement d'hémorrhagie interne. Les faits de Boyer, Mancet et Méric, etc., sont encore semblables et plus tristes, puisqu'ils ont amené la mort, comme chez un individu traité par M. Gerdy.

Dans un intéressant mémoire sur les exostoses, M. le professeur Roux signale plusieurs ablations qu'il a faites de ces altérations pédiculées et stationnaires. L'une d'entre elles a trait à un jeune homme portant depuis fort long-temps une exostose pédiculée à la partie supérieure du bras, dont les mouvements étendus étaient gênés : la guérison suivit cette manœuvre chirurgicale. Nous n'avons pas cependant jugé rationnel de suivre l'exemple de ce célèbre opérateur, dans un cas parfaitement semblable, et chez un militaire du service des vénériens, au mois d'Octobre 1846. La gêne ou les souffrances procurées

(1) Méd. opérat., tom. IV, p. 765 ; 1839.

par ces exostoses peu considérables, sont de peu d'importance en comparaison des dangers que l'extirpation fait courir aux sujets, surtout quand ces lésions sont placées près des grandes articulations. Si, en effet, la guérison s'est effectuée chez la plupart des malades dont parle M. Roux, l'un d'eux, jeune et bien portant, du reste, a succombé (1); triste résultat que ne pallient nullement les succès obtenus! Toutefois, si la vie ou une fonction très-importante était mise en péril par le développement incessant d'une exostose simple, l'ablation serait plausible. Tel fut le cas d'un Espagnol venu à l'hôpital St-Éloi, en 1847, pour se faire délivrer d'une hypertrophie spongieuse du maxillaire inférieur, qui, après avoir fourni une tumeur énorme étendue à toute la joue droite, se prolongeait vers la bouche et le pharynx de manière à gêner de plus en plus les fonctions de ces parties, et menacer même l'individu d'une asphyxie prochaine. Vu le péril auquel cet homme était en proie, et la gravité ordinairement beaucoup moindre de la résection de ces tumeurs situées dans ce lieu, le professeur Serre fut fondé à pratiquer l'ablation de la plus grande partie de cette exostose : le résultat fut, du reste, satisfaisant, comme le montrent deux plâtres déposés au conservatoire de la Faculté.

Le 16 Avril 1835, un milanais vint à l'Hôtel-Dieu St-Éloi, avec une fistule urinaire établie à l'aide d'une ponction hypogastrique faite pour remédier à une rétention complète d'urine, causée par des rétrécissements considérables de l'urètre. Ce vieillard jouissait, du reste, d'une santé satisfaisante, quoique obligé d'uriner à travers une

(1) Rev. méd. chir.; 1847, tom. I, p. 154.

canule fixée dans la fistule hypogastrique. On voulut rétablir les voies normales; le cathétérisme fut très-laborieux; des inflammations opiniâtres emportèrent ce malheureux, qui eût long-temps vécu sans ces opérations inopportunes.

Les manœuvres opératoires seront légitimées, au contraire, lorsqu'il s'agira d'altérations fort incommodes, ou ultérieurement dangereuses, surtout si le remède est moins grave que le mal. Ainsi nous avons opéré plusieurs personnes atteintes de fistules à l'anus, de cataracte, de kystes de la face où ils gênaient la vision. Nous avons cru plausible d'exciser à M. le C. P... les deux amygdales qui, volumineuses et indurées depuis plus de dix ans, gênaient la déglutition, la voix, et provoquaient de fréquentes angines. Nous avons consenti à délivrer un jeune homme, qui désirait se marier, d'une espèce de tumeur éléphantiaque du prépuce, parce que les fonctions en étaient impossibles, et que l'ablation ne nous parut pas dangereuse relativement au cas actuel, ce que le succès vint bientôt confirmer. Il ne s'agit pas, en effet, ici, d'opérations de coquetterie ou de complaisance, mais de remèdes pour des lésions qui troublent ou empêchent des fonctions importantes à la vie, et qui, du reste, n'ont pas une gravité proportionnelle aux incommodités ou aux dangers des lésions à détruire. Nous avons pensé, au contraire, qu'il était convenable de ne pas toucher à des hypospadias, parce que, si cette anomalie est peu considérable, elle n'empêche pas la fécondation, et que si l'urètre s'ouvre près des bourses ou au périnée, la restauration du canal, oblitéré dans une grande étendue, peut amener des accidents mortels, sans même procurer le résultat désiré. Dupuytren, Dieffembach, Amussat, etc., ont, dit-on, réussi en ces cas; mais aussi, chez l'un des opérés de Dupuytren, il survint des accidents très-graves, et la verge faillit tomber en gangrène (1).

Il est des maladies dont l'expérience démontre la nécessité pour l'état actuel du sujet : telle est la fistule à l'anus, qui enraie souvent la marche fatale de la phthisie pulmonaire. Aussi le docteur Balaguier avait retiré de bons effets d'exutoires artificiels établis à la marge de l'anus chez les personnes affligées de cette triste altération des poumons. Chez ces mêmes malades, les tumeurs blanches suppurées, le catarrhe chronique de la vessie, etc., ont souvent une utilité analogue. Lorsqu'une lésion existe, le chirurgien jugera de son utilité par l'ancienneté du mal, la persistance de la santé tant que cette lésion conserve toute son activité, par l'altération de la santé quand cette maladie diminue ou s'efface. Le praticien doit donc se garder d'employer des topiques énergiques, la cautérisation, par exemple, pour faire disparaître des dartres anciennes et dont l'existence se lie à la santé du sujet, qui a éprouvé des dérangements manifestes quand cette éruption cutanée a diminué ou s'est effacée momentanément.

§ VI. — *Préférer les efforts de la nature à ceux de l'art, autant que possible.* — L'appréciation de cette intéressante question est à peu près celle de l'influence de la nature et de l'art dans la curation des maladies. L'art paraît plus puissant que la nature lorsque la terminaison de certaines maladies abandonnées à elles-mêmes serait ordinairement fatale, comme dans la plupart des hémorrhagies, la pustule maligne, les effets du virus de la vipère, etc. Il en est de même quand la terminaison de certaines maladies serait communément plus fâcheuse. Ainsi, les changements mé-

(1) Dict. en 30 vol., art. *pénis*, p. 421.

dicateurs qui se développent après les luxations, sont certainement plus défavorables que lorsque le praticien réduit la partie déplacée dans sa position normale. Il en est ainsi pour la réunion immédiate à la suite des plaies récentes. N'oublions pas toutefois les remarques de Delpech à ce sujet : « La plupart des plaies, dit-il (1), peuvent guérir, par les seules forces de la nature, presque tout aussi bien que par les procédés de l'art, quoique avec un peu plus de difformité et de lenteur. » Ainsi, il ne faudrait pas produire une trop grande déperdition de tissu, dans le but d'obtenir la réunion immédiate à la suite de blessures très-irrégulières de certaines parties du corps, bien qu'elle convienne dans la pluralité des cas.

Le 12 Juillet 1849, un ouvrier a deux doigts de la main droite meurtris par la roue d'une machine à fondre les métaux. L'index présente une plaie oblique qui a enlevé la pulpe et presque toute la phalangette. Je forme un lambeau avec les chairs du dos du doigt. Mais, malgré cette désarticulation de la petite portion restant de la phalangette, le lambeau est insuffisant pour recouvrir entièrement la plaie. Fallait-il soustraire la deuxième phalange afin de se procurer une réunion immédiate complète? Non, sans doute, et il a mieux valu conserver cette dernière partie dont l'utilité est si grande, quoique devant amener une cicatrisation inodulaire : la résection de la deuxième phalange eût été encore blâmable. L'art paraît avoir plus d'efficacité que la nature quand celle-ci est manifestement impuissante à détruire des altérations organiques qu'il importe de guérir. Ainsi, le fongus hématode, l'éléphantiasis des parties génitales, la gangrène des mem-

---

(1) Malad. rép. chir., t. I ; 1816.

bres, etc., n'obtiennent pas ordinairement leur curation sans une opération sanglante.

Les efforts de la nature sont préférables à ceux de l'art lorsque celui-ci amènerait une fin le plus souvent grave ou mortelle, comme dans les cas de grossesse extra-utérine, les diplogénèses, etc. Il en est de même quand la thérapeutique chirurgicale est évidemment impuissante, dans les hémorrhagies ou les anévrysmes splanchniques. L'élimination et l'expulsion des corps étrangers introduits au sein de nos tissus, et surtout des grandes cavités, est communément exercée avec beaucoup moins de danger par les forces de l'organisme que par les procédés chirurgicaux. Sans doute la gastrotomie a réussi en certaines circonstances, et notamment sur une dame qui avait avalé une fourchette. Mais une pareille opération est et doit être considérée comme mortelle en presque tous les cas, et ne serait justifiée que par des accidents immédiatement mortels. Sans cela, il vaudrait mieux confier au travail de l'économie le soin d'éliminer ou d'expulser le corps étranger. Les annales de la médecine renferment des faits semblables à celui du berger à qui, selon A. Paré (1), des voleurs firent avaler un couteau qu'on vit sortir peu de temps après à travers un abcès de l'aine. Un grand nombre d'épingles avalées par un aliéné furent expulsées par différentes régions du corps. Des exemples analogues ne sont pas rares dans la science (2). Nous avons extrait, au pli du bras, des fragments de verre restés dans une plaie de la main depuis long-temps cicatrisée. Une grosse épingle s'est montrée au sein, et se trouvait toute rouillée quand

(1) OEuv. chir., trad. Malgaigne.

(2) Bullet. thérap., tom. XXXVII, p. 136; 1849.

l'extraction en a été faite. Une balle, reçue derrière l'épaule gauche, est venue, long-temps après, se montrer au cou, d'où nous l'avons retirée.

On comprend la nécessité de la *trachéotomie* pour dissiper l'asphyxie causée par une pièce de monnaie tombée dans la trachée. Louis conseilla, mais inutilement, cette ressource extrême pour un enfant qui mourut sans avoir joui du bénéfice de cette opération, qui naguère a sauvé le célèbre ingénieur français Brunel. Mais la gastrotomie exécutée pour extraire des pièces de monnaie serait très-blâmable. Le fils de M. Bonnald me fut amené au mois de Juin 1849; il venait d'avaler une pièce d'argent qu'il ne tarda pas à rendre par les selles : comme ce prisonnier qui récemment avait soustrait, en les avalant, cinq pièces d'or à l'un de ses compagnons de prison.

Ainsi que les balles, les fragments de verre, des aiguilles introduits à travers l'épaisseur des tissus, les corps étrangers ingurgités, ne tardent pas ordinairement à se frayer une route lente, mais innocente, soit par les voies naturelles, soit au travers des parois abdominales, d'où il est facile de les extraire sans craindre de fâcheuses suites. Il est donc bien préférable d'en confier l'expulsion à la nature, que de se livrer, au moment de l'accident, à des manœuvres laborieuses, souvent incertaines et non sans dangers.

Le traitement de la *nécrose* n'est pas considéré de la même manière par les plus habiles chirurgiens. Les uns conseillent d'aller extraire les séquestres du sein des diaphyses au moyen de la gouge ou des acides; les autres livrent toute élimination aux seuls efforts de la nature. La santé relative du sujet, le siége de la nécrose, les dangers de l'opération, sont les données principales de la conduite du praticien. S'agit-il de séquestres presque entièrement mobiles et dans une région peu délicate, on doit aller les extraire. Ainsi nous avons enlevé une nécrose centrale du calcanéum, chez un Espagnol couché dans les salles de l'Hôtel-Dieu ; nous avons retiré aussi plusieurs séquestres du tibia d'un jeune malade du même hôpital, et les suites ont été très-satisfaisantes. Quoique siégeant au crâne, la nécrose pourra être traitée de la même manière si les portions mortifiées sont entièrement vacillantes. Ainsi, l'on doit approuver la conduite de Sarrau, qui enleva tout un pariétal nécrosé chez un enfant en proie, du reste, à des accidents graves (1). L'observation de Saviard nous présente l'élimination complète de presque toute la voûte du crâne. Un adulte de l'Hôtel-Dieu perdit ainsi la moitié droite de la mâchoire inférieure. Nous avons extrait à un autre sujet plusieurs portions mortifiées ou mobiles du crâne. A côté de ce malade se trouvait un jeune homme dont le synciput était en partie nécrosé, mais encore adhérent en plusieurs points, et causant peu de trouble dans l'état général du sujet : nous refusâmes de l'opérer, espérant des efforts plus favorables de la nature.

L'illustre Lapeyronie a pu enlever le frontal et une partie des os voisins, à cause des graves accidents dont l'individu était menacé, et plusieurs médecins ont imité son exemple avec autant de bonheur. Mais de pareilles entreprises peuvent être justifiées seulement par les désordres mortels dont le malade est menacé. Quand les os sont dénudés par accident traumatique, il faut rapprocher les chairs voisines, de manière à les recouvrir le plus possible, et ne pas imiter Beloste et Botentuit, qui avaient

(1) Mém. Acad. chir., tom. I, p. 214, 218, encycl.

alors recours au trépan exfoliatif. La nature guérit souvent ces sortes de plaie sans nécrose ; et le malade à qui le célèbre Lapeyronie avait proposé le trépan fut heureux de s'y refuser (1) ; car il guérit parfaitement et sans exfoliation du crâne.

L'*empyème* s'ouvre souvent d'une manière spontanée à travers les espaces intercostaux, et amène une fistule d'où s'échappe du pus pendant long-temps chez des sujets qui finissent par reprendre leur santé plus ou moins satisfaisante, ou même par se rétablir complètement. Nous avons observé, dans les plus grands hôpitaux, des exemples de cette espèce, et la pratique civile n'est pas moins riche sous ce rapport. Nous avons été témoin de plusieurs opérations employées pour suppléer au travail spontané de l'organisme, et les sujets n'ont pas tardé ordinairement à se repentir d'un semblable remède. Nous nous rappellerons long-temps les faits qui ont servi de base à un remarquable mémoire présenté, il y a près de quinze ans, à l'Académie de médecine, et qui ne sont pas propres à nous faire changer de sentiment.

Avec ou sans empyème, il existe parfois une altération profonde des côtes qui devient la source d'une suppuration prolongée. Se rappelant sans doute que la *carie* tend à faire des progrès, et le conseil de limiter cet ulcère des os, soit par le fer, soit par le feu, le célèbre Delpech était sur le point de réséquer plusieurs côtes à M. V....., alors jeune et scrofuleux. Mais l'influence d'un des parents de l'enfant fit rejeter la proposition du grand chirurgien, le jour même où elle allait être appliquée. Des topiques divers, émollients, toniques, etc., sont, dès lors, mis en

(1) Mém. Acad. chir., tom. I, p. 232.

usage avec un régime et des médicaments antiscrofuleux, et, après plusieurs années de ce traitement minutieux, M. V..... obtient la cicatrisation de sa fistule thoracique, d'où s'était écoulé beaucoup de pus et de fragments nécrosés des côtes. Sa santé reprend une grande énergie; seulement, il lui reste une cicatrice très-forte et très-déprimée, et une incurvation du thorax par suite des inodules pleurales. Trois malades de mon service à l'Hôtel-Dieu m'ont fourni des exemples analogues. Sur le thorax existent des fistules aboutissant à des côtes cariées que je me suis bien gardé de réséquer, quoique de telles témérités, si elles réussissent, attirent une grande réputation au chirurgien : la nature a opéré plus lentement, mais beaucoup mieux. Un de ces malades avait en même temps un empyème ouvert à la peau depuis bien des mois; et cependant je viens de le revoir guéri et dans la plus satisfaisante santé, seulement avec une figure un peu empâtée, qui annonce une ancienne maladie thoracique.

En lisant une des observations publiées par Delpech (1), touchant un individu atteint d'un énorme kyste de l'orbite et du crâne, on ne peut se défendre de l'idée que l'ouverture spontanée de cette poche eût été bien préférable à l'emploi du bistouri; ou du moins que la simple ponction aurait permis l'écoulement du liquide, sans déterminer d'accidents, bien mieux que l'introduction, à travers l'incision, de linges propres à provoquer une inflammation mortelle. A la vérité, cette simple ponction eût été purement palliative; mais on aurait pu y revenir au besoin, et sans entraîner la mort rapide d'un homme jeune, jouissant d'une assez bonne santé, quoique portant ce kyste

(1) Chir. cliniq., tom. II, p. 505, 517.

depuis bien des années. Cette conduite thérapeutique est, du reste, vantée par Delpech lui-même dans ses réflexions sur ce fait intéressant.

S'agit-il d'une *éventration* avec ouverture d'une anse intestinale, une foule de chirurgiens se présentent pour appliquer leur procédé particulier d'*entéroraphie*. La simple suspension de la portion d'intestin lésée par une anse de fil, répondent d'abord J. Bell et Scarpa (1), est préférable à l'invagination, lors même que cet organe est complètement divisé. Ce traitement a encore été simplifié par plusieurs praticiens (2), et récemment imité par M. Privat, qui a abandonné les parties au bénéfice de la nature, en favorisant l'adhérence des anses intestinales entre elles qui bouchent ainsi les plaies faites au canal digestif (3). Nous avons donné des soins à plusieurs individus blessés au ventre par des couteaux, des épées, des stylets, etc.; et le repos, aidé des remèdes capables de combattre la péritonite, a procuré une guérison de lésions où existaient les signes des plaies pénétrantes du ventre et des intestins (4).

Dans la pratique des *accouchements*, une sage expectation fait souvent obtenir des résultats avantageux, dans les cas où bien des praticiens se hâtent d'employer la main ou les instruments. Naguère les présentations du siége étaient considérées comme très-fâcheuses et nécessitant la version; cependant l'observation apprend que ces accouchements se terminent aussi heureusement que lorsque l'enfant vient

---

(1) Trait. des plaies, trad. Estor, p. 426.

(2) Laugier, Bullet. chirurg., tom. I, p. 85.

(3) Bull. thérap., tom. XXX, p. 193.

(4) Covillard, obs. iatro-chir., 1791, p. 282, etc.

par la tête, quoique avec plus de lenteur. Nous en avons vu des preuves à la *clinique d'accouchements*, à Paris, et, récemment, nous avons suivi ces exemples chez Mme J....., auprès de laquelle nous avons été appelé comme pour un cas qui, d'après la sage-femme, exigeait l'intervention d'un chirurgien. La parturition a été lente, mais s'est terminée sans opération, au grand avantage de la mère et de l'enfant. Notre prédilection pour les principes que nous défendons, ne nous a pas empêché d'aller extraire la placenta enchatonné dans la matrice, en déterminant une hémorrhagie très-dangereuse chez une femme auprès de laquelle nous fûmes appelé par M. le docteur Viala; et récemment, le 20 Janvier 1850, chez Mme F....., à qui, en outre, nous pratiquâmes des ponctions multiples sur les grandes lèvres énormément infiltrées. Mais l'on ne pourrait approuver l'extirpation d'une encéphalocèle, que l'on a pratiquée cependant de nos jours, à l'imitation d'un chirurgien qui, dans le siècle dernier, causa la mort rapide d'un enfant bien portant (1).

L'*hydrocéphale* et l'*hydrorachis*, que les enfants portent parfois en naissant, ont été bien souvent attaqués par des opérations multipliées. La ponction, le séton, l'injection, l'excision, etc., ont été mis en œuvre sur un bon nombre de sujets; et pour quelques rares succès, on a presque toujours précipité leur fin malheureuse. Aussi, malgré les résultats avantageux obtenus par Tulp, Genga, Hoffmann, etc., nous croyons rationnel de répéter, avec M. Nélaton : « De pareils faits n'autorisent jamais à tenter une opération aussi grave et aussi peu sûre dans ses ré-

(1) Warner, obs. chir., p. 69.

sultats (1). » Les efforts de l'organisme méritent encore la préférence dans l'hœmothorax, les abcès articulaires, et dans beaucoup d'autres circonstances dont l'appréciation découle des principes déjà énoncés. Du reste, à ce sujet, comme pour toutes les questions agitées dans ce travail, il faut reconnaître des conjonctures où le praticien doit se conduire forcément d'une manière opposée à celle que nous indiquons. Ainsi nous avons dû plusieurs fois ouvrir des abcès profonds du cou, et notamment sur un jeune homme en proie à une suffocation imminente par l'inflammation profonde de la région sus-claviculaire ; il nous fallut, en ce cas, plonger l'instrument derrière le sterno-cléido-mastoïdien, près de la clavicule.

§ VII. — *Prévenir et combattre avec soin les accidents.* — Un grand nombre de blessures guériraient sans le secours de graves opérations, si elles conservaient leur simplicité première. Malheureusement elles sont ultérieurement compliquées de désordres locaux et généraux qui réclament souvent l'intervention de l'instrument, et des sacrifices plus ou moins étendus de nos parties. Ainsi, beaucoup de plaies, de fractures, de lésions d'artères, d'articulations, de tête, etc., se termineraient heureusement et par les seuls secours de l'hygiène, si les spasmes, l'hémorrhagie, l'inflammation, la suppuration, la gangrène et plusieurs autres accidents, ne venaient aggraver leur condition première. Tel est aussi l'objet digne de fixer toute l'attention du médecin-opérant. En s'efforçant habilement de prévenir ou de combattre ces complications, il est assuré de restreindre considérablement l'utilité des opérations sanglantes.

---

(1) Éléments path. chirurg., tom. II, p. 652 ; 1847.

D'après les enseignements de l'histoire, à mesure que l'art a découvert de nouveaux moyens de prévenir ou de dissiper les accidents les plus graves des blessures et de beaucoup d'autres lésions, le nombre des entreprises chirurgicales a diminué sensiblement. Exposer les ressources thérapeutiques déjà connues à cet égard, en apprécier les heureuses applications, est donc une des plus importantes parties du travail que nous poursuivons : voilà pourquoi nous avons réservé à ce moment l'étude de cette intéressante question.

Douleur. — Premier phénomène à la suite des blessures, la douleur est aussi un caractère du premier état par lequel doivent passer beaucoup de maladies. La douleur d'une partie ne tarde pas à y appeler la fluxion et l'inflammation. Prévenir ou combattre l'affection douloureuse, c'est souvent détourner ou diminuer les désordres que la phlogose entraîne. Fréquemment, il est vrai, la douleur est un symptôme de l'inflammation elle-même, et il ne faut pas espérer de dissiper les altérations organiques en calmant les souffrances que la phlogose ou les autres lésions morbides provoquent. Aussi Sarcone a-t-il judicieusement distingué *la douleur qui est cause de celle qui est produit de l'inflammation* (1). En ces derniers cas, la diète, les émollients, les émissions sanguines, les divers antiphlogistiques, enfin, sont indiqués, et les narcotiques ne pourraient amener qu'un effet accessoire.

Mais lorsque la douleur se montre au début des maladies, de certaines blessures, par exemple, elle constitue un motif majeur d'indication thérapeutique. Elle réclame les principaux moyens, et sa diminution ou son extinction

---

(1) Malad. obs. Naples, tom. I, p. 138; 1804.

préviennent ou diminuent les progrès ultérieurs de la maladie. Au mois de Juillet dernier, un homme a la main fortement blessée ; les souffrances troublent son sommeil ; une violente inflammation est à redouter dans la main et l'avant-bras. Cependant le pouls, la figure, la chaleur, la langue, tout annonce encore un état douloureux. Je lui prescris des narcotiques à l'intérieur et sur la plaie pendant plusieurs jours, en même temps que des topiques émollients et un régime sévère. Le sommeil, dès lors, reparaît, les douleurs deviennent presque nulles, la turgescence des parties s'efface, la suppuration est fort restreinte, et la guérison s'achève sans accident. Faute de ce traitement rationnel et préventif, j'ai vu maintes fois l'engorgement des tissus s'accroître, une suppuration étendue s'établir, et des désordres consécutifs nécessiter des opérations plus ou moins dangereuses, en des cas où il eût été possible de les rendre inutiles. Aussi, au début des lésions traumatiques, doit-on ordinairement administrer des narcotiques pour calmer l'état nerveux dans lequel se trouvent la plupart des sujets, afin de détourner ou d'amoindrir l'élan inflammatoire dont les parties sont menacées.

Spasmes. — Parmi les maladies convulsives qui compliquent parfois les lésions chirurgicales, et surtout les blessures, on rencontre le tétanos et le délire nerveux comme les plus graves de ces accidents. A la suite de violences extérieures, on voit se développer l'une des formes du *tétanos* qui cause la mort de beaucoup de malheureux. Pendant un certain temps, le sentiment de l'illustre Larrey eut assez de crédit pour déterminer l'emploi de l'amputation lorsque les blessures des membres venaient à être compliquées de cette affection spasmodique. « J'ai vu pratiquer plusieurs fois l'amputation dans ce cas, dit M. le professeur J. Cloquet (1); j'ai moi-même fait cette opération sur deux malades affectés de tétanos commençant, et j'ai eu la douleur de les voir tous périr, sans que la marche de la maladie ait paru, chez un seul, en rien changée par l'opération. Il est vrai que M. Dubois a fait cette opération avec succès, et que d'autres exemples en petit nombre sont rapportés dans les recueils périodiques. Mais le tétanos traumatique n'est pas nécessairement mortel : et qui peut dire si la guérison n'aurait pas également eu lieu sans opération? La plaie compliquée de tétanos ne nous paraît donc pas une indication suffisante d'amputation. »

Telle est aussi l'opinion et la conduite de la plupart des chirurgiens de nos jours, que l'exemple de Dupuytren a contribué à entraîner (2). Néanmoins, si les désordres traumatiques sont graves par eux-mêmes, certains praticiens peuvent être amenés à sacrifier un membre, si le tétanos survient. D'ailleurs, cette terrible complication étant parfois attribuée à l'étranglement des tissus par les diverses lames fibreuses de la région lésée, on est souvent porté à faire des débridements plus ou moins étendus. Ainsi, un jeune homme se blesse la plante du pied droit avec une pointe de fer ; M. Bonnet, de Lyon, agrandit fortement la plaie, et a recours à plusieurs autres moyens qui favorisent la guérison de cet homme. Pouvoir donc combattre le tétanos à la faveur de remèdes internes, c'est prévenir l'utilité de ces opérations sanglantes.

Mon but n'est point ici d'énumérer les médicaments infinis qui ont été opposés à cette cruelle affection avec des résultats fort contestables, mais bien de signaler ceux

(1) Diction. en 30 vol., art. *amput.*, p. 416.

(2) Trait. plaies arm. guerre, tom. II, p. 609.

qui, à ma connaissance, possèdent le plus d'efficacité. Si Lecat n'a pas vu guérir de tétanos traumatique, c'est sans doute parce qu'on n'avait mis en usage que des remèdes à peu près impuissants. Nous avons vu échouer l'opium, donné à la dose de 100 grains par jour, chez un militaire traité par M. Faure. Des faits favorables à cet agent thérapeutique ont été, il est vrai, signalés; mais ils ne me paraissent pas mieux probants que ceux invoqués récemment par M. Bresse (1), en faveur de la belladone. L'éther ou le chloroforme, au contraire, ont déjà procuré des succès assez nombreux et d'un grand poids. Tandis que M. Franc apprenait qu'en Égypte les agents anesthésiques avaient déterminé la guérison de tétaniques, M. Pertusio, chirurgien de l'hôpital St-Lazare, à Turin (2), obtenait un nouveau succès. Le professeur Roux, il est vrai, voyait succomber rapidement un malade; mais, de son aveu, le sujet était dans un état désespéré (3). Depuis lors, le professeur Forget (4), le docteur Hergot (5) et plusieurs autres praticiens, ont rapporté des exemples à l'appui de l'heureuse influence des agents anesthésiques, et surtout du chloroforme, employés en inhalations répétées pendant toute la durée du tétanos, plusieurs fois par jour, pendant quelques minutes, et de manière à déterminer à chaque séance le relâchement des muscles lésés. M. Wilmot a publié dernièrement un cas où le chloroforme n'a pas empêché la mort d'arriver (6). Il en a été de même pour MM. Vel-

(1) Bullet. thérap.; 1848, p. 375.
(2) Cliniq. méd. Marseille. Février 1847.
(3) Journ. méd. chirurg., tom. I, p. 167.
(4) Bull. thérap.; 1848, p. 289.
(5) *Ibidem*, 1849, p. 173.
(6) *Dublin médic. prees.*; 1849.

peau, Ivonneau, Malgaigne, etc. Mais, dans la moitié des cas déjà connus, le résultat a été curatif chez les malades de MM. Mignot, Ledru, Hopgood, V. Petit (1), etc.

Délire nerveux. — D'après le remarquable mémoire de Dupuytren, le délire nerveux peut survenir à la suite de toutes les lésions traumatiques : s'il arrive après les fractures, cela tiendrait à des conditions communes à toutes les violences. Ainsi, selon le célèbre chirurgien de l'Hôtel-Dieu, la source ordinaire, pour les brisures du squelette, est l'exposition des os à l'air, l'inflammation et la suppuration des parties molles et du périoste propre aux fragments; enfin, les émotions morales y ajoutent leur influence. Loin de nier l'action de ces conditions étiologiques à la suite des blessures en général, nous avons appris que, pour les fractures, et surtout pour celles de la jambe, cas où le délire nerveux s'est fréquemment offert à notre observation, la véritable cause est peu connue, et partant les indications vaguement appréciées. Comme ces espèces de fractures compliquées de délire nerveux ont, par cela même, nécessité l'amputation des membres, sans cependant procurer la guérison des sujets, nous croyons convenable d'insister sur cette intéressante question, en rapportant avec détail plusieurs faits passés sous nos yeux, et qui, du reste, fourniront des notions importantes à l'étude de plusieurs autres points de notre vaste travail.

Un homme jeune et robuste, se trouvant en ivresse, franchit une des fenêtres d'un deuxième étage, et tombe sur le pavé. Dans cette chute, les deux os de la jambe furent brisés obliquement et vers leur milieu. Ce malade me fut aussitôt apporté à l'Hôtel-Dieu, dans la nuit du 2

(1) Rev. méd. chir.; 1835, tom. IV, p. 295.

Septembre 1846. Je place la jambe en demi-flexion sur son côte externe, et, la recouvrant d'abord de compresses imbibées d'eau de Goulard, je la soumets ensuite aux irrigations continues d'eau fraîche. Le malade accuse bientôt, dans la jambe blessée, des douleurs aigues qu'il compare à une violente électrisation; le membre est agité de forts soubresauts. Ce jeune homme éprouve une grande anxiété, des tressaillements. Son pouls est petit, vite, ses yeux brillants, et son intelligence offre quelque chose d'insolite. (Trois pilules avec 15 centigrammes d'opium.)

Cependant le sommeil est empêché par les agitations du membre blessé et de tout le corps. Ce jeune homme assure que, lorsqu'il commence à sommeiller, les spasmes deviennent plus vifs, les souffrances plus fortes, et ses rêves sont agités des plus graves conséquences possibles de sa blessure. Cet état d'agitation, d'insomnie, ce trouble nerveux s'est continué pendant six jours, malgré l'administration de l'opium à hautes doses, et a cédé seulement après le premier septénaire. Durant ce temps, les irrigations d'eau froide sont maintenues; le membre est ensuite entouré d'un appareil ordinaire, laissé dans l'extension pendant un mois, après lequel le jeune homme ne tarde pas à quitter l'hôpital.

Cet accident à la suite des fractures, et surtout de celles de la jambe, n'est pas rare, si j'en juge par mes observations, celles consignées dans les annales de la science, et notamment par Varnier (1). L'ensemble des symptômes qui se sont montrés chez notre malade, pendant la première semaine, offre le premier état de cette complication mor-

(1) Mém. Acad. chir., tom. II, p. 45, encycl.

bide dont nous verrons plus loin les progrès et les tristes résultats. Toutefois, en ce cas, il n'a pas dépassé les bornes au-delà desquelles il produit un déplacement étendu des fragments ; enfin, l'opium a pu en triompher. Comme les autres lésions traumatiques, les fractures de la jambe ou d'un point quelconque du squelette peuvent être aggravées par le délire nerveux que j'appellerai simple, sympathique, parce qu'il tient moins aux conditions propres à la région blessée. En des cas semblables, le délire peut être léger, et céder aux narcotiques : c'est surtout lorsque la fracture occupe le tiers inférieur de la jambe, comme cela a eu lieu le plus souvent, et comme je viens d'en recueillir un exemple dans ma pratique.

Le 7 Mai 1848, Mme P....., âgée de 47 ans, robuste, fait un faux pas, tombe sur la jambe gauche, ne peut se relever, et est transportée dans son lit. Appelé aussitôt auprès de cette personne, je constate l'existence d'une fracture oblique des deux os de la jambe, qui comprend les malléoles et pénètre dans le coude-pied. La malléole tibiale est, en outre, brisée à son sommet, et le péroné à six centimètres au-dessus de la jointure. Du sang environne déjà les os divisés. Après avoir disposé la jambe en demi-flexion, reposant sur le côté externe, et avoir placé, suivant la direction normale, le pied d'abord tordu en dehors, j'applique des compresses imbibées d'acétate de plomb, et, le lendemain, j'ai recours aux irrigations continues d'eau fraîche. Comme cette malade est très-irritable et sujette aux spasmes, je lui administre une potion opiacée et éthérée, afin de prévenir ces derniers. Néanmoins, cette femme ne tarde pas à éprouver de fortes secousses dans les membres, et surtout dans la jambe blessée : elle est en proie à une impatience extraordinaire ; son pouls est cependant peu développé.

Malgré la continuation des mêmes remèdes, le sommeil est agité par des rêves pénibles, souvent interrompu et peu prolongé ; la face exprime de l'anxiété ; l'intelligence se trouble pendant la nuit du sixième jour. Rappelé aussitôt auprès de cette malade, dont l'agitation est extrême, le délire manifeste et l'état fort alarmant, j'administre 5 grains d'opium en pilules, et fais continuer la potion opiacée ordinaire. Le lendemain, le calme se rétablit, l'intelligence est libre. Je place la jambe blessée dans l'extension, et continue les irrigations d'eau fraîche ; en même temps, j'ordonne une potion purgative qui amène des selles copieuses. Dès lors, les accidents sont dissipés ; la malade prend des aliments assez abondants ; la jambe fracturée est dégorgée, et je l'enveloppe d'un appareil gypso-amidonné, en ayant le soin de contenir les parties, pendant la dessication du bandage, à l'aide d'une attelle de bois placée en dehors, et retirée le troisième jour.

A ce moment, cette dame quitte le lit, reste une partie de la journée assise sur un fauteuil, et ne tarde pas à descendre tous les jours au rez-de-chaussée. Depuis l'emploi d'une forte dose d'opium, la santé de cette femme n'a plus inspiré de crainte. Le siége et la forme de la brisure ne permettaient pas cependant d'espérer une régularité parfaite du cal, ni la liberté du coude-pied qui pourtant a été obtenue.

Ces faits nous offrent des heureux effets de l'opium à hautes doses contre le délire nerveux compliquant une fracture de la jambe ; mais la blessure existait à l'extrémité inférieure de cette partie, et le déplacement longitudinal des fragments n'a pas été fort considérable. Afin d'éviter ce grave inconvénient, nous avons préféré administrer le remède par la bouche, et non par l'anus, malgré l'opinion de Dupuytren, contredite encore récemment par M. Malgaigne, et par le résultat du cas suivant où l'opium a été associé à la glace placée sur la tête.

Le malade est un forgeron, âgé de 40 ans, d'un tempérament nervo-sanguin, d'une forte constitution, adonné aux boissons alcooliques. Le 28 Mai 1849, il fit une chute dans un fossé, et se fractura la jambe au tiers inférieur : il est apporté à l'Hôtel-Dieu St-Éloi, seulement sept jours après l'accident, étant en proie au délire depuis plusieurs jours. On constate alors une fracture oblique du tibia gauche, avec saillie du fragment supérieur en dedans, raccourcissement du membre, gonflement des parties molles, et du pied surtout; agitation, tremblement; trouble dans les idées, pouls petit et nerveux. On applique une compresse cératée, un cataplasme laudanisé, et le bandage de Scultet soutenu par des coussinets et des attelles. En même temps on prescrit un quart de lavement avec 8 gouttes de laudanum, et des applications de glace sur la tête.

Mais le délire et l'agitation augmentent; la camisole de force devient nécessaire. On ordonne 3 grains d'opium en pilules. Bientôt l'on tente sans succès les inhalations d'éther qui produisent un surcroît d'agitation. On revient à l'opium donné cette fois en potion. Cette médication amène la cessation du délire après six jours de son emploi. Dès lors, la guérison de cet homme marche rapidement : toutefois la réduction de la fracture, plusieurs fois tentée, ne peut être obtenue; on a recours seulement à l'appareil ordinaire, et ce forgeron quitte l'hôpital le 1er Juillet.

On ne peut accorder une aussi heureuse influence aux opiacés, lorsque, la fracture occupant le milieu de la jambe, il survient un délire violent qui entraîne un chevauchement étendu et fréquent des organes brisés. Alors, cette complication morbide n'est plus par simple irritation sympathique; elle tient souvent à une disposition matérielle, selon le célèbre professeur Lallemand, et dont les faits suivants nous donnent la démonstration.

Agé de 36 ans, d'une forte constitution, un homme a le milieu de la jambe gauche fracassé par le passage d'une roue de charrette. Quand il est transporté à l'Hôtel-Dieu, le 12 Février 1836, les os de la jambe sont réduits en plusieurs fragments dont quelques-uns ont perforé la peau, qui donne issue à du sang. Le malade accuse de vives douleurs qui ne sont pas calmées par les saignées du bras, ni par les potions opiacées. Trois jours après, la jambe est très-tuméfiée, la peau luisante et fort tendue. Le chirurgien en chef y pratique 17 incisions qui procurent un notable dégorgement. Néanmoins, pendant la nuit, il survient du délire qui se prononce davantage le jour suivant; et bientôt le malade, en proie à une agitation convulsive, dérange les pièces de l'appareil, quitte son lit, et s'efforce violemment de marcher sur le membre fracturé dont les chairs sont meurtries au dernier point. Malgré l'emploi de l'opium à hautes doses, le délire persiste, et fait prévoir à l'illustre clinicien sa cause matérielle et ses plus fâcheuses conséquences. Ne pouvant dompter cet accident, l'habile professeur se décide à pratiquer l'amputation de la cuisse, le 16 Février. L'opération est supportée par le malade avec une insensibilité de mauvais augure. La plaie est réunie par première intention. A l'examen de la jambe enlevée, on voit les deux os réduits en quatre fragments principaux, et déplacés de telle sorte que le nerf tibial antérieur est meurtri entre le fragment inférieur du tibia et le supérieur du péroné (1). Cependant,

(1) Ramirez Hidalgo, thèse Montp., n° 200, p. 27; 1837.

après l'amputation, le délire sourd persiste encore pendant cinq jours, après lesquels le malade tombe dans un assoupissement profond. Divers abcès se montrent dans la cuisse amputée, et l'opposée s'infiltre. Enfin, cet homme meurt dans le marasme, le 25 Mars suivant. L'autopsie nous découvre des traces de méningite et de nombreux abcès en différentes parties du corps.

Placé au-devant du ligament inter-osseux, le nerf tibial antérieur est compris entre deux os fort rapprochés l'un de l'autre vers leur partie moyenne. Au quart supérieur et au quart inférieur, ce cordon nerveux s'éloigne de cette disposition. Non loin de la tête du péroné, il est compris entre des muscles très-charnus : vers le coude-pied, il se place au-devant du tibia. De cette disposition, il suit que le nerf tibial antérieur pourra être irrité, mais sera très-difficilement dilacéré dans les fractures rapprochées des articulations de la jambe. Cet accident doit être, au contraire, plus violent, plus fréquent et plus opiniâtre, lorsque la brisure occupe le milieu de la même portion du membre abdominal. Là, le nerf dont il s'agit est plongé profondément entre deux os peu distants l'un de l'autre, et très-exposé à être dilacéré entre les fragments de leur diaphyse divisée, et fréquemment rapprochés par les secousses dont le membre vient à être agité.

Un pareil effet peut être observé à la suite de brisure des os très-voisins de cordons nerveux. On l'a récemment noté dans un cas où le col du fémur était divisé. A. Cooper prétend même que le délire nerveux et une fièvre intense se lient spécialement à la fracture extra-capsulaire. Nous l'avons nous-même remarqué chez le vieillard qui, le 2 Janvier 1848, fit le sujet de la leçon de M. Sanson, dans le concours de clinique chirurgicale. L'autopsie nous permit de constater la disposition de cette brisure multiple et extra-capsulaire, quinze jours après l'accident, où le malade succomba dans le coma succédant au délire. Du sang existant autour des fragments et des parties voisines, nous ne pûmes nous assurer, avec M. Broca, chirurgien interne, s'il existait une lésion du nerf sciatique séparé de la jointure par le muscle carré, ou bien du nerf de ce muscle, qui, le traversant, se rend dans l'article. Du reste, d'autres régions du squelette sont disposées d'une manière analogue : l'extrémité supérieure du péroné, la partie interne du coude, la région moyenne du bras, etc.

La lésion des nerfs voisins des fragments n'entraîne pas fréquemment leur déchirure, mais doit souvent se borner à une simple irritation qui détermine un trouble fonctionnel; tandis que la dilacération du nerf entraîne une perturbation permanente et opiniâtre des fonctions nerveuses. De là aussi le succès des narcotiques contre le délire sympathique, et leur inefficacité contre celui qui dépend d'une altération récente et progressive d'un cordon nerveux, comme nous le rencontrons encore dans le cas suivant :

Au mois de Février 1838, un militaire, voulant s'échapper de la citadelle pendant la nuit, se laissa glisser du haut des remparts, se fractura les deux os de la jambe gauche, et fut apporté à l'Hôtel-Dieu St-Éloi. La fracture était oblique, et se trouvait au milieu de la diaphyse. Peu de jours après, il se manifesta un violent délire que ne purent calmer de fortes doses d'opium et de thridace. On pensa que les nerfs de la jambe étaient meurtris par les fragments : l'amputation de la cuisse est pratiquée par l'illustre clinicien. Mais le malade tombe dans un état de stupeur qui se termine par la mort, quatre jours après l'opération. A l'autopsie du membre, nous vîmes le nerf tibial antérieur déchiré, au point que, vers sa partie moyenne, il était réduit à un fil dans l'étendue de 5 centimètres. L'artère péronière avait été ouverte, et avait fourni une grande effusion de sang.

Ces deux derniers faits sont presque identiques : même cause, mêmes phénomènes ; même terminaison. Après l'examen de la lésion éprouvée par les nerfs, on se rend aisément compte des douleurs vives, croissantes, du délire par la continuité du tissu. Communiquant avec la moelle épinière et l'encéphale, les filets nerveux, ainsi triturés par les fragments osseux, apportent aux centres nerveux une irritation violente et directe, suivie d'un travail inflammatoire et dans leur intérieur et dans leurs enveloppes. Telle est la source de l'injection des méninges et des produits couenneux chez l'un et l'autre sujets. De là aussi le coma vigil et enfin le carus observés pendant les derniers jours de la maladie. La lésion du nerf tibial a été reconnue dès les premiers phénomènes nerveux, et toutes les suites en ont été annoncées d'avance par le célèbre professeur : la nécessité de l'amputation et son issue funeste ont aussi été prévues.

En présence des faits déjà signalés, ne doit-on pas se demander s'il n'y aurait pas d'autres ressources en pareils cas ? Les appareils contentifs et l'opium sont insuffisants ; l'irritation traumatique du nerf ne peut être supprimée ; l'agitation du malade l'entretient et l'augmente. Si donc, en attendant, on reconnaît que le sacrifice du membre sera nécessaire et les suites funestes, pourquoi ne pas empêcher que cette irritation continue à être transmise au cerveau? Cet effet obtenu, le délire cesse, le membre reste immobile, et tous les phénomènes nerveux se calment. Tel est, en partie, le but de l'amputation : malheureusement c'est un moyen extrême auquel même les malades succombent.

Bien souvent l'on a reconnu que la division complète d'un nerf contus faisait disparaître rapidement tous les accidents. Mais une pareille section ne peut être exécutée sur un nerf profondément plongé au milieu du sang, des os fracturés, des muscles déchirés. Il serait facile et rationnel d'aller couper, en ces cas, le nerf poplité externe sous la peau, au-dessous de la tête du péroné. Cette opération, qui est encore à l'état de proposition plausible, se trouve appuyée de la nécessité, de l'indication de ces sortes de faits, et des tentatives semblables heureusement exécutées par Malagodi, Ivan, Coste, Larrey (1), etc. L'innervation de la partie antérieure de la jambe pourrait même se rétablir plus tard, et cette section d'un nerf principal n'empêcherait pas la consolidation de la fracture, comme l'observation clinique nous l'a appris en des circonstances où le plexus brachial avait été lacéré, en même temps que la clavicule et l'humérus se trouvaient brisés.

Hémorrhagie. — A la suite de diverses blessures, les hémorrhagies secondaires obligent souvent le praticien à recourir à des opérations. Une plaie de la main dont on n'aura pas lié les vaisseaux ouverts, a plusieurs fois nécessité la ligature des troncs de l'avant-bras ou même du bras. Bien plus, la blessure de la radiale, qu'on n'avait pas liée au moment de l'accident, a conduit ultérieurement l'homme de l'art à la désarticulation de l'épaule. Nous avons été témoin d'un fait de ce genre qui s'est même terminé par la mort rapide du sujet. Prévenir le retour des pertes de sang, c'est donc se mettre à l'abri de

---

(1) Descot, malad. local. des nerfs, p. 81.

la triste nécessité de ces opérations secondaires. Un adulte se donne un coup de couteau dans la partie inférieure de la jambe, et s'ouvre l'artère tibiale antérieure. Les bouts du vaisseau ne sont pas liés; une tumeur hémorrhagiale ou un anévrysme faux primitif s'établit et réclame plus tard la ligature de l'artère crurale.

D'après les faits de ce genre, nous comprenons, pour la plupart des blessures, la sagesse du conseil de Guthrie qui veut lier les artères dans le point même où elles sont intéressées et aussitôt que possible. Étreindre d'un fil un vaisseau tel que les crosses palmaires, les artères de l'avant-bras ou de la jambe vers leur extrémité, est une manœuvre facile à exécuter au moment de l'accident et quand le sang coule encore. Le chirurgien doit s'efforcer de parvenir à ce résultat par de prudentes recherches faites dans la plaie. En 1839, je fus appelé par mes confrères A. Lafosse et Seguy, auprès de Mlle Ramadier qui venait de se diviser les chairs de la partie antérieure du poignet en se laissant tomber sur une cruche brisée. Les artères radiale et cubitale étaient coupées, et leurs bouts refoulés dans les lèvres de la plaie très-écartées l'une de l'autre. L'hémorrhagie était supendue; les bouts des vaisseaux n'étaient pas apparents; il me fallut les découvrir avec le bistouri, et placer ainsi quatre ligatures, réunir les bords de la plaie au moyen de la suture, et combattre l'imminence de l'inflammation à l'aide des irrigations continues d'eau fraîche. Ce traitement fut si heureux que la phlogose se montra à peine; la cicatrisation eut même lieu entre les bouts des tendons divisés, de sorte que la jeune personne n'éprouva aucun accident, et recouvra tous les mouvements des doigts.

La blessure des artères de médiocre volume n'a pas

toujours lieu de manière qu'elles soient à découvert. Les instruments contondants les intéressent parfois sans diviser les téguments. La partie lésée se tuméfie progressivement, et tout annonce l'ouverture d'un vaisseau secondaire. Faut-il alors aller lier le tronc artériel, d'où dépend la collatérale qui fournit l'infiltration sanguine? Avant de se décider à une opération de cette gravité, il convient de chercher à l'éviter par les topiques réfrigérants, le repos, la diète sévère; et ce conseil est encore plus utile, pour ainsi dire, quand il existe en même temps une fracture dans le lieu blessé. Au mois d'Octobre 1846, on apporta dans mon service, à l'Hôtel-Dieu, un adulte qui, dans une chute, s'était fracturé l'extrémité supérieure du radius. L'avant-bras était déjà le siége d'une tuméfaction qui ne cessa d'augmenter pendant plusieurs jours sans inflammation notable. Il était facile de reconnaître qu'il s'agissait d'une infiltration sanguine considérable, étendue à l'avant-bras, au coude, et bientôt au tiers inférieur du bras, et provenant très-probablement de la récurrente radiale antérieure. La compression aurait favorisé le développement de l'inflammation; j'eus recours aux irrigations continues d'eau fraîche pendant plus d'une semaine. La perte sanguine ne cessa que le surlendemain; dès lors, la tuméfaction céda lentement, et la guérison fut achevée vers la cinquième semaine, où cet homme quitta l'hôpital. Telle est la conduite légitime, ce me semble, en pareilles circonstances, où les irrigations froides doivent être préférées à la ligature des troncs artériels, réservée aux cas rebelles à la réfrigération continue.

La blessure des arcades palmaires a plusieurs fois entraîné la ligature des artères du membre supérieur. M. Durwell est récemment parvenu à éviter ces opérations au moyen de la flexion forcée et prolongée de l'avant-bras et du poignet sur le bras. Cette position du pli du coude, comprimant le tronc brachial, favoriserait l'hémostasie définitive dans la paume de la main (1). Il est d'autant plus à désirer que de nouveaux essais viennent confirmer la valeur du moyen dont nous parlons, que, récemment encore, M. Sédillot a été contraint d'en venir à l'amputation du membre à la suite d'une blessure de cette espèce (2). Cette ressource conviendrait surtout quand l'inflammation s'est déjà emparée de la plaie, où la ligature des artères ouvertes n'a pas été faite en temps opportun.

La compression nous fournit une autre ressource pour prévenir de nouvelles pertes sanguines, et la nécessité de graves opérations quand l'inflammation n'est pas imminente ou s'est dissipée dans une partie lésée depuis quelque temps. Un tronc artériel est lié, une hémorrhagie secondaire a lieu; la compression est alors susceptible de mettre fin aux accidents si elle peut être exercée convenablement. Cette manière d'agir a procuré un succès remarquable dans un cas où j'appliquai moi-même un bandage roulé sur tout le membre thoracique, aidé d'une compresse sur le lieu qui fournissait le sang. L'artère humérale avait été déjà liée en deux endroits différents, et l'hémorrhagie, se reproduisant à la chute de la ligature, on songeait déjà à lier l'axillaire et peut-être à désarticuler le bras.

Il est d'autres hémorrhagies qui, étant ou des maladies par elle-mêmes ou des symptômes de lésions d'organes, ont bien des fois réclamé le tamponnement des fosses nasales, du vagin, de l'utérus ou du rectum. Quoique

---

(1) Union médic.; Juillet 1849.

(2) Infect. purul., pyoémie, p. 339; 1849.

moins graves que celles où l'on emploie l'instrument tranchant, ces opérations sont assez incommodes aux malades pour que l'on s'efforce de les restreindre ou de les éviter. Pour être plus faciles à appliquer, les espèces de poches en caoutchouc *vulcanisé* de M. Garriel (1), employées par MM. Diday, etc., ne rendent pas le tampon moins fatigant. Il en est de même de la ligature des membres, de la phlébotomie, etc., comme nous avons pu nous en convaincre au lit des malades. M. Laugier a vu mourir, à l'Hôtel-Dieu, un malade d'une épistaxis par suite de la chute du tampon (2).

Lorsque les réfrigérants, les astringents, les révulsifs, ont été infructueusement employés contre l'épistaxis, l'application répétée d'un sinapisme entre les épaules a bien des fois mis fin à l'hémorrhagie. On connait la gravité et l'opiniâtreté des épistaxis chez un de nos professeurs, sur lequel tous les hémostatiques ont été inefficaces sous nos yeux. Nous n'avons pas appris si l'on avait eu recours au moyen dont nous parlons et qui nous a procuré un succès remarquable chez Mme Del....... pendant le mois de Septembre dernier (3).

Nous craindrions de mettre en œuvre les réfrigérants sur une femme atteinte de métrorrhagie, surtout peu de temps après les couches; car, pour avoir ainsi réussi à supprimer les pertes de sang chez une malade de l'hôpital, nous avons amené une péritonite des plus dangereuses. D'ailleurs, on connaît les vertus hémostatiques de l'ergot de seigle ou de son principe immédiat l'ergotine, qui nous

(1) Bullet. thérap.; Décembre 1849.
(2) Bull. chir.; 1840, tom. I, p. 198.
(3) Rev. thérap.; Janvier 1850, p. 13.

a procuré plusieurs résultats heureux, notamment chez la femme de M. Aug..., employé de l'Hôtel-Dieu. En ce cas, il est vrai, il s'agissait d'avortement : l'ergot ne paraît pas aussi avantageux quand la métrorrhagie provient d'une altération organique.

Maintes fois j'ai vu employer ou j'ai moi-même employé le fer rouge, même contre les hémorrhoïdes trop fluentes. Mais l'expérience clinique a ultérieurement appris que l'extrait d'ergot de seigle possède encore la propriété d'arrêter les pertes dangereuses par les hémorrhoïdes. Ainsi M. le docteur Solon a réussi chez un adulte réduit à une anémie très-grave et qui s'accroissait malgré les remèdes les plus vantés en pareils cas. Le malade refusait l'excision et la ligature des tumeurs hémorrhoïdales. L'habile praticien lui administra 40, 50, puis 60 centigrammes d'extrait de seigle ergoté en julep, pris en quatre fois dans les 24 heures ; et l'hémorrhagie cessa immédiatement (1).

Mis en usage contre des hémorrhagies provenant d'autres organes, le même médicament a produit des succès vraiment remarquables. « Nos essais, dit M. Arnal (2), ont été faits sur 30 malades affectés d'hémorrhagies diverses, et, de ce nombre, il n'en est pas un qui n'ait été guéri promptement, ou dont la situation n'ait été notablement améliorée. Les hémorrhagies de l'estomac et des intestins sont celles qui ont été le plus rapidement influencées, puis celles de la vessie, enfin celles des bronches. »

Certaines pertes de sang nous ont paru sous la dépendance d'un embarras gastrique. Appelé auprès de M. R..., cordonnier, nous avons vu cesser une hématurie considé-

(1) Bull. thérap., tom. XXXII, p. 402.
(2) Bull. thérap., tom. XXXV, p. 106; 1848.

rable et répétée, sous l'influence de vomissements provoqués qui amenèrent l'expulsion d'une grande quantité de matière glaireuse et très-épaisse. Plusieurs praticiens ont reconnu, après Barthez, Stoll, que des hémoptysies se trouvent parfois sous cette influence; et, parmi celles qui peuvent réclamer des moyens chirurgicaux, nous signalerons la métrorrhagie, qui disparaît parfois à l'aide d'un émétique, comme M. Beau en a signalé récemment un exemple (1).

Inflammation. — Si l'on étudie les accidents qui obligent la plupart des praticiens à recourir à des opérations graves et au sacrifice de parties lésées, on reconnaîtra sans peine leur cause fréquente dans l'inflammation. La turgescence excessive des parties conduit à pratiquer le débridement simple ou multiple des tissus phlogosés; la suppuration et les fusées purulentes réclament des incisions, parfois même l'amputation; l'altération du périoste, de la moelle, etc., empêche la formation du cal, détruit les adhérences des os et des parties molles, interrompt la nutrition des téguments, amène des escarres étendues, et, en conséquence, nécessite des opérations variées.

Prévenir ou combattre l'inflammation, est donc éviter les accidents et les causes des opérations chirurgicales dans un grand nombre de cas. Aussi il est facile de remarquer que la nécessité des amputations, par exemple, s'est restreinte à mesure que l'on a mieux connu les moyens de s'opposer à la phlogose, ou de limiter ses désordres. Sans doute, le repos, le régime, les délayants, les émissions sanguines, avaient depuis long-temps pour but de triompher de l'inflammation imminente ou déclarée.

---

(1) Rev. méd. chirurg., tom. I, p. 114; 1847.

Mais ces ressources thérapeutiques se montraient trop souvent impuissantes, quand, de nos jours, ont mit en œuvre des agents beaucoup plus efficaces et dont nous devons faire connaître l'heureuse influence.

Le tartre stibié, les réfrigérants, les frictions mercurielles, l'ipécacuanha et quelques autres moyens, ont récemment procuré de précieux antiphlogistiques. Sans doute, ces remèdes étaient déjà connus depuis long-temps, et avaient été vantés par des auteurs recommandables ; mais leurs vertus, contre la phlogose, étaient à peu près restées dans l'oubli jusqu'en ces derniers temps. Ainsi Rasori avait fait connaître la propriété contro-stimulante du *tartre stibié* contre les inflammations internes. Mais Delpech pensa que ce remède pouvait bien réussir dans le traitement des lésions traumatiques. Le rhumatisme articulaire devient trop souvent la source de suppuration et de désordres dans les os qui réclament diverses opérations et même le sacrifice des membres. Le professeur de Montpellier constate d'abord les heureux effets de l'émétique à hautes doses contre cette phlegmasie spéciale (1). Nous avons observé des succès de ce genre ; de sorte que ce médicament, ainsi administré, est réellement un puissant débilitant, ou plutôt un moyen perturbateur propre à enrayer la marche de la phlogose des articulations.

De là, à l'inflammation commençante des mêmes parties à la suite de violences, il existe une liaison facile à saisir. Aussi Delpech, et, plus tard, le professeur Lallemand, arrêtèrent la phlogose imminente ou peu avancée de plusieurs articulations blessées, à l'aide du remède dont nous parlons. Ainsi Delpech relate des observations de contusion

(1) Mémor. hôpit. Midi, tom. I, p. 480 ; 1829.

de la hanche, de fractures de la partie inférieure de la jambe avec luxation du pied et issue des os par la plaie, d'écrasement des os de la jambe et du tarse, etc., où le tartre stibié, à doses rasoriennes, procura des guérisons autrement inespérées. Ces faits sont d'autant plus remarquables, que, presque toujours, en pareille circonstance, nos devanciers et beaucoup de nos contemporains ont eu recours à l'amputation (1). M. Franc a publié des cas non moins dignes d'attention, et recueillis surtout dans le service du professeur Lallemand (2). Du reste, les blessures graves des articulations ne sont pas les seules où le tartre stibié ait empêché l'inflammation de produire des désordres capables de rendre nécessaires des opérations sanglantes. Il en a été de même pour de fortes contusions du crâne, de la partie moyenne des membres, de la plupart des régions du corps, et d'un coup d'épée reçu à l'angle externe de l'orbite et accompagné de convulsions.

L'émétique à haute dose (40 centigrammes par jour) est donc un puissant moyen d'arrêter l'inflammation et ses effets, à la suite surtout des lésions traumatiques. Il convient chez les personnes robustes, d'un tempérament sanguin. Toutefois il n'est pas toléré par tous ces sujets; il provoque assez souvent des selles ou des vomissements défavorables, et inspire à plusieurs malades un dégoût insurmontable qui oblige à en suspendre l'administration. En outre, il nous a paru jeter les individus dans un abattement tellement profond, que les forces en sont brisées pour long-temps, la convalescence très-pénible, et les répa-

(1) Duverney, maladies des os, tom. II, p. 277.

(2) Empl. tart. stib. lés. traumat.; 1834.

rations lentes à se produire. Ces sérieux inconvénients expliquent pourquoi ce remède n'a plus généralement conservé l'importance que sa puissance semblait lui assurer, dès que d'autres ressources analogues ont été mises en usage. Enfin, les blessures de l'abdomen et même celles du thorax ne peuvent comporter l'emploi du tartre stibié, à raison des secousses immédiates imprimées ordinairement aux parois de ces cavités splanchniques, par les vomituritions, les vomissements ou les selles.

Depuis long-temps on emploie, contre les fluxions de poitrine ou pneumonies, *l'infusion d'ipécacuanha*, à la dose de 3 à 10 grammes en potion qui, administrée par cuillerées, enraie le travail fluxionnaire ou inflammatoire dont les poumons sont l'objet. Après avoir plusieurs fois employé ce médicament contre cette dernière phlegmasie, il m'a paru qu'il pourrait bien posséder des vertus analogues à celles du tartre stibié à hautes doses. Puisque ce dernier médicament combat souvent avec avantage les pneumonies comme l'infusion d'ipécacuanha, n'est-il pas rationnel d'induire que celui-ci aurait un effet analogue quant à l'inflammation des autres organes, et même dans les cas de lésion traumatique? C'est là une simple conjecture qui mérite d'être vérifiée au lit des malades. Si elle se justifiait, l'ipécacuanha fournirait un nouvel agent antiphlogistique bien préférable au tartre stibié dont il n'a aucun des inconvénients.

Delpech avait rapporté des faits où les *frictions mercurielles* avaient été employées comme antiphlogistiques, non directement et sur les régions lésées, mais sur différentes parties du corps, de manière à produire une mercurialisation (1). Plus tard, le docteur Serre d'Alais fit connaître

(1) Mém. hôpit. Midi, tom. II.

les vertus antiphlogistiques de l'onguent napolitain double appliqué sur les parties menacées de phlogose (1). Ainsi, la péritonite, l'érysipèle inflammatoire, le panaris, etc., furent combattus avantageusement par des onctions répétées d'onguent mercuriel. Depuis cette époque, on a mis en usage ce remède, qui a procuré de nombreux succès à MM. Velpeau, Blandin, etc., contre les mêmes maladies. On y a eu recours pour combattre la méningite, et même les blessures diverses.

Nous avons été témoin de plusieurs succès notables de l'emploi de ce moyen en des cas de péritonite, de phlébite, où les accidents et les suites mortelles ont été évidemment retardés. Un militaire très-robuste est atteint d'une phlébite à la suite d'une saignée du pli du coude. Cette grave maladie est bientôt compliquée d'abcès métastatiques : les frictions mercurielles, souvent répétées sur le membre premièrement lésé, amènent la cessation de la phlogose locale, et tout assure une guérison solide pendant plus de quinze jours, quand des excès de régime viennent déterminer la mort de ce malheureux. A l'autopsie, je reconnus, entre autres conditions pathologiques, l'oblitération de la veine d'abord enflammée.

Bien d'autres exemples des avantages des frictions mercurielles se sont offerts à mon observation, et plusieurs même avec guérison complète. Toutefois, récemment elles n'ont pu être tolérées par M. Pouz... , atteint d'une inflammation spontanée de la veine saphène interne variqueuse. Appelé à donner des soins à cet homme nerveux, je fus obligé de supprimer l'emploi de ce topique pour

(1) Trait. abort. inflam., etc.; 1834.

avoir recours à d'autres antiphlogistiques qui ont procuré un résultat heureux.

Avec l'un de mes confrères, le docteur A. Lafosse, j'eus à traiter Mme B....., récemment accouchée, et en proie à tous les symptômes de l'œdème des femmes en couche et d'une métro-péritonite. Déjà l'emploi de sangsues, de cataplasmes, de laxatifs, du régime sévère, avait échoué, quand je conseillai l'application de l'onguent napolitain double en frictions plusieurs fois répétées sur les différentes parties lésées. Il survint, il est vrai, une salivation abondante et prolongée ; mais la guérison eut lieu malgré l'état très-grave dans lequel je trouvai cette femme. Dans une chute du haut d'un rempart, le nommé Jubelin éprouva une violente contusion du ventre et les effets d'une péritonite traumatique. L'emploi des frictions mercurielles fut ici tellement remarquable, que, par suite de l'intempérance opiniâtre de cet homme, trois rechutes eurent lieu, et furent dissipées par le même remède ; mais un dernier excès de régime emporta ce malade. Ici, l'inflammation du péritoine a cédé au mercure, quoique provenant d'une blessure, comme celle qui dépendait d'une lésion spontanée.

Quand on pense que, de nos jours, ainsi que nous le dirons plus loin, on n'a pas craint de proposer et de pratiquer l'amputation de la cuisse pour s'opposer aux progrès d'une *lymphangite*, on doit reconnaître le précieux secours que l'on retire de l'application des frictions mercurielles contre cette espèce de phlogose. D'ailleurs, on est conduit bien des fois à pratiquer diverses opérations afin de remédier aux désordres organiques produits par cette maladie. Au mois d'Octobre 1847, se trouvait, dans le service du professeur Velpeau, un homme adulte qui fut en proie à toutes les suites pathologiques d'une lymphangite du membre abdominal gauche surtout. Il fallut ouvrir divers abcès dans l'étendue de cette extrémité; et nous avons été témoin de plusieurs faits de cette espèce. Aussi je m'empressai d'avoir recours aux frictions mercurielles chez M. S....., pharmacien, qui fut affecté d'une violente inflammation de tous les lymphatiques superficiels du membre abdominal gauche. L'emploi de ce remède fut si heureux, que les tumeurs déjà fluctuantes formées sur le trajet des rubans violemment enflammés disparurent entièrement sans l'intervention d'aucune incision. Un résultat analogue était obtenu en même temps, et par mes avis, sur un malade traité par deux de mes confrères.

Toutefois les frictions mercurielles ne nous ont point procuré d'effet avantageux contre la phlogose survenue au sein de tissus altérés profondément et depuis long-temps. Ainsi, un adulte atteint d'une tumeur blanche du genou gauche, avec hydarthrose et corps fibreux, fut saisi d'une vive inflammation de cette jointure à la suite de l'acupuncture employée pour fixer le corps étranger en dehors des surfaces cartilagineuses. Je m'efforçai d'arrêter la marche de cette complication morbide, chez ce malade de l'Hôtel-Dieu, à l'aide des frictions mercurielles fréquemment répétées. Mais, n'arrivant pas au résultat désiré, je fus contraint de mettre en œuvre les émissions sanguines, les topiques émollients et laudanisés, à la faveur desquels je dissipai les désordres survenus. Jusqu'à plus ample informé, les frictions mercurielles, quoique n'ayant pas des vertus aussi étendues qu'on l'avait d'abord promis, sont très-puissantes contre l'inflammation aiguë des vaisseaux, des séreuses et de quelques autres parties du corps.

Heureusement l'art possède une ressource tout aussi précieuse, et qui peut être appliquée à la plupart des blessures des membres menacés d'inflammation ou de ses graves effets : les *réfrigérants*. Maintenir pendant plusieurs jours, et d'une manière continue, la partie lésée à une basse température, tel est le moyen le plus facile et le plus favorable au but désiré. Percy, Lombard, avaient beaucoup vanté les topiques avec l'eau fraîche, recommandée par L. Joubert, Lamorier (1) et beaucoup d'autres auteurs antérieurs. Goulard employait une dissolution d'acétate de plomb dans l'eau fraîche sur les points contus, fracturés, etc. Telle était la manière d'agir assez généralement reçue, même parmi le vulgaire, qui se sert encore de compresses trempées dans l'eau commune et salée. Mais ce mode de réfrigération est trop infidèle en ce que l'eau et les compresses ne sont pas régulièrement renouvelées, surtout pendant la nuit. Aussi procurait-il des effets avantageux seulement dans les cas peu graves.

Depuis les travaux de Josse d'Amiens (2), les membres blessés et menacés de phlogose traumatique sont soumis aux irrigations d'eau fraîche durant le temps où cette complication est imminente. Des faits sans nombre attestent la grande valeur de ce puissant antiphlogistique dont l'emploi mérite d'être répandu dans tous les lieux, à raison surtout de la facilité de se le procurer. Il faut dégager l'application de ce précieux moyen des entourages inutiles, coûteux et propres à en rendre l'usage moins simple et moins général. Rien n'est plus superflu que les appareils figurés en plusieurs ouvrages de nos jours (3), que la gouttière en cuivre du

(1) Usage de l'eau com. en chirurg.; 1732.

(2) Mélang. chir. prat.; 1835.

(3) Velpeau, méd. opérat., 2e édit., tom. I, p. 265.

docteur Seguin (1), l'espèce de boîte de M. Baudens, etc. Le moyen le plus vulgaire et le moins dispendieux sera toujours préférable. Aussi une toile cirée placée sous le membre blessé, un arrosoir suspendu au plafond, formaient les seuls appareils qui ont rempli parfaitement le but des irrigations d'eau fraîche chez les malades que nous avons traités, et dont nous avons rapporté déjà quelques observations. A la campagne, et chez les personnes pauvres, le médecin doit savoir utiliser les vases les plus divers, les instruments les plus simples qu'il a sous la main.

Les irrigations d'eau fraîche conviennent surtout au début du mouvement inflammatoire, et permettent alors de prévenir les plus graves accidents, et d'éviter des opérations souvent très-fâcheuses. Tel est l'heureux résultat que nous avons obtenu en des cas de division de presque toutes les chairs et les vaisseaux de l'avant-bras, de fracture du radius avec infiltration considérable de sang, de double fracture avec écrasement du coude-pied, de blessures graves de la main, etc. Nous avons observé des succès de ce genre en plusieurs grands hôpitaux, et récemment à l'Hôtel-Dieu de Marseille, sur un homme dont le poignet avait été écrasé. Des faits semblables sont racontés par Josse, A. Bérard, Seguin, Baudens, etc.; ce qui prouve qu'un bon nombre d'opérations, et même d'amputations, ont été évitées à la faveur du remède dont nous parlons.

Cependant le professeur Velpeau s'est montré peu partisan de ce moyen thérapeutique, auquel il reproche d'*exiger des soins et une attention qu'il est presque impossible de lui accorder dans les grands hôpitaux*; d'exposer à des alternatives fâcheuses de température; de provoquer des fluxions

---

(1) Bull. thérap., tom, XXXII, p. 383.

de poitrine ; de *déterminer facilement la mortification* lorsque la plaie a des bords très-décollés, surtout aux extrémités des membres (1). Ces reproches ne nous paraissent pas fondés. Nous avons employé les irrigations à l'Hôtel-Dieu, sans remarquer les difficultés dont parle le célèbre professeur de la Charité. Un infirmier, un des malades voisins de celui à qui les irrigations étaient appliquées, renouvelait parfaitement l'eau à des intervalles plus ou moins longs, d'une ou de plusieurs heures, suivant la capacité du réservoir mis en usage. Un grand baquet, disposé convenablement près du lit du blessé, permettait de ne presque plus s'en occuper pendant la nuit. *Suffisamment incliné*, le lit favorise l'écoulement de l'eau ; dont l'infiltration, bornée par sa toile cirée, n'a eu, sous nos yeux, que peu d'inconvénients. En ville, un seul malade, atteint d'une violente entorse du coude-pied, et auprès duquel je fus appelé par M. le docteur A. Lafosse, n'a pas voulu le continuer convenablement ; et son indocilité nous l'a fait envoyer à l'Hôtel-Dieu. Voulant répandre de nombreux jets d'eau fraîche sur toute l'étendue d'un membre, il nous a suffi d'avoir recours à un roseau volumineux et percé d'un certain nombre de trous. Quant à la gangrène, elle doit être fort rare, puisque nous ne l'avons jamais observée, et que d'ailleurs M. Velpeau en restreint la possibilité aux plaies fort décollées de l'extrémité des membres. Sur un homme atteint d'une très-grave fracture de l'avant-bras, nous remarquâmes que la continuation des irrigations d'eau fraîche, pendant une semaine, produisait des fluxions partielles, et même des phlyctènes, comme l'auraient fait les pommades épispastiques ; mais l'effet anti-

(1) Méd. opérat., tom. I, p. 367.

phlogistique n'en fut pas changé. Nous ne comprenons donc pas comment des reproches aussi peu fondés ont fait abandonner les irrigations dans les hôpitaux de Paris (1), où nous ne les avons pas vu mettre en usage pendant une partie des années 1847 et 1848. D'ailleurs, que ce moyen ait quelques inconvénients faciles à éviter, quel remède n'en a point !

MM. Velpeau, Nélaton, etc., pensent que les irrigations d'eau fraîche ne conviennent point dès que la phlogose est décidée ou que la suppuration a commencé. Selon M. Soulé, elle amènerait la gangrène dans les fractures comminutives avec plaie (2). Ces remarques peuvent avoir une certaine valeur clinique ; cependant l'observation nous a prouvé maintes fois que les réfrigérants, la glace même, appliqués sur les tissus frappés de phlogose, produisent les meilleurs résultats. Je ne doute pas même que la lenteur des accidents inflammatoires qui entraînèrent la mort du jeune homme sur qui je tentai d'extirper un corps fibreux du genou, et qui succomba plusieurs mois après, ne doive être rapportée à l'influence des irrigations d'eau-fraîche faites sur le genou lésé pendant un septénaire. En 1847 et 1848, nous avons vu, à l'hôpital St-Louis, M. Jobert traiter des individus atteints de brûlures fort étendues, à l'aide de vessies remplies de glace. La phlogose se montrait légère, la matière puriforme se coagulait, et contribuait à former une cicatrice régulière et nullement noueuse. Nous avons été ainsi témoin d'un beau résultat chez une jeune femme dont la surface de la moitié gauche du corps avait été brûlée, qui n'éprouva aucun accident, et guérit à la faveur de cicatrices légères et uniformes.

---

(1) Bull. thérap., tom. XXXII, p. 250.

(2) Journ. méd. Bordeaux. Février 1847.

Ainsi, quoique moins convenables dès que l'inflammation est établie, les réfrigérants n'empêchent point le travail réparateur de se produire, n'aggravent pas, au moins constamment, l'état des parties nécessairement livrées à la phlogose, et souvent préviennent une suppuration ruineuse qui a bien des fois nécessité le sacrifice des membres brûlés. En 1835, vint à l'Hôtel-Dieu une femme qui s'était brûlé la peau de l'extrémité thoracique dans de la lessive. Certainement les désordres étaient beaucoup moins étendus que chez la malade traitée à St-Louis. Cependant on proposa l'amputation à cette malheureuse, qui ne voulut pas d'abord y consentir. L'inflammation ne tarda pas à produire une abondante suppuration, le décollement et l'élimination de portions de la peau de plus en plus multipliées, l'affaiblissement profond de cette femme déjà avancée en âge, de sorte que l'amputation ne fut plus jugée convenable quand la malade, moribonde, y consentit. Je ne puis douter, d'après l'expérience clinique dont je viens d'énoncer quelques preuves, que l'application des réfrigérants, à la manière de M. Jobert, n'eût amené tout autre résultat. Quoique ce mode d'emploi des réfrigérants soit moins facile à mettre en usage, dans toutes les saisons et dans tous les lieux, que les irrigations d'eau fraîche, il convient mieux cependant aux régions du corps où les irrigations ne pourraient être appliquées : telles sont la tête, le cou, l'épaule, etc. Les observations de M. Baudens démontrent l'utilité de ce remède dans le traitement des plaies d'armes à feu. Les applications de la glace sur les plaies pénétrantes de poitrine ont procuré les guérisons les plus remarquables entre les mains de M. Pleindoux (1).

---

(1) Journ. scienc. méd., tom. II, p. 98; 1834.

Le professeur Serre entreprit l'extirpation d'un ganglion situé à la face dorsale de la main, du volume d'un œuf de pigeon, sur une dame suédoise que plusieurs chirurgiens de France et de Suède avaient eu raison de ne pas vouloir opérer (1). Le praticien incisa couche par couche le kyste, évacua la sérosité qu'il contenait, et interposa une languette de linge entre les lèvres du foyer, afin d'obtenir l'inflammation du fond auquel les lambeaux devaient se réunir, et empêcher la reproduction du mal. Pour s'opposer à l'inflammation si grave en pareil cas, de la glace fut continuellement appliquée sur la plaie pendant trois jours; une saignée du bras et un régime sévère ont procuré un succès complet.

Si des imprudences pareilles ont réussi à Warner (2), c'est sans contredit à l'emploi des réfrigérants qu'il faut rapporter un résultat aussi favorable. A lui aussi Lisfranc dut de pouvoir extraire des corps fibreux du genou sans les accidents ordinaires à ces sortes d'ouvertures directes des vastes articulations : succès qui servent à montrer la puissance antiphlogistique du remède, mais non l'opportunité de l'opération. On comprend, du reste, que l'application de la glace ou de la neige amenant la torpeur ou l'insensibilité des parties sur lesquelles elle est faite pendant un certain temps, la fluxion sanguine se fasse avec lenteur ou même soit empêchée. Ainsi l'on a pu récemment mettre en usage la glace pour engourdir les tissus et diminuer ou supprimer la douleur pendant quelques opérations. Ainsi MM. Chassaignac, Baudens, etc., ont retiré de bons effets de ce topique réfrigérant contre

(1) Revue méd. chir., tom. IV, p. 315.

(2) Observ. chir., p. 95.

l'ophthalmie, après que plusieurs autres médecins l'avaient employé pour arrêter ou diminuer l'urétrite. Il n'est pas d'hôpital dans lequel on n'ait eu recours à l'application de vessies pleines de glace sur la tête, pour combattre la méningite ou l'encéphalite. Nous avons eu occasion encore de retirer de bons effets de l'introduction de fragments de glace dans le rectum, chez des sujets affligés d'une phlogose chronique de la prostate et du col de la vessie. Puisque les réfrigérants diminuent la sensibilité et la fluxion sanguine dans les parties sur lesquelles ils sont maintenus durant un certain temps, il n'est donc pas surprenant qu'ils préviennent ou diminuent l'inflammation et ses conséquences. Nous ne saurions donc trop insister sur la valeur puissante de ce remède, surtout au point de vue qui nous occupe.

Les *émissions sanguines* locales et générales constituent des moyens antiphlogistiques souvent moins puissants que ceux dont nous venons de parler. Elles ne sauraient être employées aussi promptement que ceux-ci, et entraînent fréquemment une débilitation défavorable dans les cas où il s'agit d'une lésion grave, prolongée, et chez un sujet peu vigoureux. Néanmoins, les saignées générales conviennent quand l'inflammation se présente avec une réaction vive, chez des personnes robustes, et peuvent contribuer, avec les autres remèdes, à dompter la phlogose et à borner ses désordres. Les émissions sanguines, autour de la partie lésée, sont capables de diminuer l'engorgement déjà établi, faire avorter un phlegmon imminent, ou bien en restreindre l'étendue. Ces dernières ne paraissent pas indiquées au début du mal, où elles pourraient appeler la fluxion sanguine et une inflammation plus active. Elles ont amené la terminaison favorable de plusieurs tumeurs inflammatoires, et prévenu ainsi la nécessité d'incisions, etc. Un des professeurs de la Faculté portait au mollet une espèce de furoncle accompagné de beaucoup d'engorgement inflammatoire autour. Mon ami, lui dit aussitôt un de ses collègues, il faut fendre cette tumeur par deux incisions cruciales. — Peste! comme vous faites bon marché de la peau humaine, lui répond le malade; je préfère, à votre bistouri, des sangsues et des cataplasmes. En effet, peu de jours après, la tumeur s'était abcédée, et la cicatrisation ne tardait pas à être achevée.

Les incisions sanguines locales sont susceptibles de succéder avec avantage aux réfrigérants, aux onctions mercurielles et aux contro-stimulants quand ils n'ont pas amené tout le résultat désirable. Du reste, le praticien doit être sobre de sang en vue de la longueur du traitement, des besoins de l'économie, et de l'affaiblissement qu'entraînent le repos prolongé, une diète peu réparatrice et les diverses conditions débilitantes du traitement d'une lésion grave. Souvent on est obligé d'avoir recours successivement à plusieurs des moyens antiphlogistiques déjà signalés, de donner issue au pus, d'extraire des parties altérées ou mortifiées; et, par l'ensemble de ces ressources, on parvient bien des fois à conserver des membres atteints des plus graves désordres. Ainsi, en 1845, M. le docteur A. Lafosse et moi, nous pûmes éviter l'amputation à une jeune femme qui, à la suite d'un panaris, était en proie à un phlegmon diffus de l'avant-bras et du bras. Nous mîmes en usage les sangsues, les cataplasmes, les frictions mercurielles, les incisions multipliées, pour donner issue à la matière puriforme, au tissu cellulaire mortifié, à des portions nécrosées du radius, etc. Au moment où nous vîmes cette malade, les altérations étaient telles que l'amputation aurait été certainement proposée par beaucoup de chirurgiens. Je ne doute même pas que tel fût le sentiment de ceux qui partagent l'opinion de M. Glaubert de Claubry, etc., en voyant cette femme, dont l'avant-bras est resté atrophié, la main couverte de cicatrices, privée de près de trois doigts tombés en gangrène.

Nous venons de passer en revue la plupart des moyens capables de prévenir ou de combattre l'inflammation et ses graves effets qui nécessitent souvent des opérations sanglantes. Le repos, le régime, les émissions sanguines, le tartre stibié, les frictions mercurielles, les réfrigérants, nous ont procuré des effets avantageux sous ce rapport. Nous terminerons cette étude thérapeutique en disant quelques mots de la *compression*, vantée surtout par MM. Velpeau et Vidal (1), comme propre à faire obtenir le même résultat. Suivant ces auteurs, une compression exacte et employée au début, prévient la phlogose des membres menacés de phlegmon simple, circonscrit, diffus, et leurs suites fâcheuses. Elle agit ainsi pour les extrémités fracturées, luxées, contusionnées, etc. Malgré les succès invoqués par le célèbre professeur, nous avouons que nous redoutons beaucoup l'influence de la compression exercée sur une partie menacée de phlogose violente. Comme nous le redirons plus loin, trop de fois l'application de bandages trop serrés a amené des escarres, une gangrène étendue à une grande portion des membres, la nécessité de diverses opérations et même de l'amputation, que nous ne conseillerons jamais de recourir à la compression. Nous avons plusieurs fois constaté que des malades, à qui le gantelet ou le bandage de Théden avaient été placés peu de temps après

---

(1) **Pathol. externe, tom. I, p. 17, 1re édit.**

la production d'une fracture, ne pouvaient les tolérer. M. Velpeau répond, il est vrai, que, dans ces cas, la compression n'a pas été bien faite. Toutefois, au mois de Septembre 1843, nous l'avons vu lui-même appliquer des bandelettes autour du testicule turgescent de deux individus couchés dans son service, à la Charité : ces malades éprouvèrent des douleurs telles, pendant la nuit suivante, que l'illustre chirurgien fut contraint de supprimer la compression. Je vois, du reste, qu'en un de ses écrits récents (1), M. Velpeau condamne la compression contre l'orchite.

§ VIII. — *Prévenir, diminuer et diriger la suppuration.* — Les puissants remèdes dont nous venons de parler s'opposant à la phlogose et à ses conséquences, font éviter bien souvent la formation du pus. Il est cependant certains autres moyens dont le but spécial est de prévenir la suppuration en certaines parties circonscrites. Birgth, Dobson, M. Lassis, etc., ont employé, dans ce but, des piqûres multiples sur les tumeurs phlegmoneuses ou disposées à suppurer. Ainsi les bubons, les inflammations circonscrites, les érysipèles, furent combattus parfois avec avantage au moyen d'une série de piqûres à l'aide d'une lancette. Nous avons vu M. le professeur Velpeau mettre en œuvre un tel moyen chez plusieurs individus, et notamment sur un malade qui fut le sujet de l'une de nos épreuves cliniques dans un concours de chirurgie (2). Cet homme portait une tumeur inflammatoire de toute la région parotidienne gauche, formée par le tissu cellulaire et les ganglions lymphatiques : de nombreuses piqûres y furent pratiquées, et contribuèrent

(1) Diction. en 30 vol., art. *testic.*, p. 457 ; 1844.

(2) Bullet. thérap., tom. XXXIV ; 1848, p. 40.

puissamment, avec les autres moyens, à produire la résolution rapide en ce cas où l'on pensait assez généralement que du pus existait déjà.

Néanmoins l'emploi de l'instrument nous paraît une condition fâcheuse qui répugnera à bien des malades et à la plupart des médecins. Les sangsues produiraient d'ailleurs à peu près le même effet, et les simples topiques dont nous devons parler mériteront généralement la préférence. A l'exemple de M. Malapert, plusieurs praticiens ont recours aux vésicatoires sur les bubons et autres tumeurs inflammatoires, et en ont retiré des résultats quelquefois favorables, surtout dans les cas de phlogose chronique. Nous avons eu occasion de mettre en œuvre ce remède sur plusieurs vénériens de l'Hôtel-Dieu St-Éloi, et nous n'avons pu concevoir une bien haute idée de la puissance de ce remède. Nous avons été plusieurs fois témoin de l'influence de vastes vésicatoires sur des membres menacés de phlegmon diffus ou d'érysipèle phlegmoneux : le résultat a été tantôt satisfaisant, et tantôt peu favorable. Nous ajouterons encore moins de confiance à ce topique épispastique, appliqué sur le cuir chevelu ou sur le ventre, pour combattre l'inflammation aiguë de l'encéphale, des méninges, du péritoine, des intestins, quoique nous en ayons retiré de bons effets quand il s'agissait de pleurésies ou de pleuropneumonies déjà combattues par d'autres moyens et ayant perdu de leur acuité. En résumé, les vésicatoires peuvent produire d'heureux changements contre la tendance suppurative de certaines tumeurs en proie à une phlogose chronique. Toutefois, même en ce cas, le praticien devra être très-réservé lorsque le lieu lésé sera autour d'une jointure, si nous en jugeons par le fait d'un jeune homme auprès duquel nous avons été récemment appelé. L'articulation du coude-pied était environnée, surtout en dedans et en arrière, d'une phlegmasie lente que des moyens antiscrofuleux et astringents avaient notablement amendée, lorsqu'un autre médecin conseilla l'application d'un vésicatoire. Dès lors, la phlogose devint aiguë; la tuméfaction considérable et la suppuration décidée.

Appelé dernièrement auprès d'un homme adulte atteint d'un érysipèle phlegmoneux du bras sur lequel on avait déjà appliqué un vésicatoire, nous conseillâmes l'emploi des frictions mercurielles autour de cette grave inflammation, étendue déjà à l'aisselle, des incisions multiples si ce moyen n'amenait pas une amélioration prompte, enfin l'administration du quinquina. On préféra recouvrir tout le membre et la région mammaire de vésicatoires : le malade mourut le lendemain. A cette occasion, mon collègue, M. Combal, m'a rapporté un fait semblable; et la mort suivit rapidement l'application d'un vésicatoire d'un mètre de longueur et de largeur sur le membre abdominal d'une femme atteinte d'un phlegmon érysipélateux de cette extrémité. Aussi avons-nous refusé de consentir à l'application d'un tel topique sur la tête d'un enfant moribond auprès duquel nous fûmes appelé avec MM. Rosière et Parlier.

De nos jours, le docteur Lutens a substitué aux moyens dont nous venons d'apprécier l'influence, l'emploi de la pommade avec le nitrate d'argent (1). C'est sur les bubons à divers degrés de développement et d'état que ce topique, composé de 30 grammes d'axonge et de 2 à 4 grammes de nitrate d'argent préalablement dissous, a été appliqué avec des résultats fort dignes d'attention. La suppuration

(1) Journ. méd. d'Anvers; 1848, Août.

où l'ouverture de ces tumeurs ont été évitées dans la plupart des cas. Les essais cliniques et assez nombreux publiés récemment par le docteur Robin (1), sont venus donner une plus grande valeur à ce remède. Nous l'avons déjà plusieurs fois employé pour des bubons seuls ou accompagnés de blennorrhagies ou de chancres, et tout nous porte à partager la confiance des médecins que nous venons de citer. Pourrait-on y avoir recours pour la plupart des cas de tumeurs phlegmoneuses ? C'est ce que l'expérience clinique ne nous a pas encore appris. Le seul inconvénient que nous ayons trouvé dans l'emploi de la pommade nitratée, c'est la longueur du traitement chez la plupart des sujets. Du reste, le nitrate d'argent détermine si fréquemment une heureuse perturbation dans les maladies inflammatoires, que son action ici n'a rien qui doive surprendre. Nous avons récemment retiré les plus heureux résultats de ce remède contre de graves ophthalmies, notamment chez un homme adulte atteint d'une atroce phlogose de la profondeur de l'œil gauche que rien n'avait pu calmer, et qui menaçait l'œil d'une désorganisation prochaine, que M. A. Lafosse et moi avons pu ainsi éviter; et les opérations qu'elle aurait nécessitées.

Malgré l'emploi des moyens antiphlogistiques, et plus souvent parce que ces agents ont été tardivement mis en usage ou négligés, la suppuration s'établit au sein des parties lésées. A part un petit nombre de cas, il est préférable de donner issue au pus dès qu'il est formé, et qu'il a de la tendance à s'accroître beaucoup. Autour des os fracturés, le pus peut déterminer des effets très-graves; dans le phlegmon diffus, les incisions multiples

(1) Bullet. thérap. ; 1849, tom. II, p. 360.

sont souvent utiles, non-seulement pour faire cesser la tension des tissus, mais encore pour livrer passage au liquide puriforme qui s'est déjà infiltré.

Afin de pratiquer le moins d'incisions et prévenir le séjour du pus, les fusées purulentes et les opérations qu'elles pourraient nécessiter, il faut les placer dans le lieu le plus propre à donner facilement issue au liquide ramassé. Une seule ouverture bien disposée peut souvent suppléer à plusieurs mal situées. Un militaire atteint d'un abcès au côté gauche du plancher de la bouche, est traité à l'aide d'une incision faite dans la cavité buccale par où le pus refluait avec peine : aussi la collection morbide s'étendit au cou, et obligea cet homme à venir dans mon service, à l'Hôtel-Dieu, en Octobre 1846. Introduisant une sonde cannelée par l'ouverture buccale, je pratique une contre-ouverture au cou et au bas du foyer purulent : dès lors, le pus sort librement, et les symptômes s'effacent en peu de temps. L'ouverture d'un abcès, mal placée, peut nécessiter de graves opérations ultérieures, et même amener la mort de certaines personnes, comme nous l'avons constaté sur un vieillard, à l'Hôtel-Dieu, dans le service d'un illustre chirurgien. A la suite d'un violent coup de poing reçu sur la joue droite, cet homme est saisi d'un phlegmon étendu pour lequel on pratique deux incisions parallèles et verticales. Mais ces ouvertures n'empêchent pas le pus de s'accumuler au bas du foyer, où une simple division parallèle à la base de la mâchoire inférieure aurait suffi pour prévenir ce fâcheux résultat. Afin d'y remédier, l'habile praticien croit convenable d'enlever l'espèce de pont compris entre les deux incisions verticales, c'est-à-dire presque toute la peau de la joue droite. Dès lors, la suppuration et la cicatrisation sont tellement prolongées, que les forces de ce vieillard ne peuvent y suffire, et qu'il succombe dans un affaiblissement profond. Il convient encore de favoriser la sortie du pus par une position convenable donnée à la partie lésée. Ainsi, je fus obligé d'établir une contre-ouverture sur un des malades de M. le docteur Rosière, atteint d'un abcès de la plante du pied qui s'était fait jour près des orteils : l'opération eût été inutile si le malade avait d'abord gardé une position telle que l'extrémité du pied fût très-déclive. Un militaire vint dans mon service pour un abcès considérable de la cuisse où le pus avait fusé depuis le grand trochanter jusque près des condyles du fémur ; la position élevée donnée au genou ne fut pas étrangère à la terminaison favorable de cette grave maladie. Ces remarques cliniques sont fort simples, sans doute, et cependant plusieurs fois j'ai vu pratiquer de nombreuses incisions le long de la cuisse, pour donner issue à des fusées purulentes chez des individus amputés, et dont le moignon était malheureusement maintenu élevé. L'abaissement de ce moignon au-dessous du niveau de l'ischion eût prévenu le séjour du pus et ses conséquences parfois fatales : tant les soins cliniques, en apparence indifférents, peuvent avoir des suites graves !

Si le pus fourni par un foyer ou par une plaie est peu abondant, le praticien retirera de l'avantage des *pansements rares*. Galien, et, parmi les modernes, Belloste (1), César Magatus (2), et d'autres, ont vanté cette manière d'agir, défendue par Louis et Lecat au sein de l'Académie de chirurgie, par Larrey et plusieurs autres chirurgiens militaires. « Les pansements répétés deux fois par jour, avons-

(1) Chirurg. d'hôpit., p. 75, 264 ; 1694.

(2) *De rarâ vulner. med.*, p. 233 ; 1733.

nous dit ailleurs (1), sont plus nuisibles qu'utiles aux divisions des parties molles, sans suppuration copieuse, sans complication grave. Ils contrarient la cicatrisation, comme J. Hunter l'a surtout fait remarquer (2); comme le traitement avantageux des brûlures par le procédé d'Anderson, celui des plaies aux jambes d'après Baynton, celui des ulcérations des parties génitales, etc., nous le montrent tous les jours. »

Le contact de l'atmosphère, le renouvellement des pièces de pansement, les mouvements imprimés aux parties lésées, favorisent l'irritation et la suppuration, l'entretiennent et l'augmentent. On sait quelle différence il se manifeste sous ce rapport entre les plaies *exposées* et *non exposées*, suivant l'expression de J. Hunter. Parlant de ses succès comparés, M. Malgaigne dit, au sein de l'Académie de médecine (3) : « Je m'abstiens autant que possible de débridements, d'ouvertures, d'incisions; je n'applique que des appareils extrêmement simples qui ne nécessitent aucun mouvement des membres pour les changer. Je considère l'appareil de Scultet, même pour les fractures de la cuisse, comme le fléau de la chirurgie. » Quoiqu'il y ait peut-être un peu d'exagération dans cette assertion, nous devons reconnaître que, pour diminuer la suppuration, il est avantageux d'exposer le moins souvent les parties malades, de les panser rarement, avec les appareils les plus simples et les plus propres à les laisser dans l'immobilité suffisante. Plusieurs fois nous avons appliqué l'appareil gypso-amidonné sur les membres fracturés et des plaies suppu-

---

(1) App. Acad. chir., p. 54; 1845.

(2) OEuv. chirurg., trad. Rich., tom. I, p. 484.

(3) Bullet. acad., tom. XIII, p. 1283.

rées, et, après un mois de contention, sans autre soin, la fracture était consolidée et la plaie cicatrisée. Au mois de Juin dernier, nous fîmes l'application de l'appareil inamovible pour une fracture du col de l'humérus du bras gauche où se trouvait un exutoire. Un morceau de linge recouvrit ce dernier, et le membre fut entouré des diverses pièces du bandage gypso-amidonné. Vers le vingt-cinquième jour, nous enlevâmes l'appareil; la consolidation de la fracture était suffisante, et la cicatrisation de l'exutoire achevée. D'ailleurs, si le pus est copieux, on peut imiter les Arabes, les Espagnols, Dieffembach, Seutin, etc., et ménager la sortie de ce liquide à la faveur d'une sorte de fenêtre pratiquée aux points convenables du bandage inamovible.

Dans le but de prévenir une suppuration abondante, on comprend sans peine que nous conseillions de recourir à la réunion immédiate autant que possible, et de rejeter le tamponnement de la plaie, comme on le fait encore en beaucoup d'hôpitaux. En 1843, 1847 et 1848, nous avons pu reconnaître, en différents hôpitaux de Paris, comme nous l'avions remarqué, en 1840, à Lyon, combien la réunion secondaire est propre à provoquer, à accroître la suppuration et ses tristes conséquences. Nous nous rappelons surtout le fait d'un adulte opéré pour une pseudarthrose de l'avant-bras. Les chairs incisées, les fragments réséqués, on interposa de la charpie au fond de cette plaie considérable, pendant plus d'un mois. Aussi le pus était-il abondamment reproduit; séjournant profondément, il nécessitait des pressions expulsives et l'agrandissement de l'ouverture de ce clapier. De là un érysipèle ou érythème phlegmoneux qui ne contribua pas peu à prolonger le traitement, les souffrances et les dangers de ce malade.

Au dernier siècle, les médecins faisaient beaucoup d'usage des topiques destinés à diminuer la suppuration et le pus : les *détersifs* se composaient d'absorbants ou d'astringents (1). Les Arabes et les arabistes, si adonnés à l'emploi des topiques, communiquèrent aux chirurgiens du dernier siècle une partie de leur manière d'agir. L'Académie de chirurgie soumit la valeur des *dessicatifs* comme celle des incarnatifs, des suppuratifs, etc., à l'examen de plusieurs compétiteurs qui furent loin de leur accorder autant d'importance que leurs devanciers. Cependant Bilguer les mettait en usage avec une extrême confiance, et leur attribuait une partie de ses succès. « Les premiers jours, jusqu'à ce que la suppuration soit abondante, je ne panse qu'une fois par jour, quelquefois même plus rarement; mais quand la suppuration est formée, je lève l'appareil deux fois par jour; et, à chaque pansement, je couvre tout ce qu'on peut toucher des os et toutes les chairs de la plaie avec de la charpie trempée dans du baume de mastic ou du baume de Fioraventi, ou quelque autre essence balsamique, afin de prévenir par là une supuration trop abondante (2). »

Mais l'expérience a démontré l'inutilité de presque tous ces topiques prétendus suppuratifs ou dessicatifs. Ils avaient tout au plus pour effet de soustraire les parties dénudées au contact de l'atmosphère; mais leur qualité était bien plus propre à activer qu'à diminuer la suppuration. Un topique qui, sans être irritant, pourrait rester long-temps fixé à la plaie, sans être dérangé ni altéré, soustrairait les parties enflammées aux causes d'irritation, et diminuerait ainsi la suppuration. Telle paraît être la

(1) Charmeton, prix Acad. chir., in-12, tom. IV, p. 361.

(2) Ouvrage cité, p. 62, 73.

propriété du *collodion* naguère introduit dans la thérapeutique : d'après les essais auxquels nous avons pu nous livrer, tout nous fait désirer la réalisation des inductions consignées dans un journal intéressant (1). Il est probable, du reste, que cette espèce de vernis serait applicable aux plaies peu profondes, telles que celles où le professeur Simpson l'a employé avec avantage (2). Mais, mis en œuvre sous forme de lanières ou de bandelettes, le collodion mérite d'être employé dans un grand nombre de cas, et promet de faire obtenir le résultat que nous signalons.

C'est, en effet, ce que nous montrent les observations recueillies par M. le docteur Valette, à l'Hôtel-Dieu de Lyon. « Cet agent permet, dit-il (3), tout en mettant les plaies à l'abri du contact de l'air, l'application d'un autre moyen puissant pour modérer la marche des phénomènes inflammatoires : je veux parler des irrigations continues. Il simplifie en même temps singulièrement les pansements, chose bien importante, en campagne surtout...... Le collodion, ajoute-t-il, contribuera à faire obtenir des guérisons plus nombreuses, et rendra les amputations plus rares. » Du reste, jusqu'à la solution complète de cette dernière et importante question, les pansements les plus simples seront les meilleurs. Une compresse, imbibée seulement d'eau commune, nous a paru souvent préférable aux cérats dont on se sert généralement, et nous en avons fait d'heureuses applications, à l'exemple de MM. Baudens, Pleindoux, etc. Ainsi nous avons traité de cette manière un ouvrier qui avait dernièrement éprouvé une grave blessure

---

(1) Bull. thérap., tom. XXXV, p. 232.

(2) *Ibidem*, tom. XXXVI, p. 82.

(3) Gazet. méd. Lyon, 1re ann., 1849, p. 221.

de la main pour laquelle nous avons été contraint de pratiquer l'amputation partielle d'un doigt. « Écoutez les chirurgiens anglais et M. Knox, dit M. le professeur Velpeau (1), et vous les entendez proscrire hautement nos cataplasmes qu'ils qualifient tout simplement de *poison de la chirurgie*. Suivant eux, il y a presque de la cruauté à matelasser de charpie les blessures, les plaies des malades. C'est au point que, de la bouche des praticiens, de telles accusations sont allées jusqu'au sein du Parlement, jusqu'à la Chambre des Lords, où le duc de Wellington n'hésita pas à proclamer que notre charpie avait tué plus de militaires que les balles de Waterloo ! » Il y a sans doute de l'exagération dans ces paroles, mais beaucoup moins que M. Velpeau ne le pense.

L'abondance de la suppuration rend plusieurs incisions nécessaires, parce qu'elle produit des abcès étendus, des fusées purulentes, ou des foyers multiples déterminés par une affection morbide de l'économie. Ainsi la faiblesse de la constitution, soit chez les vieillards, soit chez les adultes débilités, entretient parfois une sécrétion de pus copieux et ténu. Il faut alors relever les forces du sujet par des frictions avec la teinture de quinquina, les médicaments toniques, le régime fortifiant, etc. Ainsi je traitai avec succès un jeune militaire atteint d'une brûlure qui avait causé la mortification de la peau du dos du pied, une suppuration ruineuse et une lenteur grave de la cicatrisation. Cet homme avait naguère quitté un autre hôpital, où l'amputation de la jambe lui avait été proposée. Cependant, grâce à ce mode de traitement auquel il fut soumis à

(1) Ann. chir., tom. III, p. 312; 1842.

l'Hôtel-Dieu St-Éloi, je vis la suppuration diminuer rapidement, et la cicatrice s'achever en un mois environ.

— Le régime des blessés est en général trop léger. Comme Hippocrate nous l'apprend dans son livre sur le *Régime dans les maladies aiguës*, les anciens accordaient de la nourriture plus tôt et plus copieusement que nous. Aussi nous n'avons pas été surpris de voir M. Malgaigne plaider en faveur d'une alimentation restaurante chez les blessés, dès la chute de la fièvre. « Je fais manger mes malades, dit-il (1), aussitôt qu'ils ont faim, je les alimente. Je ne les saigne qu'autant qu'il y a des indications pressantes, et je suis également fort réservé sur les autres évacuations. » Le régime et les médicaments toniques éviteront de nombreuses incisions chez les personnes débilitées ou en proie à la diathèse purulente qui engendre des abcès multiples. Je suis persuadé d'avoir épargné bien de ces incisions à un malade de notre Hôtel-Dieu qui avait déjà supporté plusieurs coups de bistouri aux membres où il présentait des abcès soudains. Le régime fortifiant, les frictions avec la teinture de quinquina, le vin amer, l'exercice, l'insolation, relevèrent ses forces abattues, mirent fin à cette sécrétion purulente, et, par suite, à l'utilité de l'instrument tranchant.

Mortification. — Il est peu de chirurgiens, peu d'auteurs qui ne répètent journellement, touchant la plupart des lésions violentes, le précepte de replacer les parties dans leurs rapports normaux, de les y maintenir un temps suffisant, et de combattre les accidents (2). Mais quand et comment faut-il mettre en œuvre ces différents conseils ?

(1) Bullet. Acad. méd., tom. XIII, p. 1283.
(2) Rev. thérap. du Midi, tom. I, p. 8; 1850.

Quand doit-on avoir recours aux appareils définitifs des fractures ? C'est, dira-t-on, lorsque les accidents primitifs sont calmés ; mais ces accidents se manifestent plus ou moins vite, suivant l'âge et surtout la vigueur du sujet. Il faut donc connaître les motifs scientifiques et cliniques qui doivent diriger le médecin dans l'emploi des bandages autour des membres fracturés.

L'application hâtive de ces ressources chirurgicales est, en effet, pleine de dangers, et entraîne trop de fois des accidents qui nécessitent diverses opérations, et même l'amputation. L'expérience des grands hôpitaux apprend fréquemment que la mise en œuvre trop prompte et inintelligente de ces appareils a produit la gangrène des membres autour desquels ils étaient disposés. Nous ne saurions partager le sentiment de M. Seutin, qui applique son appareil dès que le malade lui est soumis, quel que soit l'état de la fracture, et dans le but de prévenir le développement de l'inflammation (1). Nous ne reviendrons pas sur ce que nous avons dit des dangers de la compression employée dans cette dernière intention. Nous avons vu cette pratique amener les plus graves désordres chez des malades traités dans les plus grands hôpitaux.

Un adulte vigoureux vint d'une ville voisine, à notre Hôtel-Dieu, avec la gangrène d'une grande partie de l'avant-bras fracturé, causée par un appareil appliqué trop tôt et fort mal. Il fallut amputer le bras, et la mort ne tarda pas à terminer un aussi déplorable traitement. Un garçon, âgé de 11 ans, se rend à l'Hôtel-Dieu de Lyon, dans le service du docteur Bonnet, pour une gangrène de la main droite causée par l'application d'un bandage à fracture. On est

(1) Journ. con. méd. chir.; Octobre, Novembre et Décembre 1849.

obligé de retrancher la main : la plaie est largement livrée à la suppuration ; peu de jours après, il survient des phénomènes tétaniques, et la mort a lieu le 30 Juin 1840. Au rapport du professeur Lallemand, le célèbre général Lafayette aurait éprouvé la gangrène de la peau du dos du pied par l'application de l'appareil de Boyer, faite par son illustre inventeur lui-même. M. le docteur Serrier raconte qu'un malade, à l'Hôtel-Dieu de Marseille, fut ainsi atteint de gangrène de la jambe et ne tarda pas à succomber (1). Un résultat plus déplorable encore est arrivé, l'an dernier, à l'Hôtel-Dieu St-Éloi, chez un jeune ouvrier dont la cuisse venait d'être fracturée : l'appareil fut la cause de la gangrène rapide de la cuisse, qu'il fallut retrancher sans parvenir à sauver ce malheureux jeune homme. Peu de temps auparavant, un adulte, traité pour une fracture de la rotule, avait vu survenir un abcès sous la partie supérieure du genou. Quelques années avant cette époque (Octobre 1837), un enfant avait été estropié par suite de l'application d'un bandage pour une fracture de l'avant-bras, etc. (2).

Si, à ces faits, qui se passent au grand jour des hôpitaux, on ajoute ceux, tout aussi nombreux, mais beaucoup moins connus, qui ont lieu dans la pratique civile, on avouera sans peine qu'on n'apporte pas assez d'intelligence quand il s'agit de mettre en œuvre les préceptes rapidement signalés dans les livres et dans beaucoup de cliniques. Une des principales raisons de cette pratique incertaine, c'est que les médecins ne savent pas pourquoi il faut attendre plus ou moins suivant les individus ; car les données

(1) Trait. plaies arm. feu, etc.

(2) Bull. médic. Bordeaux, tom. VI, p. 358 ; 1839.

tirées de l'âge et de la force de l'économie doivent être basées sur des notions plus précises.

En vue d'éclairer ce point de chirurgie pratique, je me suis livré à une série d'épreuves sur les animaux vivants, et à un certain nombre de recherches d'anatomie pathologique sur l'homme, enfin à des études nombreuses au lit des malades. Les tentatives faites sur des lapins, des chiens, etc., et dont plusieurs élèves ont été témoins, m'ont démontré que le cal ne se développe point pendant les premiers jours : vers le cinquième, il apparaît ; vers le dixième, il se pénètre de grains calcaires ; et, vers la fin de la troisième semaine, il possède assez de consistance pour maintenir la continuité du membre, sans cependant lui permettre encore de reprendre ses fonctions. Toutefois ces résultats ont été obtenus des animaux jeunes ; tandis qu'ils étaient retardés de plusieurs jours chez les mammifères déjà âgés (1).

Quoique éloigné de faire à l'homme une application rigoureuse de ces observations comparatives, d'après les motifs que nous avons exposés ailleurs (2), néanmoins elles nous ont guidé dans la marche à suivre pour saisir les actes médicateurs de la nature humaine. Un charretier, âgé de 38 ans, fortement constitué, mourut, à l'Hôtel-Dieu St-Éloi, des suites d'une fracture de la cuisse arrivée vingt jours auparavant. L'autopsie me montra que le cal, encore cartilagineux, était fort peu résistant, et incapable de maintenir en rapport les fragments que je séparai facilement. Dans le même hôpital, j'eus occasion d'examiner la cuisse d'un vieillard qui succomba trois semaines après son entrée,

(1) Recherc. expérim. sur le cal ; Montp., 1844.
(2) Comp. de l'hom. et des animaux ; Montp., 1846.

pour s'y faire traiter d'une fracture sus-condylienne du fémur : le travail réparateur était encore moins avancé que dans le cas précédent. L'un des malades qui fit le sujet d'une leçon dans le concours de clinique chirurgicale, à Paris, en 1848, était un vieillard atteint d'une fracture du col du fémur. La mort étant survenue au quinzième jour, nous pûmes constater qu'aucune trace bien notable de consolidation n'avait commencé. Le nommé Pons (Étienne), âgé de 69 ans, d'une haute taille, fortement constitué, eut la jambe droite fracturée en cinq ou six points. Des abcès étendus se manifestent vers le quinzième jour ; ce malade est, en outre, saisi d'une pneumonie grave qui détermine la mort le 17 Septembre 1847, au trente-sixième jour de l'accident. A l'autopsie, nous voyons la jambe droite fort tuméfiée ; ses muscles infiltrés de sang ; du pus se trouve entre les os et les muscles. Le périoste est comme épaissi et infiltré autour des os. La surface médullaire des deux fragments du péroné est recouverte d'une légère couche de couenne cartilagineuse ; les veines médullaires sont très-injectées, mais nullement dans les tubérosités du tibia. Aucune trace de consolidation n'existe dans la fracture inférieure dont les fragments sont très-injectés de sang noir. Il en est de même de la brisure comminutive de l'extrémité inférieure du péroné ; celle du tiers supérieur de cet os présente les mêmes dispositions que celle du tibia. A l'Hôtel-Dieu de Lyon, nous examinâmes des pièces pathologiques appartenant à des enfants ou à des adolescents morts des suites de fractures récentes des membres, et déjà le cal était épais, cartilagineux, et même infiltré de sels calcaires, quoique l'accident fût arrivé depuis une ou deux semaines.

Sans entrer en de plus longs détails touchant ces recherches anatomo-pathologiques ou expérimentales, nous avons été amené à conclure que le cal commençait à se former d'une manière sensible vers le cinquième jour pendant l'enfance, vers le dixième jour durant l'adolescence, vers la fin de la deuxième semaine chez l'adulte, enfin vers le troisième septénaire chez le vieillard. Ces données méritent de servir de guide aux praticiens pour l'application intelligente des appareils définitifs à fracture. Il doit comprendre la *nécessité* de recourir ordinairement à ces moyens aux époques ainsi déterminées, et l'inutilité de les employer plus tôt. Si à cette inutilité l'on joint les dangers de cette thérapeutique hâtive et de leur application trop prolongée, on sentira l'importance du précepte que nous cherchons à bien motiver.

D'après ces notions, chaque jour complétées ou confirmées, nous les avons vu et nous avons pu les mettre en pratique sur bien des personnes atteintes de diverses fractures, sans avoir eu à déplorer les tristes accidents chaque jour reproduits. Ainsi, sur un enfant auquel M. Auguste Lafossé et moi avons donné des soins pour une fracture du radius, le bandage fut placé de bonne heure et dès que le gonflement eût cessé ; tandis que, chez une dame âgée à laquelle je donnai des soins avec le même praticien, l'appareil fut appliqué, autour de la jambe brisée, au quinzième jour seulement. Ce fut aussi vers la même époque que nous disposâmes un bandage contentif autour de l'avant-bras sur une dame déjà avancée en âge. Tous ces malades ont guéri aisément, sans accidents et sans difformité.

Le nommé Rabur, âgé de 41 ans, d'une forte constitution, vint à l'Hôtel-Dieu, le 15 Janvier 1839, pour une fracture située au tiers supérieur du cubitus gauche. Au dixième jour de l'accident, je plaçai l'appareil définitif, que je renouvelai le quinzième jour, époque à laquelle le déplacement était encore possible ainsi que la crépitation. Le 1er Janvier 1839, un jeune homme, âgé de 27 ans, avait obtenu la consolidation d'une fracture de l'avant-bras, survenue un mois avant, et n'avait gardé l'appareil ordinaire que pendant les deux dernières semaines. Au cinquantième jour, la fracture de l'avant-bras du nommé Ouilliez, à qui j'avais appliqué l'appareil inamovible au onzième jour de l'accident, était encore un peu mobile : cet homme n'avait cependant que 39 ans. Un militaire, âgé de 26 ans, avait obtenu la consolidation d'une fracture de la cuisse, lorsqu'en faisant des armes, il sent le *cal fléchir* et la fracture se reproduire deux mois après sa sortie de l'Hôtel-Dieu.

Ces faits, et bien d'autres que j'ai consignés ailleurs (1), prouvent que la formation du cal n'est pas aussi hâtive qu'on l'admet généralement, et qu'on n'a pas besoin de tant se presser d'avoir recours aux appareils définitifs. Aussi, au huitième jour, j'appliquai le bandage inamovible sur le nommé Vidal, âgé de 16 ans, entré à notre Hôtel-Dieu, le 12 Août 1839, pour une fracture de l'épitrochlée avec luxation du coude d'abord réduite. Un très-jeune enfant me fut apporté à l'hôpital, pour une fracture du col de l'humérus produite l'avant-veille. Le gonflement des parties molles étant insensible ou dissipé, je n'hésitai pas à entourer l'épaule et tout le membre fracturé de l'appareil gypso-amidonné. Au vingtième jour, le cal était suffisant pour permettre les mouvements progressifs du bras. Un deuxième exemple analogue s'est récemment offert dans ma pratique, chez une jeune fille, âgée de huit ans, qui

---

(1) Bullet. médic. Bordeaux, tom. VI, p. 373; 1839.

s'était, depuis deux jours, brisé le col anatomique de l'humérus gauche. Après avoir calmé la douleur et le gonflement des parties lésées, c'est-à-dire au quatrième jour, je m'empressai d'avoir recours à l'appareil inamovible. Aidé de plusieurs élèves, je plaçai ce bandage définitif qui fut enlevé vers le vingt-cinquième jour : le cal était solide et la guérison très-satisfaisante.

Appelé auprès de Mme P...., dont j'ai déjà exposé l'observation, je me contentai de placer cette malade au lit, ayant la jambe fléchie et reposant sur son côté externe, sans aucun bandage pendant plus de dix jours, ce qui me permit de combattre la fluxion et le délire nerveux, cette personne étant âgée de 47 ans. Les accidents étant calmés, l'appareil contentif fut employé au douzième jour seulement, et la guérison fut aussi régulière que possible en un cas aussi grave. Au nommé Roucairol, âgé de 56 ans, je plaçai, le onzième jour, l'appareil gypso-amidonné autour de l'épaule et du bras, pour une fracture du col de l'humérus, et cet homme quittait l'Hôtel-Dieu le 42me jour après l'accident, et bien guéri. Tel a été le résultat d'une conduite semblable que je tiens à l'égard de la nommée Roques, âgée de 65 ans.

Sans multiplier davantage les exemples de ce genre, ceux que nous venons de signaler doivent prouver que l'emploi hâtif des appareils à fracture est généralement inutile et plein de danger; que les époques auxquelles ils sont indiqués doivent être déterminées par la marche et le développement connus du cal, selon les principales phases de la vie humaine. Quand on voit, en outre, M. Jobert, entre autres praticiens distingués, n'employer aucun appareil à fracture, mais la plus simple contention des parties à l'aide de deux ou trois portions de bande, on reconnaît encore davantage, comme l'inspection de cette remarquable pratique nous l'a montré, combien il faut moins ajouter d'importance à la plupart des appareils. Sans accorder à ce mode si simple de traitement une valeur aussi grande que l'habile chirurgien de St-Louis, nous pouvons répéter ici, ce que nous avons exposé ailleurs (1), que la connaissance de ces résultats joints à ceux que nous avons signalés, portera le médecin à beaucoup moins se presser d'employer les bandages définitifs de fractures, à les laisser en place moins de temps, et, par suite, fera éviter bien des accidents et les opérations parfois graves qu'ils nécessitent trop souvent.

Je conviens, avec M. Laugier (2), que le malade dont parle Dupuytren, pour défendre le sentiment que je viens de motiver d'une manière plus précise, et tous les cas signalés plus haut, devaient leur accident à la manière trop serrée dont les appareils avaient été disposés. Mais, comme du gonflement plus ou moins marqué se développe chez presque tous les individus pendant les premiers temps, les moyens compressifs, et surtout le bandage inamovible, deviennent alors dangereux et inutiles. Toutefois, de simples bandages contentifs peuvent convenir chez les personnes atteintes de certaines fractures avec tendance très-prononcée au déplacement et à la lésion des parties molles. On comprend aussi comment Larrey, M. Gimelle et plusieurs autres chirurgiens militaires, ont été partisans de l'application hâtive des appareils inamovibles, et surtout amovo-inamovibles, qui peuvent rendre de véritables services à la suite de scombats, ainsi que nous aurons lieu de l'exposer plus loin. En résumé, dans la pratique civile

(1) Bullet. thérap., tom. XXXIV, p. 532; 1848; 130, 333, etc.
(2) Bull. chir., tom. I, p. 117; 1840.

surtout, soit pour les brisures simples, soit pour les fractures compliquées localement, l'emploi immédiat des appareils définitifs doit être l'exception, et l'application secondaire la règle.

Nous avons signalé la pratique de M. Jobert, qui prouve que les appareils sont beaucoup moins nécessaires qu'on le pense généralement. Sabatier, Anthaume, A. Cooper, etc., ne se servent d'aucun bandage pour la brisure surtout intra-capsulaire du col fémoral. Si j'éprouvais un tel accident, dit le célèbre chirurgien anglais, je me mettrais au lit afin de combattre la douleur et l'irritation pendant une semaine environ. Alors je quitterais le lit, en me soutenant avec des béquilles et portant un soulier à talon épais; persuadé que, quelque appareil que je misse en usage, je n'obtiendrais pas de meilleur résultat. Nous avons pu juger de la justesse de ces réflexions sur plusieurs malades; le séjour prolongé au lit est, d'ailleurs, souvent mortel pour les vieillards ainsi blessés. Aussi nous avons suivi les conseils des praticiens que nous venons de citer, à l'égard de M. Fesq., qui se cassa le col du fémur, par une chute dans un puits; et quoique cet homme boite un peu, son état est au moins aussi satifaisant que celui de bien des malades que j'ai vu traiter par les appareils les plus vantés. Chez deux autres personnes, nous nous sommes conduit de la même manière, sans plus de désavantage.

La mortification des tissus peut survenir par l'étranglement spontané auquel ils sont soumis pendant un certain temps : le panaris, le phlegmon diffus, les hernies, etc., sont menacés de gangrène si l'étreinte des parties comprises entre les plans peu extensibles n'est pas détruite. A une certaine période de l'étranglement, le taxis prolongé, les réfrigérants, les antiphlogistiques, les narcotiques, procurent le résultat désiré. Ainsi le phlegmon commençant peut être enrayé par la pommade nitratée, mercurielle; les vésicatoires, les antiphlogistiques énergiques.

Mais si les symptômes locaux et généraux annoncent une gangrène imminente, il ne faut pas tarder de pratiquer le débridement convenable par rapport à la maladie et à la région lésée. J'ai bien souvent vu prévenir et j'ai prévenu la marche menaçante de panaris, de phlegmons diffus, d'étranglements herniaires, à l'aide d'incisions simples ou multiples. Au contraire, j'ai été très-souvent témoin, à Lyon, à Paris, etc., de la mortification des doigts, d'une grande étendue de parties molles, d'anses intestinales, par la négligence ou la mauvaise application des divers moyens dont nous venons de parler. Certains malades ont succombé par suite de l'impéritie du chirurgien, et d'autres ont dû se soumettre à l'amputation de doigts, du poignet, d'un membre, ou à l'entérotomie pour un anus accidentel.

A la faveur des remèdes déjà signalés, et employés avec habileté, j'ai vu, bien des fois, des membres en proie à une gangrène considérable être cependant conservés. L'un des cas les plus remarquables sous ce rapport fut celui du nommé Espagnac, âgé de 36 ans, d'une constitution viciée, qui entra à l'Hôtel-Dieu, au mois de Juillet 1839, pour une grave blessure de la jambe gauche, produite par le passage d'une roue de charrette pesamment chargée. La jambe était très-gonflée, et offrait à son côté externe une plaie étendue de la malléole au mollet, ayant six pouces de largeur. Les muscles péroniers et jumeaux étaient à découvert; le ligament inter-osseux et la face interne du péroné étaient à nu. Au-dessous de la malléole interne se trouvait une plaie assez considérable; le pied était trèsenflammé; toute la plaie présentait des plaques mortifiées. Grâce au régime sévère, aux topiques émollients et sédatifs, aux émissions sanguines, enfin à l'ensemble des moyens déjà mentionnés, les escarres se détachèrent, la suppuration se tarit, la cicatrisation s'opéra, lentement, il est vrai, et la guérison eut lieu sans opération.

La congélation d'un membre le menace de gangrène surtout quand le malade n'est pas traité convenablement, si la partie congelée est frictionnée avec des matières chaudes, au lieu d'être soumise à une température basse d'abord et progressivement élevée. Les observations de Larrey et des praticiens du nord de l'Europe, ont, en effet, démontré que la chaleur, immédiatement appliquée sur une partie congelée, y détermine promptement l'apparition d'escarres; tandis que cet accident est ordinairement prévenu en faisant les frictions avec de la glace, de la neige ou de l'eau très-froide, puis avec de l'eau fraîche, aiguisée ensuite d'alcool, enfin à des topiques réchauffants. En même temps, l'individu doit prendre des boissons toniques, chaudes, et être progressivement exposé à une température lentement augmentée.

Pendant long-temps on a cru posséder des topiques et des médicaments propres à prévenir ou à limiter toute gangrène. Bilguer prétend que le quinquina est tellement efficace en ce cas, qu'il lui a permis de conserver des membres gangrenés (1). Selon cet auteur, quand la mortification commence, il faut faire des incisons étendues sur la région lésée, afin de faciliter la sortie des liquides et l'action des remèdes. Mais Pott contesta l'influence du quinquina dans ces cas et contre la gangrène sénile, et vanta l'adminis-

(1) Ouv. cité, p. 13, 17.

tration de l'opium seul ou associé à l'écorce du Pérou (1). Rarement les assertions de Pott sur les vertus de l'opium ont été justifiées ; nous avons vu échouer ce médicament, notamment sur un vieillard atteint d'une gangrène de la jambe gauche, qui, d'abord traitée par l'opium et le quinquina, ne cessa de faire des progrès, détermina le chirurgien à pratiquer l'amputation de la jambe au-dessous du genou, ne tarda pas cependant à se reproduire dans le moignon, et à causer la mort de cet homme. Toutefois l'emploi du quinquina peut enrayer la mortification produite par une affection adynamique ou putride. Ainsi ce remède combat souvent avec avantage la fièvre putride qui fréquemment donne lieu à la formation d'escarres sur les points comprimés, soumis à des épispastiques, atteints d'érysipèle simple ou phlegmoneux, etc.

Les moyens antiphlogistiques, locaux ou généraux, sont propres à prévenir ou à limiter la gangrène par inflammation des divers tissus ou des artères seulement. Sans doute la gangrène spontanée, ni la sénile, n'est pas ordinairement causée par l'artérite, comme le pensaient Roche et Sanson, Delpech et M. Dubrueil (2) ; mais, en certains cas, elle en provient, ainsi que les succès de Dupuytren et d'autres praticiens le démontrent (3). A ces conditions semble se rattacher la gangrène dont sont parfois affectés les gens adonnés aux liqueurs alcooliques, ou à un régime trop succulent : on comprend alors les bons effets des remèdes antiphlogistiques. Les incisions tant vantées par Bilguer, sur les chairs menacées de gangrène ou déjà en

(1) OEuv. chir., tom. II, p. 539, 541 ; 1778.

(2) Mémor. hôpit. Midi.

(3) Diction. méd., tom. XIII, p. 621, 2e édit.

partie mortifiées, n'ont pas la valeur que leur accordait le célèbre chirurgien allemand. Elles conviennent si des liquides putrides séjournent sous la peau; et, dans ce but, il est inutile de les multiplier beaucoup ni de leur donner une grande étendue. La peau est-elle mortifiée, il faut la recouvrir de topiques émollients si la partie est enflammée, et de toniques chauds et secs si elle est refroidie. Plus tard, nous parlerons des opérations graves que la gangrène peut réclamer.

§ IX. — *Prévenir la chronicité des maladies, et les traiter complètement.* — Bien des lésions qui parfois nécessitent l'emploi des moyens opératoires, n'eussent pas eu ce résultat si le praticien s'était attaché à prévenir leur passage à l'état chronique, ou bien s'il les avait combattues jusqu'à leur complète disparition. Par négligence ou autrement, le chirurgien permet à de semblables résultats de se produire trop souvent; mais plus souvent encore il faut en accuser les malades eux-mêmes qui, par ignorance ou défaut de moyens nécessaires, laissent leurs lésions empirer, se prolonger ou ne pas se terminer entièrement. Combien de maux, chez le vulgaire, sont abandonnés aux seuls efforts de l'organisme! Combien d'autres que les conditions de la misère livrent à leurs progrès inévitables!

Un des préjugés fort répandus parmi le peuple, et même auprès de plusieurs médecins, c'est qu'*il faut laisser couler* la blennorrhagie pendant plus d'un mois. Nous en avons tous les jours des preuves dans la pratique. Mais ordinairement la négligence des malades ou un traitement imparfait laissent établir une blennorrhée opiniâtre. Or, l'on sait de quels désordres est la source, selon l'expression de J. Hunter, cette mère des infirmités génito-urinaires! L'urétrite se perpétue, amène la phlogose aiguë ou chronique des parois du canal, de la prostate, de la vessie, etc., et devient la cause de rétrécissements, d'engorgements ou d'abcès de la prostate, de fistules urinaires, de pertes séminales, et de beaucoup d'autres lésions : de là, la dilatation de l'urètre, la cautérisation, les scarifications, les incisions internes ou externes de la prostate, et parfois, d'une manière indirecte, la taille ou la lithotritie. Cependant un grand nombre de ces lésions consécutives, et par suite leurs remèdes opératoires, eussent été prévenus par un traitement prompt, énergique et prolongé jusqu'à extinction du mal.

Il en est de même des désordres pathologiques qui atteignent si fréquemment les organes génitaux de la femme. Les inflammations vénériennes ou autres sont ordinairement traitées en cachette par des personnes ignorantes, ou sont abandonnées pendant long-temps à leurs progrès naturels. Fort souvent des déplacements utérins, des engorgements récents, des pertes légères, sont livrés à eux-mêmes ou aux simples ressources domestiques. Ainsi s'établissent des leucorrhées rebelles, des engorgements ou des ulcérations du col de la matrice, des végétations intra-utérines, et plusieurs autres altérations qui ont conduit à l'emploi des cautérisations, des injections profondes, des excisions de la surface muqueuse de l'utérus, et de diverses opérations proposées pour remédier aux déplacements de cet organe.

Examinez les individus atteints de fongus articulaire, et vous reconnaîtrez que certains ont éprouvé cette grave altération à la suite d'une entorse non ou mal traitée, d'une arthrite rhumatismale ou traumatique mal ou imparfaitement combattue. Sans doute ordinairement cette inflammation n'eût pas entraîné ces désordres articulaires, si l'économie n'eût été entachée de débilité, de scrofule ou de rhumatisme. Toutefois, chez plusieurs de ces sujets, le mal eût été arrêté avant de produire des altérations profondes, si des remèdes convenables, un repos suffisant, un régime approprié, enfin si un traitement rationnel et complet eussent été mis en usage. Bien des fois j'ai pu constater cette vérité, et notamment chez un malade de mon service à l'Hôtel-Dieu, qui, plusieurs fois guéri d'une arthrite provenant d'une blessure de la cuisse, éprouva des rechutes par la fatigue à laquelle il fut obligé de se livrer comme soldat en Afrique, ou comme ouvrier. Cette succession de rechutes amena une des plus graves tumeurs blanches du genou.

Les luxations se renouvellent chez bien des personnes, et finissent même par devenir si aisées à se reproduire, qu'elles constituent une infirmité rebelle qui nécessite des réductions journalières. Un pareil résultat dépend ordinairement de ce que, après la première réduction, le sujet n'a pas gardé assez long-temps l'immobilité de la jointure lésée, comme Heister, Duverney, et récemment M. Malgaigne, l'ont judicieusement fait remarquer. L'expérience a aussi montré que, dans ces circonstances, l'emploi prolongé des eaux thermales de Balaruc, etc., peut remédier à cette fâcheuse disposition des articulations, ainsi que le prouve la guérison de Mme D....

§ X. — *Essais médicamenteux.* — Depuis long-temps la théorie et la pratique ont démontré que les maladies les plus graves et les plus rebelles aux ressources opératoires dépendaient d'une affection morbide ou interne. L'expérience a prouvé l'utilité et la nécessité de moyens médicamenteux contre de telles lésions, et la pauvreté de la thérapeutique ne justifie que davantage les désirs de la pratique à cet égard. Les états spécifiques demandent les agents spéciaux dont le mécanisme apparent est aussi inappréciable que le mécanisme caché de leur action thérapeutique. Pendant les premiers temps de l'apparition de la syphilis, les ravages de cette affection étaient excessivement graves et souvent mortels. Grâce à l'influence du mercure et d'autres remèdes particuliers, les maladies syphilitiques perdirent de leur incurabilité ordinaire; et, de nos jours, elles sont rendues plus bénignes encore par la découverte de nouveaux agents spéciaux.

Bien que la trachéotomie ait procuré plusieurs succès, de nos jours, contre le croup, elle est bien plus souvent encore suivie de résultats funestes. Arrêter la marche de cette cruelle maladie, prévenir la formation ou la reproduction des pseudo-membranes et des accès, est une conduite bien propre à sauver un grand nombre de sujets, et à restreindre l'utilité de la *bronchotomie*. Une foule de remèdes sont employés dans ce but, mais leur inefficacité ordinaire en a fait rechercher de moins impuissants. Le sulfate de quinine, préconisé de nos jours par MM. Puls, Willems (1), etc., fera-t-il obtenir le résultat désiré? M. Beck avait vanté l'emploi de l'alun, quand M. Miquel, d'Amboise, mit en œuvre cette substance, alternativement avec le calomel, chez une petite fille dont la mère refusa de laisser pratiquer la trachéotomie. A l'aide de 10 centigrammes de calomel et de 15 centigrammes d'alun administrés toutes les deux heures, et d'une solution nitratée sur la muqueuse des amygdales et du pharynx, pendant une semaine, M. Miquel assure avoir sauvé, non-seulement

---

(1) Bullet. thérap.; 1849, tom. II, p. 232.

cette enfant, mais encore 26 autres personnes atteintes de croup (1).

Il est plusieurs autres maladies pour lesquelles la trachéotomie a été proposée ou pratiquée. Ainsi, le docteur Weger a été conduit à faire cette opération pour prévenir l'asphyxie chez un sujet dont la langue avait été mordue par une vipère (2). Il me paraît qu'un traitement débilitant très-énergique eût pu remédier aux accidents, sans exposer le sujet aux suites si graves de la bronchotomie elle-même. Je suis porté à émettre cette opinion d'après un cas où je fus sur le point de recourir à l'ouverture de la trachée, qui eût prévenu la mort du malade, mais qu'un traitement plus prompt et plus puissant eût encore mieux fait éviter (3).

En présence de l'opiniâtreté des altérations cancéreuses, de l'insuccès ordinaire des moyens opératoires contre elles, et de leur tendance fatale, plusieurs praticiens ont senti le besoin de remèdes internes (4), et se sont livrés à des essais prudents, mais malheureusement inefficaces. Frère Côme et Storck ont, il est vrai, vanté les heureux effets de la ciguë; Lefébure de l'arsenic; Rust du mercure. L'iode ou l'iohydrate de potasse a été préconisé par Ullemann. Le célèbre Baumes s'était soumis à divers médicaments sans obtenir la guérison d'un ulcère cancéreux du visage; et l'on pourrait citer d'aussi nombreuses tentatives de ce genre, mais tout aussi infructueuses. Toutefois ces insuccès ne sont pas un motif plausible d'abandonner

---

(1) Bullet. thérap., 1849, tom. II, p. 424.
(2) Bull. chirurg., tom. I, p. 103; 1840.
(3) Bittot, thèse; Paris, 1848, p. 17.
(4) Bilguer, ouv. cité, p. 145.

cette voie thérapeutique, mais, au contraire, d'y persister. Empêcher la douleur durant les opérations chirurgicales n'était-il pas regardé naguère encore comme un projet chimérique (1)? Et cependant Jackson et Morton, Simpson, Poggiale, etc., ont fourni divers agents anesthésiques.

Ces précieuses découvertes n'ont pas été l'effet du hasard, comme on le croit vulgairement, mais bien le fruit de recherches guidées par de judicieuses inductions. Bien des essais avaient eu lieu; des effets incomplets avaient été observés, et ont servi d'indices aux praticiens qui ont fait ces belles découvertes. Imitons ces remarquables exemples; loin de renoncer à toute espèce de médicament contre le cancer, la diathèse hémorrhagique, anévrysmale, lithiasique, etc., soumettons les malades à des essais prudents avec des agents déjà peu employés. Tout en exposant des vœux semblables actuellement (2), M. Bouchardat me paraît faire une proposition aussi peu plausible que celle de M. Diday, en conseillant d'inoculer le virus syphilitique aux altérations cancéreuses, afin de combattre ensuite cet état compliqué à la faveur de l'iodure de potassium. Indépendamment des motifs qui doivent faire rejeter de pareilles tentatives, nous avons plusieurs fois administré, sans aucun succès, le médicament désigné, notamment chez une malade dont nous rappellerons bientôt l'observation.

L'inoculation de la syphilis aux lésions cancéreuses nous paraît aussi blâmable que celle de la pourriture d'hôpital, quoique Dussossoy en ait retiré un succès inespéré contre un cancer du sein (3). De tels résultats, ainsi que celui

---

(1) Velpeau, méd. opérat., tom. I, p. 32, 2e édit.
(2) Annuaire thérap., ann. 1850.
(3) Obs. gang. hôpit.; 1788.

de Clerc, n'autorisaient pas M. F. Ollivier à le conseiller encore (1). Mais au moins on ne saurait douter de la possibilité d'inoculer le virus de la syphilis, de l'ulcère nosocomial, etc.; tandis qu'on est surpris de voir M. Rigal assurer qu'il a réussi de même avec la gangrène, qui n'a pas de virus (2)!

Les essais médicamenteux dont nous parlons eussent épargné à l'illustre Larrey le regret d'avoir opéré un artilleur pour un anévrysme du jarret, alors qu'il existait plusieurs autres tumeurs de la même nature, qui démontraient, chez cet homme, la présence de la diathèse anévrysmale (3). Dans le but que nous signalons, M. Tanchou vient de publier un ouvrage dont la lecture ne satisfait pas les praticiens et les promesses de son titre. Nous désirerions vivement que le succès obtenu par M. Marjolin, à l'aide de topiques narcotiques, sur une petite tumeur irritable du sein, se confirmât pour la plupart des cas pathologiques de cette espèce (4). Nous avons vu, il est vrai, des frictions anodines amener une notable amélioration chez une femme de l'Hôtel-Dieu, qui néanmoins sortit de l'hôpital, souffrant encore de deux petites tumeurs au sein gauche. Du reste, il vaudrait bien mieux enlever ces petites masses squirrheuses enkystées, à l'exemple de Dupuytren, que d'extirper toute la glande mammaire, comme on l'a fait en croyant à un cancer de cet organe (5).

On dit que déjà, en Allemagne, des services particuliers

(1) Trait. typh. traum., p. 213.

(2) Rouzet, essai sur le cancer, p. 348.

(3) Rev. médic.; 1826, tom. III, p. 520.

(4) Vidal, trait. mal. chir., tom. I, p. 267, 1re édit.

(5) Ouvr. cité, tom. IV, p. 416.

de certains hôpitaux sont destinés aux essais thérapeutiques que nous encourageons. A Londres, il existait un hôpital pour les maladies cancéreuses (1). C'est, en effet, dans les hôpitaux bien dirigés que ces essais thérapeutiques peuvent être poursuivis avec la surveillance et le temps nécessaires. Pendant notre service à l'Hôtel-Dieu, nous avons tenté l'action de l'iodure de potassium et du protoxyde d'étain, mais trop peu de temps pour permettre une conclusion, surtout à l'égard de ce dernier remède. Mais l'iodure de potassium n'a pas amélioré l'état de Mme C..... qui est atteinte d'un cancer du sein gauche, avec engorgement des ganglions axillaires, et par suite du membre correspondant. Voyant l'ulcère squirrheux faire des progrès rapides, j'ai eu recours à l'emploi de pilules composées de cigüe, arséniate de fer, protoxyde d'étain, sous-acétate de plomb, iodure de mercure, oxyde d'or, voulant ainsi faire concourir la plupart des médicaments énergiques qui ont été vantés contre l'affection cancéreuse. Mais le temps m'apprend que je me suis fait illusion sur la cause de l'état stationnaire du mal, après l'administration encore continuée de ce remède chez cette malade et chez d'autres.

Du reste, pour obtenir des résultats vraiment satisfaisants en pareil cas, il faut avoir sous sa direction un certain nombre d'individus atteints des mêmes maladies jusqu'ici réputées incurables, offrant des conditions diverses d'altérations organiques, d'âge, de sexe, de force, etc. Espérons que ces vœux de bien des médecins ne resteront pas long-temps sans application, surtout dans nos grands hôpitaux réservés aux maladies chroniques !

---

(1) Relat. voyag.; Londres, 1814, p. 54.

Déjà un dispensaire y est consacré à Paris (1). N'est-il pas plus rationnel et moins dangereux de continuer avec persévérance les essais médicamenteux contre la phthisie pulmonaire, que d'ouvrir la poitrine des malades et les cavernes pulmonaires pour y porter la potasse caustique, comme l'ont tenté Barry, G. Robinson, Bricheteau, etc. (2)!

§ XI. — *Substituer à une opération extrême une autre moins grave et conservatrice.* — La chirurgie conservatrice ne consiste pas à rejeter toute espèce d'opérations; elle deviendrait ainsi la plus fâcheuse des applications de la médecine. Réduire une fracture, une luxation, une hernie; extraire les calculs, certains corps étrangers; employer la petite chirurgie, comme les amputations et toutes les opérations sanglantes ou non, constituent des ressources précieuses pour les cas qui les réclament nécessairement. Restreindre l'utilité des opérations n'est donc pas y renoncer, mais les employer le moins possible : c'est encore limiter la nécessité des opérations majeures en faveur d'autres plus simples; le besoin de celles qui sacrifient nos parties à l'aide d'autres qui permettent de les conserver; c'est enfin substituer aux soustractions considérables de tissus ou d'organes, des retranchements beaucoup moins étendus. Ainsi les incisions, les ouvertures, les débridements dans le phlegmon diffus, les hernies étranglées, le panaris, etc., préviennent souvent des désordres ultérieurs qui auraient nécessité des opérations plus dangereuses et des sacrifices douloureux. Employer ces légères opérations d'une manière opportune, c'est évidemment restreindre l'utilité de celles qui sont le plus à redouter,

(1) Tanchou, tumeurs cancér. sein; Paris, 1844, préf., p. XI.
(2) Bullet. thérap., tom. XXVIII, p. 471.

et la perte de certaines portions du corps humain. Contre les abcès profonds de la mamelle, par exemple, Hey conseille, malgré l'opinion contraire d'A. Cooper, de fendre la glande en entier, comme étant le remède le plus sûr en pareils cas. Cependant nous avons vu des praticiens célèbres agir différemment, et nous n'avons pas eu à nous repentir d'avoir suivi, soit à l'hôpital, soit en ville, cet exemple que M. P. Boyer approuve (1), avec juste raison, quoique le professeur Velpeau se montre d'un avis opposé (2).

Restreindre l'utilité, le nombre, l'étendue et la gravité des opérations, telle doit être la tendance heureuse et future de la chirurgie, et telle elle se montre, de nos jours, entre les mains de certains praticiens judicieux. Avant l'époque où Thomas de Pézenas, Withe et Vigarous, proposèrent d'enlever les extrémités articulaires profondément altérées, l'amputation était la ressource extrême des hommes de l'art contre les brisures, la carie, la nécrose de ces parties. Au sacrifice d'un membre atteint de ces altérations circonscrites, Withe, Percy, Larrey, Moreau, Park et beaucoup d'autres chirurgiens, ont souvent substitué la soustraction des portions d'os altérées. Les résections sont devenues dès lors un moyen d'éviter de sacrifier des membres auxquels ils ont pu même conserver une grande partie de leurs fonctions ordinaires. Ces exemples méritent d'être imités toutes les fois que les limites de l'altération et les forces du malade le permettent.

Des faits semblables à ceux rapportés par Briot (3) sont

(1) Hist. chir. milit., p. 164, 176.
(2) Trait. mal. chir., 5e édit., p. 564.
(3) Diction. en 30 vol., art. *mamelles*.

bien propres à montrer toute la valeur d'une telle ressource thérapeutique. La résection, il est vrai, ne peut être mise en usage aussi heureusement pour les extrémités abdominales comme pour les thoraciques. Chez celles-ci, ces opérations offrent plus de chances de succès, à cause de la moindre étendue des surfaces articulaires, des difficultés moins considérables des manœuvres, et des résultats plus satisfaisants pour les fonctions de ces extrémités. Mais limiterait-on les résections aux articulations des membres supérieurs, ce serait éviter un grand nombre d'amputations, et conserver des parties fort utiles.

Appliquée à la diaphyse des os altérés ou brisés, la résection offre encore un moyen d'éviter le sacrifice de bien des membres, comme l'expérience l'a prouvé fort souvent. Briot conseille d'exécuter cette opération sur les os fracturés par les projectiles de guerre, afin d'enlever les nombreuses esquilles détachées ou peu adhérentes, et qui sont la source des plus graves accidents. « Dans une fracture faite par une balle à la partie moyenne de la cuisse, dit-il, on pratiquerait une longue incision à la face antérieure de ce membre, ou même à l'endroit de la blessure; on extrairait les esquilles, on ferait sortir les extrémités des fragments à travers cette plaie; l'on en opérerait la résection, et l'on se conduirait ensuite comme dans une fracture ordinaire avec plaie. » Bilguer enlevait les petites esquilles, séparait et réséquait les plus volumineuses, après avoir agrandi les plaies par armes à feu (1). Boucher démontra, plus tard, les avantages de cette manière d'agir (2), afin d'éviter l'amputation des membres blessés par les armes à feu.

---

(1) Ouvrage cité, p. 74.

(2) Mém. Acad. chir., tom. I, p. 560, encycl.

Si les fractures d'un membre avec plaie ont, trop de fois, été traitées par l'amputation, à plus forte raison elles semblaient réclamer cette ressource extrême quand l'artère et les principaux nerfs des membres étaient en même temps divisés. Cependant les succès de Dupuytren, Delpech, Gerdy, etc., ont démontré que l'on devait tenter la conservation de ces membres. Des faits relatés dans ce travail prouvent encore que l'on peut sauver des membres fracturés avec lésion de leurs principaux nerfs.

S'agit-il de la blessure ou de l'anévrysme d'un tronc artériel; la ligature, aidée des autres moyens hémostatiques, procurera ordinairement la guérison recherchée. Toutefois, si, à la chute de la ligature, il survient une hémorrhagie secondaire, il faut recourir ou à la compression ou à un nouveau lien placé plus ou moins au-dessus du lieu qui fournit le sang, plutôt que de recourir à l'amputation. Cette conduite a réussi plusieurs fois sous nos yeux, et une conduite contraire a non-seulement entraîné le sacrifice d'un membre, mais encore la mort du malade. En ce dernier cas, un illustre chirurgien fut conduit à ne pas tenter de nouveau la ligature, soit sur l'humérale, soit sur l'axillaire, parce que le membre étant tuméfié et ayant subi la compression, le vaisseau fut supposé enflammé et ramolli dans une grande étendue. Il n'en était rien cependant; et plusieurs faits nous ont démontré, comme Delpech l'avait déjà constaté (1), comme M. Nélaton l'a noté de nos jours, que les vaisseaux et les nerfs restent ordinairement étrangers à la phlogose qui les environne. La question de l'amputation, sur laquelle nous jetons ici un simple coup d'œil général, d'après un certain point de vue, nous occupera

(1) Malad. rép. chir., tom. I, p. 38.

plus loin avec toute l'attention dont elle est l'objet de la part de tous les praticiens qui s'efforcent surtout de conserver les membres le plus possible.

Dans le but de substituer à un sacrifice extrême une opération beaucoup plus légère, nous avons déjà conseillé la section des nerfs irrités ou déchirés par les fragments d'une fracture, d'où résulte le délire nerveux qui, n'ayant pu être calmé, réclamerait l'amputation. Chez un malade, dont le nerf radial blessé déterminait des souffrances intolérables, des convulsions violentes et opiniâtres, B. Bell eut tort de consentir à amputer le bras au lieu d'exciser le nerf radial pénétré d'une balle, comme il l'avait proposé au sujet et à un médecin consultant (1). Telle aurait dû être, à notre avis, la conduite du célèbre professeur Lallemand, qui, au lieu d'hypotomiser le nerf médian criblé de grains de poudre à la main, chez un homme de Nimes, amputa l'index d'où semblaient surtout partir la douleur et les accès convulsifs qui ne furent pas détruits malgré cette mutilation. Les succès de Ivan, Malagodi, Delpech, etc., viennent à l'appui de notre manière de voir. Ainsi nous tenterions la section des nerfs ilio-scrotal et génito-crural, près de l'anneau sous-cutané du canal inguinal, quand les topiques et les divers médicaments auraient été infructueux, plutôt que de pratiquer la castration pour une névralgie ilio-scrotale intolérable. D'ailleurs, comme je l'ai observé sur un officier polonais, opéré par le professeur Serre, la castration du côté souffrant est bientôt suivie de la même maladie du côté opposé, ce qui entraînerait l'ablation du second testicule, opération devant laquelle le chirurgien recula avec raison. Du reste,

(1) Descot, affect. local. nerfs, p. 96.

la proposition conservatrice que nous signalons ici, se trouve récemment faite par un praticien distingué (1).

D'après le même principe, nous avons préféré lithotritier un calcul du volume d'une noisette, qu'un jeune malade de l'Hôtel-Dieu St-Éloi portait dans la portion spongieuse de l'urètre, derrière le scrotum, et très-adhérent à la paroi supérieure du canal, plutôt que de recourir à la boutonnière préconisée par M. Malgaigne, etc. (2). Le succès a d'ailleurs couronné notre traitement (3). Combien nous désirerions que la malaxation procurât des résultats plus avantageux et plus nombreux que ne l'a dit M. Depierris, qui vante en même temps la scarification contre les rétrécissements de l'urètre! Pour extraire des corps étrangers du conduit auditif, on a proposé et même employé l'incision de la partie postérieure de la conque; nous croyons que l'on peut éviter cette opération sanglante. M. Vais... portait un kyste cérumineux dans l'oreille gauche; des douleurs atroces, de la fièvre, ne furent calmées que lorsque, après avoir fait diverses injections, je parvins à extraire cette espèce de poche dont le volume me surprit, car il égalait celui d'une noix.

§ XII. — La proposition que nous développons conduit à *restreindre le plus possible l'ablation de nos parties*. Il faut s'éloigner le plus du tronc dans les amputations des membres, et ne pas suivre le conseil de Larrey, par exemple, qui préfère couper l'avant-bras au-dessous du coude que près du poignet, sous prétexte que les régions fournies de beaucoup de tendons et d'aponévroses sont peu propres à la réunion. Cet illustre chirurgien ne nous semble

---

(1) Diction. en 30 vol., art. *testic.*, p. 493.

(2) Man. méd. opér., p. 661, 4e édit.

(3) Rev. thérap. Midi, 1850, p. 75.

pas plus fondé à conseiller la désarticulation du bras, au lieu de l'amputation dans l'épaisseur du moignon de l'épaule. Nous n'adoptons pas davantage son sentiment et celui de Garrigues, touchant l'amputation dans les tubérosités du tibia, à la place de celle faite au lieu d'élection ou au-dessous des malléoles. Toutefois, quoique s'éloignant beaucoup plus du tronc que celle pratiquée au-dessous de la tubérosité antérieure du tibia, la section sus-malléolaire ne nous paraît pas convenir à tous les sujets. Les pieds artificiels adaptés ensuite à la jambe ainsi conservée presque en entier, et dont nous avons vu de nombreux exemples, surtout dans le service du professeur Blandin, à l'Hôtel-Dieu, ne sont pas assez solides pour les habitants des campagnes, ceux adonnés à des travaux rudes et qui exigent une grande résistance et des mouvements violents. Aussi des individus opérés de la sorte ont-ils été obligés de se servir d'une jambe de bois ordinaire, et même de se soumettre à une seconde et plus grave amputation faite au lieu d'élection. La section sus-malléolaire convient aux personnes livrées à des occupations tranquilles, sédentaires, et qui font peu d'efforts avec les membres abdominaux. Le nombre en est, du reste, très-grand, puisqu'il comprend les rentiers, gens de bureau, tailleurs, horlogers, graveurs, cordonniers, peintres, etc., etc.

L'extraction d'un métatarsien, d'un métacarpien, d'un os du carpe, du tarse, d'une phalange, est sans doute laborieuse et difficile; mais A. Cooper, Roux, etc., sont parvenus à conserver ainsi le pied et la main à beaucoup d'individus qui en eussent été privés sans cette opération conservatrice. Le docteur Bénaben a publié une observation très-remarquable de ce genre (1), pour une plaie

(1) Rev. médic.; 1825, p. 377.

d'arme à feu; et M. Gensoul a pu sauver le pouce à un individu à qui il pratiqua la désarticulation carpo-métacarpienne (1). Sur une femme traitée par M. le docteur A. Lafosse et moi, nous fûmes assez heureux pour conserver près de trois doigts. M. Liaudet a enlevé avec succès plusieurs os du pied (2); M. Chabanon, l'astragale (3); etc.

Quelle admiration ne soulève pas la belle opération par laquelle l'illustre Delpech conserva les organes génitaux au nommé Authier, atteint d'un énorme éléphantiasis des bourses (4)! Combien cette conduite chirurgicale est supérieure à celle de Raymondon, Clot, Key, etc., qui, en des cas analogues, ne sauvèrent aucune des parties sexuelles de leurs malades! « Il semble bien, dit le professeur Velpeau (5), que l'opération qui fit tant de bruit dans le temps, et qu'Imbert Delonnes a pratiquée sur le Ministre Ch. Delacroix, fut nécessitée par une maladie semblable; et qu'au lieu de sacrifier le testicule, on aurait pu s'en tenir, comme Delpech, à une simple *ectomie* du scrotum. » L'examen du mémoire de Delonnes et des gravures qui y sont annexées, nous paraît justifier cette opinion.

A la suite de l'injection vineuse dans la tunique vaginale, d'une hydro-orchite violente, d'une fièvre putride, etc., le scrotum se trouve parfois détruit par la gangrène. En d'autres circonstances, les bourses sont travaillées par une altération chronique qui les traverse de fistules multipliées

---

(1) Nouv. bibliot. médic.; 1827, p. 146.
(2) Rev. méd. chir., tom. V, p. 223.
(3) Rev. thérap. Midi, tom. I, p. 72; 1850.
(4) Chir. cliniq., tom. II, p. 5; 1828.
(5) Méd. opér., tom. IV, p. 303, 2e édit.

et opiniâtres. Alors, un ou les deux testicules sont mis à découvert, et ont été bien des fois sacrifiés. Naguère M. le professeur Roux a exécuté cette soustraction pour un cas de cette dernière espèce (1) ; et nous avons été témoin du fait suivant. Le nommé Brousson, âgé de 54 ans, reçut un coup de fourche sur le testicule droit qui s'engorgea, ainsi que ses enveloppes. L'inflammation prenant ensuite une acuité nouvelle, à la suite de grandes fatigues, détermine la mortification d'une grande partie des bourses, et met le testicule droit entièrement à découvert. En cet état, le malade vient à notre Hôtel-Dieu, le 13 Mai 1837. Alors la plaie est semée de bourgeons mollasses et d'un pus abondant. Le 5 Juin, le chirurgien en chef, n'espérant plus que la cicatrisation amenât les bords du scrotum davantage, et ne fournît une cicatrice suffisante, pour mettre fin à cet état, pratiqua l'ablation du testicule, réunit immédiatement le reste du scrotum sur le testicule gauche : cet homme, guéri, sortit de l'hôpital vingt-cinq jours après.

Nous en demandons bien pardon à notre illustre maître, mais nous n'avons jamais approuvé une telle manière d'agir. Quoique suivie déjà par Saviard (2), MM. Malle (3) et Goyrand ont montré récemment (4) que l'on pouvait recouvrir le testicule lésé au moyen de la portion restante du scrotum. Des succès pareils ont été obtenus par MM. Malgaigne (5), Clément, Ollivier, etc. Dans le cas contraire, il vaut bien mieux rapprocher la plaie de la cuisse corres-

(1) Gazet. hôpit.; Janvier, 1850.
(2) Obs. chir., p. 253; 1702.
(3) Cliniq. chir. hôpit. Strasbourg, p. 560; 1838.
(4) Union. médic.; Janvier 1850.
(5) Rev. méd. chirurg.; 1847, tom. I, p. 91, 116.

pondante, sur laquelle un lambeau coupé convenablement glissera au-dessus de l'organe séminal. Cette opération conservatrice est bien moins dangereuse que la castration, et conserve, en outre, un organe important. Si les cuisses ne pouvaient fournir des lambeaux suffisants, le périnée ou même l'abdomen en procureraient (1).

Le principe qui nous a fait déjà blâmer Delonnes, à propos d'une altération considérable du scrotum, nous conduit à lui adresser des éloges pour avoir conservé le nez chez un homme atteint d'énormes tumeurs à la surface de cet organe (2). Il imita ainsi Theulot, et Civadier (3) qui enleva cinq de ces tumeurs que Boyer a reconnues pour des loupes non enkystées (4). « Je fis, dit Civadier, une incision de manière à former, pour ainsi dire, un nez, avec toutes les précautions nécessaires pour ne pas endommager les petits muscles de cette partie et ses cartilages. » Theulot et Delonnes sont encore moins explicites sur le procédé qu'ils mirent en œuvre ; mais un jugement ordinaire doit suffire pour le retrouver en des cas pareils. On ne peut pas, du reste, regarder cette opération comme de coquetterie ; quand on voit ces tumeurs couvrir les narines, la bouche, et gêner considérablement la respiration, l'alimentation et la parole. En outre, ces entreprises chirurgicales ne font pas courir ordinairement de grands dangers aux individus qui s'y soumettent.

Il est une autre espèce de lésion du nez qui, méconnue ou mal traitée, conduirait au sacrifice de cet organe : je

(1) Chirurg. plastiq. tom. II, p. 231 ; 1849.

(2) Progr. chirurg.; 1800, 3e mém.

(3) Mém. Acad. chir., tom. II, p. 381, encycl.

(4) Malad. chirurg., tom. VI, p. 62, 4e édit.

veux parler des tannes ulcérées. Une demoiselle, jeune et bien portante, vint à l'Hôtel-Dieu pour réclamer la guérison d'une ulcération étendue à toute la peau qui recouvre la portion cartilagineuse du nez, que les médecins de son pays déclaraient cancéreuse, et par suite exigeant l'extirpation prompte si l'on voulait prévenir des progrès qui rendraient plus tard toute opération impossible. L'ulcération était blafarde, inégale, recouverte d'un pus blanchâtre et grumelé, à bords irréguliers, et, du reste, peu douloureuse. Le chirurgien en chef, éclairé par ces caractères, la sortie de filaments sébacés de plusieurs points de cette ulcération, les antécédents, etc., reconnut la nature du mal, aviva la surface de la plaie, et détruisit, à l'aide du cautère incandescent, les follicules cutanés. Dès lors, la cicatrisation marcha rapidement, et la guérison ne tarda pas à rétablir les formes de l'organe menacé d'amputation.

Les *polypes des fosses nasales* acquièrent souvent une assez grande extension pour distendre la narine correspondante, et gêner ou empêcher l'emploi des instruments propres à les lier ou à les extraire. En pareilles circonstances, il faut fendre l'aile du nez afin d'ouvrir largement la fosse nasale correspondante, plutôt que cautériser avec le fer rouge la tumeur proéminente de manière à détruire les fibro-cartilages voisins, comme nous l'avons vu faire à l'habile M. Bonnet, de Lyon, sans que le succès de l'opération en ait été facilité. Tandis que la section du nez parallèlement à la cloison, a, au contraire, grandement aidé au jeu des instruments qui ont extrait un volumineux polype chez un adulte de notre Hôtel-Dieu. Il vaudrait encore mieux associer à cette incision celle du voile du palais, conseillée par Mane, et mise heureusement en œuvre sous nos yeux, que de procéder d'abord à l'ablation du maxillaire supérieur, à l'exemple de MM. Flaubert, Michaud, Robert, etc., pour extirper un volumineux polype fibreux qui remplissait une fosse nasale, le pharynx, etc. Du reste, si cette production morbide occupait ces cavités, disjoignait les naseaux, pénétrait dans l'orbite et l'antre d'Hygmore, comme chez un malade que nous rencontrâmes dans le service du professeur Roux, au mois de Septembre 1843, et chez un jeune Corse couché dans notre service au mois de Septembre 1846, nous n'hésiterions pas maintenant, si le danger nous paraissait justifier une telle entreprise, à inciser la narine, morceler le polype d'abord par cette voie. Suivant ainsi le procédé appliqué par M. Récamier aux polypes de la matrice, nous fendrions le voile du palais, et plaçant une ligature et arrachant ce qui résisterait, nous finirions par obtenir, en plusieurs temps, l'extirpation de ces productions étendues. La réunion immédiate ou secondaire des incisions pratiquées achèverait de rétablir ensuite la forme et les fonctions des organes lésés.

Guidé par le même esprit de conservation, Lisfranc reconnut qu'il pouvait sauver le corps caverneux à un individu atteint d'un cancer borné au fourreau de la verge. De même, en présence de MM. Auguste Lafosse, Philippe Martin, Frédéric Sauvan, nous avons pu conserver le prépuce à un jeune homme qui y portait une sorte de tumeur éléphantiaque du volume d'une pomme. Enfin, nous croyons que si une excroissance fongueuse a son siége dans la conjonctive et laisse à peu près intactes la cornée, la sclérotique et les autres membranes de l'œil, on doit s'efforcer de conserver cet organe, comme nous l'avons proposé dans un cas clinique. D'ailleurs, une tentative ainsi dirigée n'empêcherait pas de pratiquer l'excision de la cornée si elle eût été altérée profondément, d'en soustraire les lames conjonctivales, à l'exemple de Lisfranc, qui racla l'enveloppe fibreuse du corps caverneux conservé, ou même de faire cette excision si elle eût été ultérieurement nécessaire. Cette chirurgie nous paraît intelligente; et nous voudrions pouvoir en dire autant de la proposition de M. Nacquart, qui, ayant cru remarquer que, 90 fois sur 100, le corps du testicule reste intact au milieu du sarcocèle borné à l'épididyme, se demande si l'on ne pourrait pas enlever le cancer seul en conservant le corps de la glande séminale (1) !

L'esprit de la chirurgie conservatrice doit conduire le praticien à embrasser avec bonheur les bienfaits de la *néoplastie*, non pour faire des opérations de pure coquetterie, mais bien celles qui contribuent à conserver une fonction ou un organe important, tout en ne compromettant pas la vie du sujet. Ainsi, nous blâmons l'ablation des tannes, de certaines taches vasculaires, de certaines cicatrices vicieuses, etc., que nous avons vu pratiquer; tandis que nous approuvons la restauration des paupières, que nous avons vu plusieurs fois exécuter par M. Blandin; la restauration de la bouche détruite par une pustule maligne, etc., que M. Lallemand et Serre ont employée chez plusieurs personnes, à l'Hôtel-Dieu St-Éloi; la bronchoplastie, etc., parce que les organes ou les fonctions à rétablir ou à compléter ont la plus grande influence sur l'existence des individus. Nous ne saurions approuver l'excision de la lèvre inférieure atteinte de cancer, au moyen d'un coup de ciseau courbe, au lieu du procédé ordinaire; et nous trouvions assez étrange d'entendre vanter la perte de substance pro-

(1) Revue médic.; 1834, tom. I, p. 142.

duite par les ciseaux courbes, qui, laissant enfin les dents à découvert, la parole gênée, la salive mal retenue, donnait au sujet, d'après le chirurgien complaisant, un air goguenard ! M. Lallemand nous parut agir convenablement en rétablissant, chez un officier, l'ouverture de l'urètre qui, par suite de fausses routes, offrait deux conduits dont le principal était séparé du méat urinaire par une membrane qui fut incisée sans danger. La déchirure étendue du périnée, pendant l'accouchement, produit une communication déplorable entre le rectum et le vagin, et soumet la femme à un état qui justifie l'emploi des moyens opératoires. La suture du périnée, exécutée avec bonheur par le professeur Roux, etc., a été transformée en véritable *périnéoplastie* sous nos yeux, dans un cas qui mérite d'autant plus d'être rapporté avec tous ses détails, qu'ils ont été singulièrement oubliés dans un journal très-répandu (1). Les chutes de la matrice sont encore des lésions qui, moins sérieuses que la précédente, comportent des moyens moins dangereux aussi. L'excision de lambeaux de la muqueuse vaginale a, dit-on, procuré des cures solides : nous sommes porté à l'admettre pour certains cas seulement, car nous avons vu échouer cette opération chez une femme traitée par le professeur Serre. L'occlusion du museau de tanche ou de la vulve demande d'être détruite par le médecin opérant, surtout *à l'époque de la menstruation* décidée, à l'exemple de Saviard (2).

§ XIII. — *Rétablir les parties détachées en entier ou incomplètement.* — C'est sans contredit une des plus belles applications de la chirurgie conservatrice, que de rétablir

(1) Gazet. méd. Paris, 1840, p. 817.
(2) Obs. chir.; 1702, p. 10.

dans leurs rapports et leurs fonctions les organes détachés en partie ou en totalité. Les travaux modernes ont mis en honneur cette nouvelle voie de la médecine opérante. Il n'y a pas bien long-temps encore que les faits d'adhérence de parties séparées trouvaient peu de crédit, et valaient aux Garengeot des qualifications aussi injustes que mal fondées. Prétendre, avec ce célèbre membre de l'Académie de chirurgie (1), qu'un nez complètement arraché depuis une heure environ fut replacé avec succès, c'est surprendre au moins les esprits peu habitués à étudier les efforts insolites de l'organisme.

Cependant Molinelli père obtint un semblable résultat avec un nez qui lui fut apporté dans un pain chaud. Loubet réussit sur un individu dont le nez venait d'être coupé à la bataille de Rocroy. Lombard rapporte un fait semblable ; seulement l'organe avait été séparé depuis plusieurs heures. Cinq heures s'étaient écoulées dans le cas publié par le docteur Carlizzi (2), etc. Le pavillon de l'oreille, enlevé en partie ou en entier, a parfois repris sa position normale à l'aide de la réunion immédiate, d'après un fait de Magnan. Le docteur Manni a vu un pareil résultat plusieurs heures après l'accident (3). Des portions de doigts surtout ont fourni de nombreux exemples de cette sorte de restauration. Le recueil de Desault rapporte plusieurs cas où les doigts divisés de manière à tenir seulement par une portion de peau, se réunirent cependant (4). Des faits semblables sont consignés en des

---

(1) Trait opérat., tom. III, p. 55.
(2) Gazet. médic.; 1834, n° 40.
(3) Archiv. génér. méd.; 1834, p. 400.
(4) Journ. chirurg., tom. IV, p 83.

publications récentes (1). Chez un jeune homme, M. Velpeau parvint à rétablir deux doigts qui tenaient au reste de la main par un simple lambeau cutané (2). Nous avons obtenu un résultat analogue sur un militaire de notre Hôtel-Dieu : l'index, divisé par une hachette, tenait à peine par une portion de téguments; à l'aide d'attelles en bois très-mince, et d'un bandage roulé, la réunion s'est opérée au bout d'un mois. Nous avons vu un succès pareil sur un paysan couché au premier lit des blessés. Des cas du même genre sont relatés par Heister, Flurant, Belfour, Percy, etc.

En d'autres circonstances, l'adhésion a rattaché la pulpe d'un doigt seulement, comme M. Gorse l'a prouvé sur lui-même en pleine Académie. MM. J. Cloquet, H. Bérard, etc., en racontent d'autres exemples. Nous avons dernièrement tenté de faire recoller une portion des téguments de la partie interne de l'index chez un ouvrier imprimeur; mais, soit que le collodion n'ait pas suffi, soit que le sujet ait trop exercé son doigt, du pus s'est formé entre la plaie, et le lambeau, devenu blanc et sec, a dû être supprimé. Il est probable qu'une contention plus solide, et mieux surveillée par le sujet, aurait procuré un résultat moins défavorable.

Une portion de la peau de la région plantaire a repris sa place, après avoir été entièrement détachée, au dire de M. Barthélemy; des portions de la région plantaire ont obtenu le même bénéfice. Un fragment d'os complètement séparé, du reste, de ce dernier, et remis en contact avec lui, selon le docteur Monod (3), peut s'y réunir quand

(1) Bull. thérap., tom. I, p. 42; 1850.
(2) Méd. opér., tom. I, p. 610.
(3) Thèse; Paris, nº 20; 1831.

même sa position serait tout-à-fait vicieuse. Tel serait le cas d'une esquille d'un os long retournée sur elle-même de manière à présenter la face médullaire en dehors : il faut que quelques filaments vasculaires continuent à y entretenir la vie.

Nous avons tenté plusieurs expériences sur les animaux pour étudier cette question; et sans les avoir suffisamment répétées, nous avons constaté la possibilité de rétablir des portions de peau entièrement détachées du corps. L'indocilité des chiens ne nous a pas permis de poursuivre ces recherches comme nous l'aurions entendu. Mais les lapins nous ont procuré des succès fort remarquables, et dont furent témoins de nombreux élèves qui suivaient nos leçons de médecine opératoire. Nous sommes loin, toutefois, d'accorder une grande importance à ces sortes de faits, où nous trouvons de simples probabilités pour l'anthropologie, qui seule peut justifier nos inductions à cet égard. L'illustre Lapeyronie assure avoir pu rétablir un bras divisé jusqu'aux nerfs et vaisseaux principaux; Hoffmann et Percy racontent des faits semblables (1), où l'on doit voir bien moins de chances de succès que dans ceux dont nous venons de parler.

Il est, en effet, certaines conditions qui rendent ces restaurations plus ou moins probables. Les parties peu complexes se réunissent plus aisément, comme la peau, les muqueuses, la pulpe des doigts, ainsi que les parties très-nerveuses, très-vasculaires et douées d'une vitalité énergique. Aussi les os, les cartilages, les fibro-cartilages, les tendons, ont moins d'aptitude à adhérer après avoir été entièrement détachés. Une autre condition importante pour

---

(1) Mém. Acad. chir., tom. II, p. 15.

le résultat plastique, c'est la conservation ou la restitution de la chaleur dans les parties enlevées; car l'adhésion a d'autant moins de chances de réussir, que l'accident est arrivé depuis plus de temps. On sait d'ailleurs, par les recherches de Bordeu, Nysten, Dupuytren, Bichat, etc., que nos organes jouissent d'une certaine vitalité progressivement effacée après la cessation de la vie générale.

Ces faits et ces remarques conseillent au chirurgien de s'efforcer de rétablir le lobe du nez, le pavillon de l'oreille, les fragments du crâne, les doigts ou portions de doigts, les lambeaux de peau, de lèvres enlevés en partie ou entier. Des essais de ce genre ne sauraient être blâmables s'ils s'appliquaient à des cas plus graves et analogues à ceux dont parlent Lapeyronie, etc. La réunion immédiate à l'aide de la suture, du collodion et des divers moyens contentifs, devrait être mise en œuvre en toutes ces circonstances.

CHAPITRE QUATRIÈME.

CHIRURGIE CONSERVATRICE, ET MOYENS DE RESTREINDRE L'UTILITÉ DES OPÉRATIONS CONSIDÉRÉES EN PARTICULIER.

L'Académie de médecine de Belgique vient de proposer, pour sujet de prix du 1er Avril 1851, la question suivante : « Faire connaître, d'après l'état actuel de la thérapeutique, les moyens d'éviter les amputations et les résections osseuses. » Cette importante question est un remarquable indice de la tendance heureuse et future de la médecine opératoire. C'est aussi une des plus graves et des plus délicates matières dont nous nous occupons. Sacrifier un organe, un membre, est, en effet, un acte sérieux sous tous les rapports ; les conserver est donc un grand service rendu aux malades.

L'amputation des membres est conseillée pour certains cas de *fractures*. Sans doute les simples brisures d'une extrémité dans laquelle les os sont divisés en un seul point, ne réclament guère cette ressource extrême, même sur les champs de bataille. Maintenant l'on ne saurait approuver le conseil donné par Léveillé, d'amputer pour une fracture longitudinale des os, sous le prétexte qu'elle déterminerait ordinairement, selon lui, la fonte de la moelle et la nécrose de l'os lésé. L'on doit se rappeler l'histoire d'A. Paré, qui se rompit les os de la jambe dont les fragments traversèrent les chairs et les vêtements. Un pareil accident arriva à P. Pott (1), à A. Cooper, et à plusieurs chirurgiens célèbres qui surent éviter l'amputation. Il n'en est plus souvent ainsi

(1) Malgaigne, trait. fract., p. 170; 1847.

quand la fracture est comminutive et compliquée de plaie des parties molles environnantes. Bien des auteurs proposent, en ces derniers cas, de retrancher le membre lésé. Nous avons entendu M. Bonnet de Lyon admettre que ce remède opératoire était indiqué lorsque les fragments se trouvaient mis à découvert par une division des chairs voisines. La plupart des chirurgiens militaires ont établi comme axiome la proposition suivante (1), rappelée naguère par M. H. Larrey : « Amputez la cuisse dans tous les cas de fracture comminutive compliquée de plaie par arme à feu. Aussi le chirurgien en chef de l'armée a insisté auprès de nous sur cette règle réduite pour ces cas à un seul mot : amputez (2). »

Ces praticiens reconnaissent, il est vrai, que l'on pourrait conserver plusieurs membres, si les nécessités des combats, le manque de moyens indispensables à un traitement long et méthodique, ne s'y opposaient sur les champs de bataille (3). Cependant, même en pareilles circonstances, différents médecins nous ont donné l'exemple de la conservation des membres. D'abord, il nous semble que M. H. Larrey aurait dû se rappeler les conseils précieux de son illustre père, qui a écrit : « En général, le fracas du corps des os produit par les balles ou les petits biscayens, s'il n'est point accompagné de perte de substance aux parties molles, de rupture des vaisseaux ou des nerfs principaux, n'exige point l'amputation (4). » Nous avons rapporté les cas de deux fractures comminutives de la jambe, compliquées

(1) Baudens, cliniq. plaies arm. feu, p. 460.
(2) Hist. chir. siége d'Anvers ; 1832.
(3) Briot, ouv. cité, p. 203.
(4) Mém. amput. memb., p. 43; 1797.

de délire nerveux, de fracture multiple de l'avant-bras avec hémorrhagie inquiétante, etc., où l'amputation a été évitée; tandis qu'en des circonstances semblables, on n'avait pas pu ou su triompher des accidents.

S'il arrivait rarement ou presque jamais que l'amputation réussît de son temps, Bilguer eut raison de vanter ses succès obtenus sans cette opération, dans les cas où les membres n'étaient pas tout-à-fait enlevés, mais si fort meurtris que les meilleurs chirurgiens en jugeaient le sacrifice nécessaire (1). Le célèbre Lamartinière ne tarda pas, il est vrai, de s'élever contre les conseils du chirurgien prussien (2). Il montra d'abord les avantages de couper régulièrement un membre au-dessus du lieu où il vient d'être irrégulièrement et entièrement divisé par un projectile; tandis que Bilguer veut éviter constamment cette amputation, en arrangeant seulement la surface de cette plaie. Il me semble qu'alors Lamartinière a raison, en général; mais non pour les cas où les téguments libres permettent de recouvrir en grande partie les tissus sous-jacents, et que la main des chirurgiens peut rendre moins inégaux.

Le deuxième cas examiné par l'illustre fondateur de l'Académie de chirurgie, a rapport aux fractures compliquées des membres par armes à feu. Ici encore, il prouve bien que l'avis de Bilguer est exagéré; mais ses propres aveux démontrent aussi que cette exagération est moindre qu'il ne l'avance d'abord lui-même. Avec son antagoniste, il reconnaît qu'à la faveur d'incisions convenables, de l'extraction des esquilles détachées complètement, enfin de manœuvres immédiates et propres à ramener les blessures

---

(1) Ouv. cité, p. 3, 4, 44, 134.

(2) Mém. Acad. chir., tom. II, p. 517, encycl.

à l'état des plaies simples, on peut conserver des membres ainsi brisés, même au sein de vastes articulations. Toutefois Lamartinière ne croit pas ces ressources capables de faire éviter l'opération dans la majorité des cas.

Tout en reconnaissant, avec cet illustre praticien, que les membres atteints de fracture comminutive avec plaie sont voués à l'amputation, nous sommes convaincu que le mémoire de Bilguer a rendu cette triste ressource beaucoup moins fréquente entre les mains des chirurgiens réfléchis. Je n'en veux pour preuves que les aveux de Lamartinière lui-même, opposés à l'avis de Percy qui conseille toujours l'amputation pour les plaies pénétrantes des grandes jointures; le sentiment opposé et les succès de Boucher (1), qui prouva *que l'on abuse souvent de l'amputation en pareils cas*. Si M. H. Larrey, par exemple, emploie, de nos jours, l'amputation pour les cas de fracture comminutive de la cuisse par arme à feu, Mathias Mayor s'élève, au contraire, avec force contre ce dernier précepte (2); et son sentiment se trouve appuyé par les succès nombreux de Thiébault (3), Amussat (4), MM. Al. Petit (5), Jobert (6), Roux (7), etc. Cette manière de voir a été récemment défendue avec talent par M. Malgaigne, qui dit : « C'est une opinion très-généralement accréditée, que les fractures de la cuisse par suite de blessures par armes de guerre exigent l'amputa-

(1) Mém. Acad. chir., t. I, p. 560, encycl.
(2) Journ. con. méd. chir., tom. I, p. 65.
(3) Journ. chir. de Desault, tom. I, p. 321.
(4) Bull. Acad. méd., tom. XIII, p. 1333.
(5) Thès. 1850, n° 9, p. 22.
(6) Bull. Acad. méd.; 1848, p. 69.
(7) *Ibidem*, p. 1355, tom. XIII.

tion. » Et ce médecin s'efforce de prouver, à l'aide de faits, l'exagération de ce sentiment.

Le *fracas des extrémités articulaires* est rangé, par Faure, parmi les cas de plaies par armes à feu qui exigent l'amputation immédiate. Le docteur Hennen établit même, en principe de chirurgie militaire, que toute blessure d'articulation, surtout du genou, du coude-pied ou du coude, doit toujours être amputée avant de quitter le champ de bataille (1). John Bell mit les chirurgiens de son temps au défi de lui montrer une guérison d'une lésion pareille du genou. On l'a vu cependant, Lamartinière était beaucoup moins exclusif; et les succès de Bilguer, Boucher, etc., etc., montrent combien une conduite opposée est susceptible de réforme. En effet, les observations rapportées par Boucher sont relatives à des fractures comminutives au-dessus des condyles du fémur, au-dessus du coude, dans cette jointure, dans le genou, le coude-pied, au sein de l'épaule, derrière le coude-pied. Pour ces cas, une réunion de chirurgien consultants avaient opiné pour l'amputation; et pourtant, grâce à l'extraction des esquilles, à l'ouverture des abcès, aux soins médicaux enfin, la guérison eut lieu sans le sacrifice des membres. Aussi Boucher écrit-il avec raison : « Il faut convenir que beaucoup d'amputations ont été faites par le préjugé ou la crainte des accidents à naître de pareilles blessures. » Parmi les dix cas signalés sans détails dans le fameux mémoire de Faure (2), nous lisons l'énoncé d'une fracture du genou par une balle qui avait traversé cette articulation; une fracture du coude, du poignet; une plaie à la partie moyenne de l'humérus brisé;

(1) Dupuytren, leçons orales, tom. V, p. 409.
(2) Prix Acad. chirurg., tom. III, p. 489, in-4°.

une fracture de la main, du calcanéum, du tendon d'Achille, du coude-pied : Faure se décida à l'amputation par les accidents qui survinrent secondairement.

En comparant les faits de Boucher, de Bilguer, etc., à ceux de Faure, nous ne pouvons nous défendre de penser que plusieurs de ces opérations auraient pu être évitées, si le traitement avait été aussi rationnel dans un cas que dans l'autre. Après avoir tracé ces lignes, nous voyons même que tel est le sentiment du célèbre Larrey, qui écrit : « Je vais actuellement prouver que sur dix blessés que Faure amputa long-temps après la bataille de Fontenoy, six au moins pouvaient guérir par le traitement ordinaire (1). » Et cet habile chirurgien le démontre non-seulement par la critique des observations de Faure, mais encore par l'exposé de plusieurs nouveaux faits tirés de sa vaste pratique. A ces preuves et à celles déjà énoncées, nous joindrons les trois cas de guérison de fracas du genou dont M. Jobert a donné connaissance à l'Académie de médecine, les autres faits semblables du même praticien, mais ayant rapport au coude, au poignet (2), et ceux que nous signalerons plus loin. D'ailleurs, les conseils thérapeutiques donnés par l'illustre Lamartinière nous semblent pour la plupart favoriser le développement de l'inflammation dont les suites sont le plus capables de nécessiter l'amputation. Les débridements multiples, non-seulement de la peau mais encore de tout le trajet du projectile, les contre-ouvertures constantes, l'établissement d'un séton entretenu dans la plaie, sont propres à provoquer et à accroître les accidents inflammatoires. Aussi voyons-nous, de nos jours,

(1) Mém. amput., p. 45 ; 1797.
(2) Bull. Acad. méd.; 1848, p. 68.

MM. Baudens, Malgaigne, etc., abandonner cette pratique, au grand avantage des blessés.

Delpech, Larrey, Baudens, etc., ont employé avec plus de justesse le précepte signalé par Lamartinière lui-même, de *ramener les plaies d'armes à feu à l'état de plaies simples* : « A l'aide des ciseaux, d'un bistouri, dit M. Baudens (1), j'enlève tous les tissus frappés de mort, pour mettre la plaie au vif et dans des conditions favorables à sa guérison sans suppuration éliminatoire. » Ce chirurgien vient de publier de nouveaux faits à l'appui de cette manière d'agir, qui lui a permis de conserver à plusieurs individus leurs membres fracassés par des armes à feu (2). On sait que M. Baudens emploie avec avantage les applications de glace sur les blessures. A l'hôpital civil de Toulon, on est plusieurs fois parvenu à des résultats aussi avantageux. L'extraction opportune des projectiles, des esquilles complètement détachées, lorsque d'ailleurs elles sont nombreuses, la régularité donnée aux lèvres de la plaie, sont les moyens propres à simplifier ces sortes de blessures. Si toutes ces lésions ne se prêtent pas à ce mode de traitement, un grand nombre du moins peuvent y être soumises. Prévenir et combattre ensuite les accidents nerveux et inflammatoires, est l'indication majeure à remplir pour éviter le sacrifice des membres. Or, la puissance des moyens thérapeutiques étudiés précédemment, les faits nombreux déjà signalés, et ceux dont nous allons parler, montrent comment on peut éluder souvent l'amputation des extrémités atteintes de fractures comminutives avec ou sans plaie. Nous avons appris plusieurs succès obtenus à Toulon,

---

(1) Cliniq. plaies arm. feu, p. 11 ; 1836.

(2) Gazet. hôpit.; 1849, p. 576.

notamment chez un homme frappé au pied d'un grave coup de feu, chez un autre dont l'humérus avait été réduit en nombreux fragments qu'on fut obligé d'extraire en partie. Selon M. le docteur Bocamy, l'emploi des irrigations d'eau fraîche contribua beaucoup à ces heureux résultats. M. le docteur Al. Petit raconte un succès analogue chez un matelot dont la main gauche était brisée par une balle (1). Nous voyons tous les jours M. R....., qui éprouva un pareil accident dans un duel; et nous avons vu, à l'Hôtel-Dieu, un homme dont le poignet et la main, couverts de cicatrices, montraient la guérison du plus grave coup de feu.

Comme Lamartinière et ses contemporains, beaucoup de chirurgiens croient encore que la teinte noirâtre du trajet d'un projectile tient à la mortification des tissus parcourus, et, par suite, que ces *escarres* doivent être éliminées par la suppuration. Nous voyons Barbette, par exemple, vanter plusieurs onguents pour faciliter cette transformation supposée inévitable (2). C'est là cependant une erreur que nous avons pu reconnaître par de nombreuses expériences sur le cadavre, où le trajet des balles est noir comme sur le vivant. Cette teinte dépend, en effet, de la couche de poudre brûlée dont le projectile est recouvert au moment de sa sortie de l'arme à feu. Cette couche légère de poudre ne demande pas nécessairement à être expulsée, et peut rester ou être absorbée dans les tissus lésés. Ainsi nous avons maintes fois vu des personnes dont la figure, le cuir chevelu ou d'autres régions du corps se trouvaient incrustés de grains de poudre ou de plomb qui y étaient tolérés pendant toute la vie souvent fort longue du sujet.

---

(1) Thès. 1850, n° 9, p. 18.

(2) *Oper. chir. medic.*, p. 198, in-18; 1672.

On comprend, en conséquence, l'inutilité de la suppuration pour les plaies d'armes à feu, et de tous les moyens propres à la favoriser; on comprend, enfin, la nécessité d'empêcher que l'inflammation ne s'empare de ces blessures autant que possible.

L'expérience de nos grands hôpitaux a fréquemment démontré combien de membres on pouvait conserver en simplifiant d'abord la plaie qui complique ces brisures, et en prévenant ou combattant ensuite avec énergie les accidents. Le nommé Des.., bouchonnier, reçoit un coup de boule de mail presque immédiatement, qui lui brise en plusieurs fragments la partie supérieure du tibia à travers une plaie contuse des chairs. Divers accidents surviennent, mais sont conjurés par le célèbre chirurgien en chef; la guérison a lieu, et cet homme reprend bientôt ses occupations habituelles. Un artilleur, nommé Heurteloup, reçoit un coup de pied de cheval qui lui brise la rotule, ouvre le genou, détermine une suppuration considérable qui se termine cependant par l'ankylose du membre. Un ouvrier de port tombe sur le coude dont les os sont brisés, la jointure ouverte et l'inflammation si intense, que l'amputation est jugée indispensable; le malade s'y refuse, et finit par conserver son membre, grâce aux soins éclairés de l'illustre professeur. M. Roberts signale naguère un fait analogue et dans lequel une grave blessure du coude fut guérie à l'aide d'un bandage assurant l'immobilité, tout en permettant les pansements de la plaie et des applications froides (1). M. Malle rapporte d'assez nombreux cas de guérison sans amputation, de blessures pénétrantes et graves de différentes jointures, soit par armes blanches, soit par

(1) *The Lancet*, Février 1849.

armes à feu (1), et ajoute : « Si l'on énumérait tous les faits de guérison recueillis dans les siècles antérieurs et dans les guerres glorieuses de la République et de l'Empire, le nombre ne manquerait pas d'être assez élevé, et justifierait, sans contredit, ceux qui, comme nous, pensent que le temps n'est plus où l'on doit poser en principe *la nécessité absolue* de l'amputation, à la suite des plaies pénétrantes des articulations par armes à feu. » Des succès analogues aux précédents sont publiés par Covillard (2). Nous avons pu éviter l'amputation chez trois malades dont nous avons rapporté l'observation : ce qui rend pour nous l'une d'elles fort remarquable, c'est que, pendant que nous conservions la jambe à une dame atteinte d'une fracture comminutive du coude-pied compliquée de délire nerveux, on était obligé de recourir à l'amputation chez un homme robuste qui s'était fait la même blessure en sautant d'une charrette, et qui succomba en peu de jours.

On peut lire dans le Mémorial des hôpitaux du Midi, et dans le mémoire de M. le docteur Franc, des cas de *fracas des articulations*, avec plaie et issue des os au dehors. A l'occasion d'une fracture dans l'article du pied, dit Duverney (3), l'astragale fut exfolié presque tout entier, et le malade fut guéri avec la jointure ankylosée. Chez un militaire dont Corrigny rapporte l'histoire (4), le coude-pied fut brisé, les os chassés à travers les chairs, ce qui n'empêcha pas la guérison d'arriver comme dans le cas précédent. Selon M. Serrier (5), les irrigations d'eau froide

---

(1) Cliniq. chir. Strasbourg; 1838, p. 619, 620, 622, 625, etc.

(2) Obs. iatro-chirurg., 2e édit.; 1791, p. 256, 294.

(3) Trait. mal. os, tom. II, p. 458.

(4) Journ. chir. de Desault, tom. I, p. 302.

(5) Trait. plaies armes feu, p. 116, 280; 1844.

peuvent, dans certaines circonstances très-graves de plaies d'arme à feu ou par autre action contondante, triompher de tous les accidents consécutifs. L'auteur raconte à l'appui notamment un fait où il existait trois fractures comminutives avec plaie et issue des fragments. La guérison d'un individu, frappé d'une fracture double et compliquée de la jambe, a été naguère obtenue, par M. Valette, à l'Hôtel-Dieu de Lyon, à la faveur du collodion et des irrigations continues (1).

Rapportant cinq succès d'une conduite semblable, de la part de M. Reynaud, chirurgien en chef au port de Toulon, M. le docteur Cabissol établit, à l'exemple de ce dernier, que l'on doit tenter de conserver les membres atteints de fractures comminutives avec plaie, infiltration sanguine, ou de plaies des grandes articulations avec luxations violentes, si les nerfs et les vaisseaux principaux n'ont pas été divisés (2). J.-L. Petit raconte que, sur deux individus atteints d'une luxation du pied et de l'astragale, l'un guérit sans amputation, et l'autre mourut après cette opération. « Depuis ces deux malades, ajoute le célèbre praticien (3), j'en ai vu plusieurs en pareils cas : les uns guéris sans perdre leurs membres ; on a fait l'amputation à d'autres, et de ceux-ci il en est plus mort qu'il n'en est échappé; j'en ai même vu guérir par les seules forces de la nature. » L'illustre Boyer dit avoir observé, après la luxation du pied, que l'extraction de l'astragale faite sur des parties déchirées et déjà enflammées, est une opération facile, peu douloureuse, et constamment suivie de la diminution

---

(1) Gazet. méd. Lyon, 1re ann., p. 222; 1849.

(2) Bullet. thérap.; 1839.

(3) OEuv. complèt., p. 803, édit. 1837.

des accidents (1). Cet habile praticien est plus explicite encore en faveur du conseil donné par J.-L. Petit, et cite à l'appui de la conservation des membres ainsi lésés, même avec l'extraction de l'astragale, les succès de F. de Hilden, Aubray, Ferrand, Desault, Laumonier, Manduyt, Daniel, etc., auxquels M. Boyer fils ajoute ceux de Savary, Remsey, A. Cooper, Trye, Dupuytren, Gerdy, etc., etc., opinion que nous trouvons encore adoptée par MM. Covillard (2), Laugier, Girin (3). Un homme atteint d'une fracture des deux os de l'avant-bras, compliquée de luxations du coude et de plaie de toutes les parties molles, guérit naguère par les soins du docteur Mazin (4).

Voilà, certes, des résultats auxquels on ne s'attendrait guère, et pour des cas qui paraissent généralement comporter le sacrifice du membre. De tels succès doivent montrer combien on a souvent abusé de cette ressource extrême ; combien aussi le médecin doit avoir confiance dans la puissance de l'économie et des progrès de la thérapeutique (5). Les luxations traumatiques des grandes articulations avec issue des os au dehors, ont été souvent considérées comme nécessitant le sacrifice du membre lésé : à plus forte raison quand une artère volumineuse était ouverte en même temps, dans la luxation du coude, par exemple. M. Cruveilhier a prouvé le contraire. Antonino Ferera a publié un cas où la résection suffit pour sauver l'individu sans amputation. « A moins de dilacérations

(1) Trait. mal. chirurg., tom. III, p. 888, 895, 5e édit.
(2) Obs. iatro-chirurg., 1791, p. 306.
(3) Rev. médic. chir., tom. IV, p. 306.
(4) Ann. chir., tom. IV, p. 91.
(5) Malle, cliniq. hôpit. Strasbourg, p. 708; 1838.

énormes, dit M. Sédillot (1), il vaudrait mieux, pour les autres articulations, réduire les parties déplacées, et chercher à remédier aux accidents. On possède plusieurs observations où le succès a couronné ces moyens de traitement appliqués à des luxations compliquées du genou, qui sont évidemment des plus graves. » Un fait au moins aussi digne d'attention, fut celui du nommé Reboul, menuisier, dont les deux jambes furent broyées entre deux bateaux en mouvement. « Les deux os de chaque jambe étaient brisés en une infinité de morceaux, dit M. Lallemand (2), et l'on sentait, en palpant les parties, un froissement et un bruit analogue à celui que feraient des cailloux qui seraient agités les uns contre les autres. Une plaie profonde existait à la partie moyenne de la jambe gauche ; elle avait trois pouces de long sur deux de large. Le lendemain, les deux jambes étaient considérablement tuméfiées ; du côté droit, une couleur violacée, plus marquée en certains points, et le développement de certains gaz, annonçaient une gangrène imminente. »

Cette dernière circonstance répond à la proposition par trop générale de M. Malgaigne (3), qui pose comme cas d'amputation : quand la fracture est compliquée d'emphysème spontané sans aucune communication avec les voies aériennes. En effet, au cas précédent et si remarquable, nous pouvons joindre non-seulement ceux que M. Malgaigne rapporte lui-même, mais encore celui d'un militaire de notre service, atteint d'une fracture de l'avant-bras avec infiltration considérable de sang, engorgement

---

(1) Méd. opérat., p. 217 ; 1839.

(2) Éphém. médic. Montpel., 1827.

(3) Trait. fract., tom. I, p. 350 ; 1847.

énorme, et bientôt de phlyctènes brunâtres remplies de gaz et d'un liquide fétide, et où cependant l'amputation fut évitée. Delamotte raconte un fait analogue à ceux relatés par MM. Lallemand et Malgaigne, et que l'éditeur de Duverney signale avec raison comme un bel exemple de chirurgie conservatrice (1). Un résultat de ce genre fut obtenu chez un individu dont l'humérus avait été brisé en nombreux fragments que l'on avait extraits en grande partie. Briot rapporte des faits analogues et pour l'épaule (2). « Depuis long-temps on sait, dit M. Laugier (3), et c'était un des points sur lesquels Dupuytren insistait, que des *fractures multiples* peuvent guérir avec autant de facilité et dans le même temps qu'une seule fracture : M. Marjolin et moi l'avons récemment constaté. » L'expérience confirme, en effet, cette vérité que la théorie supposerait difficilement : elle apprend que l'amputation est contre-indiquée en pareilles circonstances où bien des médecins y ont songé. Bien plus, nous avons vu la guérison s'opérer chez un homme qui avait éprouvé deux fractures dans le même membre dont les principaux nerfs avaient été lésés. Doué d'une robuste santé, Poujol, âgé de 25 ans, fut atteint, pendant le mois d'Octobre 1836, par un arbre volumineux qui, dans sa chute, le frappa derrière et sur l'épaule gauche avec tant de violence, qu'il fut jeté à terre et perdit connaissance long-temps. En même temps il y eut hémiplégie gauche qui céda au bout de vingt-quatre heures, mais laissa le membre supérieur correspondant complètement paralysé. La clavicule fut violentée dans son arti-

---

(1) Mal. os, préf., tom. I, p. 24.

(2) Briot, hist. chir. milit., p. 159.

(3) Bullet. chirurg., tom. I; 1840.

culation scapulaire, et fracturée vers son tiers interne; le bras fut aussi brisé au tiers supérieur. Le malade est resté dans cet état n'éprouvant aucune impression dans le membre supérieur autour duquel on disposa un bandage qui demeura en place durant 27 jours, et causa des plaies au coude. Cependant les fractures furent consolidées, et cet homme fut soumis à divers moyens pour dissiper l'impotence du membre lésé, mais infructueusement, comme nous l'avons relaté ailleurs (1). Les faits de ce genre prouvent que l'on peut et doit tenter de conserver les membres atteints de fractures multiples avec *lésion profonde de ses principaux nerfs*; car, dans le cas que nous venons de citer, le plexus brachial avait été si violemment contus, qu'il ne put jamais recouvrer son influence.

« Quand l'artère brachiale ou crurale est lésée, disait Gooch, si le malade ne meurt pas d'hémorrhagie, le membre tombera bientôt en gangrène, faute de nourriture..... Dans un tel cas, les progrès de la putréfaction sont très-rapides: une plaie de cette espèce exige l'amputation. » Sabatier, Delaroche, Percy et beaucoup d'autres praticiens célèbres, partageaient ce sentiment. Selon Kirkland, « Chéselden était tellement persuadé contre la possibilité du passage du sang aux parties inférieures après la ligature du tronc principal, qu'il ne voulut pas croire un chirurgien qui lui dit avoir lié avec succès l'artère humérale au milieu du bras (2). » Mais grâce aux recherches de John Bell et de Scarpa, l'influence des anastomoses a prouvé la possibilité de ces succès (3). Maunoir s'éleva contre la tendance des chirur-

---

(1) Bullet. médic. Bordeaux, tom. VI, p. 366; 1839.

(2) Scarpa, trait. anévrysm., p. 11, trad. Delpech.

(3) Trait. plaies, trad. Estor, préf., p. 20.

giens de ce siècle à sacrifier un *membre fracturé avec lésion de son tronc artériel* (1). Les succès de Covillard (2), Dupuytren, Delpech, Gerdy, Roux (3), Pamard (4), de J. Roux (5), etc., ont appris à sauver les membres atteints de fractures ainsi compliquées. Aussi sommes-nous étonné de la nécessité dans laquelle se trouva le professeur Smith d'amputer la cuisse à un homme pour une fracture du fémur, dont un fragment pressait l'artère et la veine crurales (6).

Il est préférable, disait d'ailleurs Larrey (7), pour les anévrysmes traumatiques des membres supérieurs surtout, de faire l'extirpation du membre. Ce célèbre chirurgien, Barbier, etc., n'ont pas, en effet, hésité à recourir immédiatement à ce triste sacrifice.

En présence des faits nombreux que nous venons de citer, de ceux plus multipliés encore dont nous parlerons plus loin, et des moyens que l'art possède pour prévenir et combattre les accidents à la suite des fractures comminutives et compliquées des membres, nous croyons possible de conserver ces derniers dans les cas où les vaisseaux et les nerfs principaux ne sont pas divisés en même temps. S'agit-il d'une fracture comminutive par arme blanche ou par chute, où les parties molles n'ont pas été profondément meurtries, il faut extraire les esquilles complètement détachées, peu étendues, mais nombreuses; les

(1) Mém. anévrysm., p. 19; 1803.
(2) Obs. iatro-chir.; 1791, p. 296.
(3) Bull. Acad. méd., tom. XIII, p. 1321.
(4) Rev. médic.-chir., tom. V, p. 53.
(5) *Ibidem*, p. 93.
(6) Rev. méd.; 1839, tom. I, p. 247.
(7) Clinique, etc., tom. III, p. 131.

respecter si elles sont en petit nombre, encore adhérentes, considérables, enfin plongées au sein de parties épaisses et peu divisées. Il convient ensuite de laisser le membre sans appareil, si le malade est docile et le déplacement peu prononcé ; le fixer légèrement par deux ou trois liens placés en sautoir dans le cas contraire. On administre des potions narcotisées afin de diminuer l'éréthisme nerveux et le stimulus de la fluxion sanguine : on ordonne une diète sévère en général ; enfin, les irrigations froides sont établies et continuées pendant toute la période où la phlogose est imminente.

Malgré ces ressources, survient-il une tension extrême, des abcès, la séparation d'esquilles, etc., on doit y remédier par des ouvertures convenables qui permettent de débrider les parties étranglées, donner une facile issue aux liquides amassés, et enlever les corps étrangers. Vers le dixième jour, un appareil contentif est appliqué ; les accidents sont combattus avec soin ; le régime est adapté à l'état du sujet ; enfin, les divers moyens signalés précédemment sont mis en usage suivant les règles énoncées : cette conduite thérapeutique suffira pour conserver la plupart des membres brisés. Souvent, il est vrai, le traitement sera beaucoup plus long qu'à l'aide de l'amputation : il pourra durer plusieurs mois, une année même, en y comprenant la convalescence ; mais les résultats ne sauraient faire rejeter un traitement de cette espèce.

« Si l'on essaie de conserver une cuisse fracturée, dit M. Malgaigne, on perd la majeure partie des blessés. Est-ce à dire qu'il faille les amputer ? Mais il fallait savoir ce que l'amputation, dans ces circonstances, donnait de chances aux blessés, et c'est ce qui n'a jamais été recherché avec soin. » Cette question nous a paru aussi importante que neuve, et nous a conduit à faire des recherches dont nous consignons ici les résultats sommaires. Selon le célèbre Boucher, les deux tiers des individus amputés immédiatement pour un coup de feu de la cuisse ou de la jambe, ne tardent pas à succomber. Sur 300 amputations faites après la bataille de Fontenoy, Faure compte 30 ou 40 succès, c'est-à-dire un succès sur douze. Bilguer note un ou deux soldats sauvés sur une foule d'amputés pendant la guerre de sept ans. Sur 92 amputés des différents membres, Percy a signalé six décès, ce qui fournit le beau résultat de un blessé mort pour quatorze sauvés. Mais Guthrie en perdit seize sur le même nombre d'opérés. L'armée anglaise, en Espagne, eut 291 amputés, dont 24 moururent bientôt après, ce qui offre un insuccès sur six ou huit opérés. L'illustre Larrey assure avoir guéri les trois quarts de ses amputés. Mais de tels résultats sont bien différents de ceux obtenus par M. Malgaigne qui nous fournit ces renseignements (1). Ce chirurgien avoue n'avoir pas sauvé ni vu sauver un seul amputé du membre inférieur, dans la dernière campagne de Pologne. L'examen des registres dans les hôpitaux de Paris, lui a prouvé que, sur 182 amputations faites pour remédier à des blessures, il s'en est suivi 127 morts, c'est-à-dire les deux tiers! Sur cinq amputations pratiquées pour des fractures de la jambe, du genou, etc., trois ont été suivies de mort rapide. De ses quatorze amputés en 1814, le professeur Marjolin en perdit treize. Naguère (1848), M. Roux a vu mourir six blessés parmi les onze opérés par lui. Fercocq, il est vrai, prétend n'avoir perdu qu'un seul opéré sur 30; Del Signore avance une semblable prétention sur 31 am-

(1) Bullet. Acad. méd., tom. XIII, p. 1277, etc.

putés à Navarin; et les Anglais, à Aboukir, affirment avoir guéri leurs 30 amputés! Mais de telles assertions paraîtront certainement fort suspectes. Sur 26 amputés immédiatement pour des plaies d'armes à feu, le professeur Velpeau en a perdu 10; M. Jobert, 7 sur 12 opérés; M. H. Larrey, 12 sur 60 militaires amputés; M. Laroche, 13 sur 19 opérés (1). Sans rassembler un plus grand nombre de faits, et sans accorder à la statistique toute la valeur que ces chirurgiens lui attribuent, nous ne pouvons nous empêcher de remarquer que si Boucher montrait les résultats d'une époque moins heureuse pour la chirurgie, en disant que les deux tiers des amputés pour des coups de feu succombaient en peu de temps, on en sauve à peu près la moitié en pareilles circonstances, et de nos jours, soit à l'armée, soit en ville, quoique, en ce dernier cas, on doive être plus heureux. Sur les 1104 opérés que nous venons de signaler, il en est guéri 609, et mort 502. Il est peu d'opérations chirurgicales qui soient plus meurtrières que l'amputation dans les cas de blessure. La taille, la lithotritie, les résections, etc., sauvent généralement quatre malades sur cinq opérés.

Si la majeure partie des fracturés à la cuisse par arme à feu ne peuvent se rétablir, selon M. Malgaigne, en serait-il de même pour les blessures analogues sur d'autres parties des membres? Sur treize malades dont la cuisse était fracassée, Dupuytren en a sauvé cinq; sept sont morts. Ayant aussi tenté de conserver le membre à treize individus dont la jambe était brisée, le même praticien a observé à peu près un résultat semblable. Sur deux fracturés au tibia seul, un est mort, l'autre s'est rétabli : il

(1) Bull. Acad. méd., tom. XIV, p. 7, 64, 87, etc.

en a été ainsi pour une brisure du péroné. M. Roux a sauvé ainsi un blessé d'un coup de feu. Le professeur Piorry a obtenu un succès complet sur ses vingt malades (1); M. Velpeau en a guéri 18 sur 20. Sur 17 fracturés de la jambe ou de la cuisse traités sans amputations, M. Malgaigne en a sauvé la moitié à peu près; Dupuytren, 13 sur 31 (2). M. Jobert a conservé le bras à deux individus frappés d'un coup de feu comme chez le malade de Toulon; le même chirurgien a sauvé le même membre atteint de brisure du coude chez deux individus, et chez trois autres dont l'avant-bras avait été fracassé par une balle; à un autre dont la blessure existait au poignet; enfin, à quatre personnes ayant reçu un coup de feu à la main. Fabert sauva Turenne sans recourir à l'amputation conseillée par tous les chirurgiens de l'armée (3); Coutavos obtint un succès pareil (4). Il en a été de même du docteur Fabien (5). Covillard rapporte un résultat semblable qu'il favorisa chez un aumônier à qui une balle avait enlevé les chairs interscapulaires, labouré le dos jusqu'au sacrum, déterminé des escarres étendues et la fracture de l'humérus gauche dont les fragments avaient traversé les chairs (6). Le docteur Murville parvint naguère à guérir un officier d'une fracture comminutive du cubitus déterminée par un coup d'arme à feu, pour laquelle on fit la résection des fragments (7). Nous avons observé, à l'hôpital

(1) Bullet. Acad. méd., tom. XIII, p. 1380.
(2) *Ibidem*, p. 1282.
(3) Halmagrand, thès., agrég.; Paris, 1832, p. 25.
(4) Mém. Acad. chir., tom. II, p. 45, encycl.
(5) Revue méd. chir., tom. IV, p. 207.
(6) Obs. iatro-chir, 2e édit.; 1791, p. 254.
(7) Ann. chir., etc., tom. IV, p. 181.

St-Éloi, un fait semblable sur un officier supérieur du Génie.

Nous ne voulons pas pousser plus loin un tel relevé qui, à nos yeux, a seulement une valeur approximative, et parce que l'observation d'un grand nombre de blessés, après les journées de Février 1848, soit à l'Hôtel-Dieu, soit à la Charité, etc., nous a prouvé que les circonstances morales et autres avaient eu une grande influence sur les résultats obtenus par un traitement conservateur, ou à l'aide de l'amputation. En ville, et à la suite de plaies par armes de chasse, nous n'avons point vu tenter de sauver les membres blessés, et l'amputation faite sous nos yeux, trois fois à l'avant-bras, a été suivie de la mort de l'un des malades dont nous avons déjà publié l'histoire (1). Toutefois, des faits signalés plus haut, il résulte que, sur 129 individus frappés de coups de feu en différents points des membres brisés, 84 ont guéri sans amputation, et 45 seulement ont succombé à ce traitement conservateur.

Si nous tenons moins compte des cas où l'amputation a été pratiquée, c'est que les faits dont il s'agit en ce moment ont rapport aux blessures qui laissent la plupart de nos chirurgiens incertains sur la nécessité de sacrifier le membre lésé. Il est, en effet, sous-entendu que les attritions complètes d'une extrémité, la brisure des os avec déchirure des nerfs et des vaisseaux principaux, ont exigé l'amputation. Ceci bien établi, notre examen porte seulement sur les cas douteux dont nous avons donné de très-nombreux exemples. Or, les résultats déjà énoncés de l'amputation immédiate et généralisée aux cas sur lesquels

(1) Gazet. médic. Paris, 1836, p. 236.

les praticiens ne sont pas d'accord touchant l'utilité de cette opération, doivent inspirer aujourd'hui beaucoup plus de confiance en faveur des tentatives faites pour sauver les membres atteints de fractures comminutives. Ainsi croyons-nous devoir conclure à ce sujet délicat par les paroles suivantes de M. Malgaigne : « C'est aussi en ajoutant à ma propre expérience l'expérience des autres, que je suis arrivé à répudier la doctrine de nos chirurgiens militaires, et à tâcher de conserver les membres lorsque l'amputation n'est pas absolument forcée. Et permettez-moi de m'abriter ici derrière une autorité bien considérable. Comme je discutais un jour cette question à la Faculté, je déclarais que si j'avais la cuisse fracturée, je ne me ferais pas couper le membre ; M. Marjolin ajouta : ni moi non plus. Il avait fait, lui aussi, une dure expérience de la valeur des amputations : sur 14 amputations par lui pratiquées, en 1814, pour des coups de feu, il en avait perdu 13 (1). »

Ainsi, l'amputation immédiate, appliquée à la majorité des blessés qui paraissent la réclamer aujourd'hui, est suivie de la perte de près de la moitié des malades. Les tentatives faites pour conserver la plupart des extrémités lésées par des fracas qui laissent le salut du membre et du blessé douteux, permettent d'en rétablir intacts près des deux tiers. Nous pouvons donc répéter en ce moment l'aphorisme que nous avons formulé en commençant : il faut préférer une conservation incertaine à un sacrifice incertain.

D'ailleurs, si les ressources thérapeutiques bien employées ne procurent pas le succès désiré, et laissent les accidents s'accroître, menacer la vie du membre et du

(1) Bullet. Acad. méd., tom. XIII, p. 1280 ; 1848.

sujet, le médecin a encore la ressource extrême de *l'amputation*. Il est vrai, *faite secondairement*, l'opération, pour les blessures, a moins de chances favorables. Ainsi, des quatre amputés de la cuisse, Dupuytren n'en sauva aucun. Il en fut de même, en 1830, pour M. Roux, qui vit périr cinq de ses opérés secondairement ; mais, en 1848, le célèbre praticien en a guéri deux parmi les cinq nouveaux sujets qu'il a traités de cette manière. M. Huguier a été tout aussi heureux, soit en amputant la cuisse immédiatement à deux individus, soit secondairement à deux autres (1). Il en a été de même quant à deux désarticulations de l'épaule faites l'une peu de temps après l'accident, l'autre après le développement des accidents. Sur 51 amputés secondairement, Guthrie en vit guérir 29 et mourir 22. M. H. Larrey en a sauvé 10 sur les 21 qu'il opéra de la même façon ; et M. Laroche a obtenu le rétablissement de la moitié de ses 10 opérés (2). Les relevés publiés par M. Phillips, en 1844, d'après les chirurgiens anglais, donnent des résultats bien plus avantageux encore. Sur 613 amputations immédiates, il y eut 313 morts ou 51 sur 100 opérés ; tandis que 756 amputés secondairement fournirent 174 morts, c'est-à-dire 23 morts sur 100 malades. Signalant les résultats des amputations faites à l'hôpital de Glascow, Lawrie compte 64 morts sur 100 amputés immédiatement ; tandis que, sur le même nombre, 23 seulement succombèrent à l'opération secondaire (3). D'où il résulte que, même par l'amputation secondaire, après avoir tenté de conserver les membres fracassés, on sauve environ la moitié des malades. Si donc

(1) Bullet. Acad. méd., tom. XIV, p. 58.

(2) Bullet. Acad. méd., tom. XIV, p. 105 ; 1848.

(3) Revue méd. chir. ; 1847, t. III, p. 285.

on cherche à conserver les extrémités blessées de telle sorte que l'amputation est mise en cause, quoique contradictoirement, on réussit chez près des deux tiers des sujets. Et parmi ceux qui ne peuvent résister aux accidents, on en sauve la moitié par l'amputation secondaire.

En présence de tels enseignements cliniques, on comprend qu'il existe de célèbres partisans de l'amputation secondaire: Faure, J. Hunter, Percy, Lombard, Ivan Méhée, Léveillé, et, de nos jours, M. Scipion Bernard (1), et M. Reynaud qui s'exprime en ces termes par la bouche du docteur Cabissol, son élève: « Si les phénomènes consécutifs laissent peu d'espoir d'une issue heureuse, l'amputation pratiquée un peu plus tard sera-t-elle toujours suivie d'une terminaison funeste? Nous ne le croyons pas. Si l'on n'a pas attendu, pour opérer, que l'organisme fût très-affaibli, que des organes importants soient très-affectés, que le sang soit vicié, le malade ne sera pas dans des conditions beaucoup plus défavorables si l'on convient de bonne foi qu'on ne sauve que peu de malades par l'amputation faite lorsque les circonstances semblent se réunir pour présager un heureux résultat. » Et tel est, à peu près, le sentiment si bien exposé par le professeur Velpeau, au sein de l'Académie de médecine, et qui se termine par ces remarquables paroles: « Plus je vieillis dans la pratique, moins je suis partisan de l'amputation immédiate. J'amputai plus en 1830 qu'en 1848, et en Juin moins qu'en Février dernier (2). » Pendant sa captivité, M. le docteur Cabasse est resté tellement frappé des résultats obtenus par les Arabes dans les coups de feu les plus graves avec fracture des os de la

(1) Union médicale; 1850, p. 50.
(2) Bullet. Acad. méd, tom. XIII, p. 1433; 1848.

jambe, du fémur, etc., qu'il conclut fermement que *nous devrions, dans une foule de cas, modifier notre manière d'agir, compter plus sur la nature, et faire moins d'amputations.* Lui-même, dans sa captivité parmi les Arabes, privé de toutes ressources, il a été obligé de traiter beaucoup de blessés sans amputation. *Je doute*, dit-il, *que j'aie obtenu des résultats plus satisfaisants si j'avais fait les amputations qui paraissent indiquées tout d'abord d'après les principes que j'avais puisés dans les ouvrages de nos meilleurs chirurgiens* (1). L'on sent la justesse de ces réflexions quand on lit des succès pareils à ceux rapportés par Saviard, qui dit, à propos d'un malade : « Une jambe en cet état devant être amputée selon toutes les règles de la bonne chirurgie....... » Les consultants et lui-même partageaient cet avis ; mais le sujet refusant de s'y soumettre, il fallut bien s'efforcer de sauver le membre blessé, ce qui fut obtenu. En résumant ce grave débat, nous ne saurions mieux exprimer notre opinion qu'en signalant les conclusions du judicieux M. Jobert, dont nous avons pu suivre l'intelligente pratique à l'hôpital St-Louis.

Si le membre n'est pas d'ailleurs désorganisé, les brisures du coude avec plaie ne réclament pas l'amputation. Il en est de même pour les fracas de l'épaule, du poignet, du genou, du coude-pied, ni d'aucune articulation. Les fractures comminutives de la jambe, de la cuisse, et à plus forte raison de l'avant-bras et du bras, peuvent être généralement guéries sans retrancher la partie lésée, si d'ailleurs les chairs n'ont pas subi une attrition extrême (2).

L'amputation nous paraît nécessaire, dans l'état actuel

---

(1) Revue méd. chir.; 1848, tom. IV, p. 184.
(2) Bullet. Acad. méd., tom. XIV, p. 81; 1848.

de l'art, lorsqu'un membre est broyé dans toute son épaisseur, de sorte que les chairs comme les os soient désormais impropres à reprendre vie ; quand les os étant brisés, les vaisseaux et les nerfs principaux sont en même temps lésés de manière à empêcher l'innervation et la circulation dans la partie ; si la mortification primitive ou consécutive affecte toute ou presque toute l'épaisseur d'un membre. L'amputation est justifiée quand une extrémité ayant été emportée, la surface de la plaie est extrêmement irrégulière, et surtout manque de téguments pour la recouvrir. Dans les cas contraires, et ils ne sont pas rares, le chirurgien doit se borner à égaliser les chairs au moyen de ciseaux, les os à l'aide de cisailles ou tenailles incisives, la peau enfin de façon à protéger aussitôt la surface de la plaie régularisée.

Du reste, il existe beaucoup de cas où l'indication de l'amputation est fort incertaine, malgré l'avis contraire de Ledran (1). Alors le médecin tentera la conservation des membres, et d'autant plus que le sujet sera vigoureux. Cette dernière remarque clinique est applicable à l'indication de cette opération, quelle que soit la lésion traumatique ou organique qui paraît la réclamer. S'agit-il d'un sujet robuste, jeune, enfin qui vous montre une grande résistance vitale, efforcez-vous de sauver les extrémités profondément altérées, parce que la constitution du malade suffira à l'affaiblissement et aux troubles inséparables d'un traitement long, débilitant et semé d'accidents. L'individu est-il déjà faible et d'ailleurs peu robuste, comptez beaucoup moins sur les ressources de l'organisme, et da-

(1) Trait. plaies arm. feu, p. 190; 1790.
(2) Observ. chir.; 1702, p. 140, 196.

vantage sur les moyens extrêmes de l'art. Cette appréciation est, du reste, des plus délicates, et exige, de la part du médecin, ce tact perfectionné par l'expérience et les méditations, qui est indispensable dans les circonstances critiques de notre art.

Telle me semble être l'expression actuelle de la médecine opérante touchant l'utilité de l'amputation pour les blessures graves des membres. Que l'on compare ce résultat avec le sentiment général des praticiens pendant le siècle dernier et le tiers de celui-ci, et l'on reconnaîtra que la chirurgie est devenue beaucoup plus conservatrice, et que les progrès de la thérapeutique tendent à justifier la conduite si fort blâmée chez Bilguer. Suivez, en effet, Faure, Lamartinière, Ledran, J.-L. Petit, Percy, Larrey, Ribes, Dupuytren, Baudens, Jobert, Velpeau, etc., et vous apercevrez une diminution sensible dans l'utilité de sacrifier les membres fracassés. L'illustre professeur Roux forme, il est vrai, avec certains autres praticiens moins imposants, une opposition qui rappelle une époque déjà passée (1), puisqu'il est bien plus partisan de l'opération que le célèbre Ribes lui-même (2).

Les chirurgiens militaires répondent aux praticiens civils qui, dans Paris ou ailleurs, ont eu occasion de prouver que l'on sacrifie beaucoup trop de membres à l'armée, que les difficultés et les nécessités de la guerre justifient la différence des opinions sur une question aussi grave. Il faut reconnaître que les praticiens des camps ont à produire de fort bonnes raisons à cet égard. Toutefois on doit remarquer la diminution du nombre des amputés et des résultats

(1) Bullet. Acad. méd., tom. XIII, p. 1265.

(2) Mém. obs. anat., etc; 1841, tom. II, p. 89.

funestes, à mesure que la *chirurgie de bataille* a subi d'heureuses modifications. Comme le *transport* des blessés a la plus haute influence sur les suites d'une lésion traumatique, et peut diminuer ou augmenter le nombre des cas soumis à l'amputation, dans la pratique, soit militaire, soit civile, nous devons accorder une certaine attention à cette matière. En effet, puisqu'il est reconnu que la différence des indications opératoires et des résultats dans l'une et l'autre conditions tient aux moyens et aux soins possibles et faciles dans un cas, très-difficiles ou imparfaits dans l'autre, le problème actuel consiste donc à procurer à la chirurgie militaire des ressources pareilles à celles de la pratique des villes. Des perfectionnements ont déjà eu lieu dans ce but : signalons-les, et ajoutons-y nos propres observations.

Il faut procurer aux blessés les premiers soins les plus urgents sur le lieu même de l'accident ; il faut les transporter sans secousses aux premiers dépôts, ambulances ou hôpitaux ; il faut leur prodiguer les ressources réclamées par la gravité de leurs blessures. Dans les villes, les premiers soins sont souvent administrés aussitôt après l'accident. Il n'en est pas de même à la campagne, où l'absence de personnes près de celle qui vient d'être blessée, ou leur ignorance plus commune, laissent les premiers accidents se développer au grand détriment du sujet. Nous pourrions rappeler, à cet égard, un bon nombre de tristes preuves, si tous les médecins n'en étaient persuadés. Il serait donc à désirer que dans notre système d'éducation entrât la notion de certains préceptes pratiques et simples pour les accidents traumatiques : les conseils et les efforts de Mathias Mayor méritent d'être imités. Comme le remarque fort judicieusement cet auteur (1), les soldats devraient

(1) Déligat. chirurg., p. 161 ; 1838, 3e édit.

apprendre à comprimer le lieu d'où vient une hémorrhagie, à charger et à porter convenablement un blessé, etc.

L'institution d'infirmiers militaires chargés d'enlever les blessés sur le lieu des combats, et de leur donner les soins urgents; les moyens établis pour arriver rapidement auprès des rangs engagés au feu, soit pour les infirmiers, soit pour les chirurgiens des corps d'armée, ont déjà produit les plus heureux résultats, arraché bien des malheureux à des accidents mortels, et évité bien des sacrifices de membres blessés. Sous ce rapport donc, les vœux de l'illustre Percy sont à peu près entièrement remplis (1). Il n'en est pas de même pour les moyens de transports, qui ont la plus grande influence sur les suites des fractures comminutives des membres.

Lafaye avait proposé un appareil ingénieux sans doute, mais trop compliqué pour être d'un usage répandu (2). Le célèbre chirurgien militaire que nous venons de citer plus haut parvint à mettre en œuvre des *brancards* assez commodes, composés d'une toile fixée à deux lances mobiles et à deux traverses que portaient isolément d'abord les infirmiers, afin de les ajuster au besoin. Ce système, qui fut adopté en 1813, a été abandonné ensuite, sans doute parce qu'il demande des instruments qu'il est mal aisé de rassembler en quantité suffisante, et qu'il exige d'assez grandes dépenses. Aussi supplée-t-on souvent à ces brancards à l'aide de fusils croisés, de branches d'arbres, enfin de moyens les plus répandus sur la plupart des champs de bataille. Mais ces substitutions sont loin d'avoir les mêmes avantages, et exposent les blessés aux cahots, aux mouve-

(1) Grand diction. scienc. méd., art. *Despotats*, p. 574.
(2) Mém. Acad. chir, tom. II, p. 41, encycl.

ments des fragments, à l'irritation des chairs, etc., ce qui aggrave l'état de la blessure, et conduit à recourir au sacrifice des membres.

Il est facile cependant de se procurer, à l'armée, un grand nombre de brancards avec les moyens que les corps apportent nécessairement aux combats, et sans autre construction que celle de quelques traverses en bois. En entrant en campagne, tout soldat porte avec lui un fusil, et un sac dit de campement dans lequel il s'enveloppe pour coucher sur la dure, ou avec lequel il fait une petite tente pour se couvrir, ou bien enfin qu'il remplit de paille, etc., pour s'en servir en guise de support. Ces sacs ont 1 mètre 50 centimètres de longueur sur 80 centimètres de largeur. Il suffit d'établir deux trous bordés aux coins du fond du sac; à travers ces petites ouvertures viennent s'engager les bayonnettes des fusils de grenadier. Ainsi se trouve monté une espèce de lit-pliant que les soldats blessés fournissent eux-mêmes, et qui peut très-bien servir à transporter les individus atteints d'une lésion traumatique au tronc, à la tête, au cou. Si un seul sac n'avait pas une longueur suffisante, il serait facile d'en ajouter un second pour remplir la longueur des deux fusils de grenadier, qui est de 2 mètres environ.

Chez les individus dont les membres sont fracassés, il serait nécessaire d'ajouter à cet appareil, fourni par les blessés eux-mêmes, deux traverses en bois pourvues de trous ou d'échancrures, et analogues à celles que Percy faisait apporter par les *brancardiers*, seulement plus simples en les privant de leurs pieds ou supports. Pendant les batailles, beaucoup de batteries sont démontées, et les porte-traits des chevaux fourniraient des traverses très-convenables pour tenir à distance les fusils du brancard, et pour tendre suffisamment le lit. Il serait utile que, aux avenues de chaque commune, aux octrois, il existât des brancards analogues pour porter secours aux blessés des alentours.

Ces moyens de transports suffisent quand les ambulances ou les hôpitaux ne sont pas très-éloignés. Il n'en est pas toujours ainsi, surtout dans les pays couverts de montagnes ou peu habités. Aussi est-on obligé de transporter les blessés, pendant plusieurs lieues, dans des voitures et des moyens de transports très-divers. En Allemagne, on s'est servi de voitures d'osier, très-légères et fort utiles; en Égypte, Larrey fit construire un double panier porté par des chameaux, et dans lesquels deux malades se trouvaient assez commodément. « On sera peut-être étonné d'apprendre, dit cet illustre chirurgien (1), qu'avec quelques galettes, du biscuit, un peu d'eau douce qu'on portait avec chaque blessé, et l'usage seul de l'eau saumâtre pour pansement, un très-grand nombre de ces blessés ont passé les déserts d'une étendue d'environ soixante lieues, sans nul accident; et avec de tels avantages que la plupart se sont trouvés guéris lorsqu'ils ont revu l'Égypte. » Ne pourrait-on pas, en Afrique, imiter l'ingénieux procédé de ce célèbre chirurgien ?

Tout moyen de transport doit être suspendu de manière à éviter les secousses aux membres brisés : aussi Briot se plaint-il (2), comme nos chirurgiens militaires, de la fâcheuse influence des voitures de train dont ils sont ordinairement obligés de se servir. Aussi a-t-on retiré les plus grands avantages des *cacolets*, et du système de M. le docteur Martin,

(1) Relat. chir. arm. d'Orient.

(2) Hist. chir. milit., p. 404; 1815.

qui a fait dernièrement adopter ses heureuses modifications par le Conseil de santé. Ainsi une bête de somme transporte de chaque côté un blessé couché dans une espèce de cadre mobile et suspendu à un arc de fer fixé sur le bât de l'animal. Le brancard que nous avons décrit pourrait encore être suspendu entre deux bêtes de somme, entre deux voitures, de manière à augmenter aisément le nombre des moyens de transport. Une condition importante à ajouter à cet appareil de suspension, consisterait à entourer le membre brisé d'une sorte d'étui en fil de fer, à la manière des bandages de Mayor, d'un cuir, comme M. Bonnet l'a exécuté, ou d'un bandage amovo-inamovible. « Lorsqu'on lève cet appareil, dit Larrey (1), on trouve les plaies entièrement cicatrisées sous les croûtes de sang ou de matière purulente ; la saillie du cal est à peine sensible, et nous n'avons jamais vu la moindre difformité. » Dans la chirurgie de marine, il est bien plus facile de procurer aux blessés la suspension convenable du membre fracassé, et, partant, d'éviter l'amputation. Dans nos campagnes, il faudrait suspendre le membre fracturé sur une planchette soutenue par des cordes, des sangles, des mouchoirs ; au lieu de le livrer, ainsi que le blessé, aux dangereux cahots de charrettes ou de voitures mal suspendues qui doivent les transporter souvent à plusieurs lieues de distance.

L'exemple de Larrey et de plusieurs de nos chirurgiens militaires, démontre combien peu il faut de remèdes pour les blessures les plus variées et les plus graves. L'eau commune qu'il est facile de se procurer en tous lieux, des aliments simples et à la portée de presque toutes positions, un très-petit nombre de médicaments, parmi les-

(1) Nouv. bibliot. médic., tom. II, p. 455.

quels le laudanum de Sydenham est le plus important, des pansements rares : tels sont les moyens suffisants pour traiter convenablement les plus graves brisures des membres, prévenir les accidents, et tenter, avec avantage ordinaire, de conserver les extrémités trop souvent sacrifiées immédiatement. Ces ressources sont à la portée des chirurgiens de la marine, de nos praticiens de campagne, et, à plus forte raison, des centres de population. Du reste, nous avons exposé déjà la conduite à tenir pour prévenir ou combattre les accidents qui font pratiquer l'amputation immédiate ou secondaire : c'est là un complément nécessaire de ce sujet délicat.

Nous venons d'établir le traitement à suivre afin d'éviter l'amputation dans les cas de lésions traumatiques qui paraissent la réclamer. Nous ne croyons pas nécessaire de rappeler plusieurs cas pareils à celui-ci. Parce qu'une femme se coupa, dit-on, le doigt mordu par un serpent à sonnettes, et n'éprouva pas d'accidents de cette morsure, M. Colloway n'a pas hésité d'amputer le bras à un homme mordu par un animal enragé, sans empêcher ce malade de mourir d'hydrophobie dans l'hôpital de Londres, où cette mutilation a été exécutée. On comprend que, à l'exemple de M. Sédillot (1), nous blâmons une semblable pratique. Cette cruelle opération est encore indiquée par certaines *altérations organiques*. Selon J. Bell, la suppuration d'une jointure est mortelle, et la plupart des auteurs avancent que l'amputation est nécessaire dans presque tous les cas. « L'amputation de la cuisse, dit M. le professeur Velpeau (2), devrait être proposée dès que le trouble général tend à se

---

(1) Méd. opér., p. 218; 1839.

(2) Diction. en 30 vol., art. *genou*, p. 115.

calmer, si l'état des viscères ne présente d'ailleurs aucune contre-indication. » Cependant l'observation nous semble démontrer que l'on peut conserver la plupart des membres ainsi lésés. Desault rapporte l'histoire d'un enfant qui, à la suite d'une violente chute sur le genou, y eut une tuméfaction telle, que l'amputation fut proposée. Les parents du malade s'y étant refusés, le traitement suivi amena une guérison satisfaisante pendant 35 ans environ (1). On nous conseillait d'amputer la cuisse d'un homme atteint d'une grave tumeur blanche du genou, avec destruction des cartilages et des ligaments latéraux. Nous avons refusé de pratiquer cette opération en ce cas, persuadé que l'immobilisation prolongée du membre à l'aide d'une gouttière inamovible peut amener l'ankylose.

Nous avons vu obtenir ce résultat avantageux chez le neveu du général Daverède, affecté d'une arthrite rhumatismale du genou gauche, où se forma une des plus vastes collections de pus. Nous sommes parvenu à une terminaison analogue sur un jeune homme venu d'un port voisin, à notre Hôtel-Dieu, pour s'y faire traiter d'un abcès considérable du coude et des parties molles environnantes; chez un jeune Suisse, en proie à un abcès étendu autour de la hanche; chez M. Rabejac, auprès duquel nous fûmes appelé dans un village voisin; chez une femme âgée de 70 ans, qui portait, comme le sujet précédent, un grand amas de pus dans le genou, etc. Nous pourrions signaler un grand nombre de faits pareils, si nous consultions les annales de la science, ou la pratique des grands hôpitaux que nous avons long-temps fréquentés.

Dans les deux premiers cas, il s'agit d'abcès aigus; dans

(1) OEuv. chirurg., tom. II, p. 537.

les suivants, d'abcès froids et anciens. Les abcès aigus demandent à être évacués dès que la synoviale est très-distendue, en même temps que l'on combat les symptômes inflammatoires et l'affection d'où dépend le travail morbide. Les collections chroniques, au contraire, permettent de laisser le pus se faire jour spontanément quand le point par où il tend à sortir est favorable à l'écoulement du liquide pathologique. Il faut lui donner issue dès qu'il menace de s'infiltrer dans les tissus profonds et mal disposés pour le conduire au dehors. Les dimensions de ces ouvertures doivent être propres à livrer librement passage au liquide sans être fort étroites, mais non très-larges, malgré les contestations des auteurs à cet égard. Trop larges, elles permettent trop aisément l'accès de l'air au sein du foyer; très-étroites, elles ne s'y opposent pas complètement, et rendent la sortie du pus laborieuse. Nous avons, à cet effet, mis en usage la seringue de M. J. Guérin, analogue au *pyulcum* des arabistes, et nous l'avons vu plusieurs fois employer par M. Blandin, sans être plus heureux que cet habile professeur qui ne put empêcher ainsi l'entrée de l'air dans les vastes collections de pus de la fesse, etc. Au moment de l'opération, il semble, en effet, que l'air n'a pas pénétré dans le foyer; mais peu de temps après, on y soupçonne l'existence de ce gaz qui finit par occuper une grande partie du foyer en peu de jours : à tous ces instruments compliqués, un bistouri est encore préférable.

Le pus est sorti; on ferme l'ouverture avec un morceau de sparadrap; on combat la phlogose existante ou imminente; on immobilise le membre, et quand il n'existe pas d'altération profonde des extrémités articulaires, on peut presque toujours éviter l'amputation par ces soins prolongés et ceux que peuvent réclamer d'autres accidents ultérieurs. L'amputation est seulement nécessaire quand le malade, considérablement affaibli, est en proie à la fièvre hectique continue, et que, d'ailleurs, les désordres articulaires sont les seules altérations organiques.

Fréquemment les abcès des jointures sont la suite de tumeurs blanches parvenues à un degré fort avancé, et deviennent l'un des motifs de beaucoup d'amputations. L'existence d'un amas de pus, de fistules, la mobilité insolite des os, et surtout l'amaigrissement et la fièvre qui tourmentent le sujet, sont les conditions qui portent la plupart des chirurgiens à sacrifier ces membres. Sans nier qu'en plusieurs cas semblables l'opération devient utile et nécessaire, je dois faire remarquer, d'après un grand nombre de faits, que la réaction et puis l'affaissement fâcheux de l'économie, peuvent dépendre de certains moyens mis en usage, tels que la cautérisation incandescente, qui détermine un surcroît d'irritation dans la jointure et une suppuration ruineuse chez la plupart des malades. Une deuxième remarque à rappeler, c'est que, chez le plus grand nombre des personnes affligées de tumeurs blanches scrofuleuses, les poumons sont le siége de tubercules ou de cavernes qui hâtent la fin des malades lorsque l'amputation a été faite. Ajoutons à ces réflexions cliniques que l'immobilité des membres ainsi altérés, jointe aux autres remèdes déjà signalés, forme le traitement capable de dissiper les accidents et favoriser l'ankylose curatrice. Enfin, la résection des extrémités cariées est susceptible de sauver certains membres voués à un sacrifice extrême.

La troisième observation, publiée dans un ouvrage récent de M. Sédillot (1), nous paraît un exemple manifeste

(1) Pyoémie, infect. purul., p. 203, 207, 212, etc.; 1849.

d'une amputation pratiquée contre les lois rationnelles des indications thérapeutiques. Il s'agit d'un militaire affligé d'une tumeur blanche du coude gauche, plusieurs mois après compliquée de tous les symptômes de l'*infection purulente*. Aussi ce malheureux succombe le lendemain de l'opération, et l'autopsie montre la veine basilique altérée jusqu'à l'aisselle, un énorme abcès au sommet et de nombreux abcès à la base du poumon gauche qui est complètement hépatisé. Évidemment ces désordres pulmonaires étaient des motifs contre-indiquant toute amputation. Nous avons été plus heureux sur un jeune homme venu dans notre service, au mois de Septembre 1846, avec un vaste abcès du bras et du coude. Grâce aux antiphlogistiques, aux narcotiques, aux frictions mercurielles, etc., nous avons dissipé bien des orages, et conservé le membre et la vie après cinq semaines de traitement.

Le fait suivant, tiré de l'ouvrage de M. Sédillot, ressemble à celui que nous y avons déjà signalé ; seulement la tumeur blanche siégeait au coude-pied. Le jour où l'habile professeur se décida à amputer la jambe, son malade offrait les signes d'altérations splanchniques fort étendues qui auraient dû lui faire rejeter cette opération irrationnelle. Aussi, trois jours après, le malheureux sujet avait cessé de vivre, et l'autopsie découvrait le péricarde et la plèvre gauche remplis de sérosité rougeâtre, la plèvre droite pourvue de pus et de fausses membranes, le poumon gauche induré en plusieurs points, contenant deux abcès considérables et d'autres petits abcès autour, le poumon droit altéré en bien des points, etc.

En présence de pareils résultats, on reste confondu quand on voit l'auteur émettre la conclusion suivante : « Ne serait-il pas rationnel quelquefois de recourir à l'amputation comme remède à des *pyoémies* réfractaires et jugées incurables par aucun autre moyen? On s'effraie de cette idée comme de tout inconnu; mais on finira par l'adopter, et je n'hésiterais pas à le faire, si l'indication m'en était offerte. » Au lieu de cette thérapeutique peu louable, il faut combattre la phlogose locale et la *phlébite* par les réfrigérants, les frictions mercurielles qui permettent d'en triompher fort souvent. Si ces moyens sont impuissants, déjà le pus s'est propagé dans les organes splanchniques. La phlébite a-t-elle borné ses effets au membre, l'amputation ne saurait être invoquée; a-t-elle propagé la phlogose et le pus au tronc, l'opération est contre-indiquée : « Jugera-t-on que ces formidables phénomènes de résorption purulente, dit avec raison M. Laugier (1), appellent l'amputation consécutive de la première période? Mais alors il serait superflu et cruel d'amputer. » D'ailleurs, quand vous opérez, qui vous assure que l'inflammation ne s'est pas propagée au-dessus du lieu où le couteau doit être porté, et, par suite, quel bénéfice décisif pouvez-vous en retirer? Du reste, M. Sédillot s'est réfuté lui-même à la fin de son ouvrage, où il écrit à cet égard : « Il n'y aurait donc pas à hésiter si la pyoémie puisait ses éléments d'activité dans un membre compromis par une lésion assez grave pour nécessiter par elle-même l'amputation (2). »

L'examen de la phlébite rappelle la *lymphangite* qui détermine souvent des désordres analogues. Lorsque cette phlogose vasculaire a produit une suppuration étendue, peut-elle commander l'amputation? Peut-il se montrer des cas

(1) Bull. chirurg., tom. I, p. 77; 1840.

(2) Pyoémie, etc., p. 504.

où cette indication serait plausible, si les altérations *très-profondes* se bornaient à *une partie* d'un membre, vu que la lymphangite se limite plus souvent que la phlébite, notamment à la faveur des ganglions lymphatiques ? Nous ne pouvons émettre une négation *exclusive* que l'observation ne nous a pas permis encore de formuler. Mais certainement nous ne saurions approuver la conduite récemment tenue par M. le docteur J. Roux. Un malade est en proie à une lymphangite profonde avec épuisement extrême, et cet habile chirurgien n'hésite pas à pratiquer la désarticulation coxo-fémorale ! La lymphangite a ordinairement des limites très-vagues ; elle se propage rapidement vers le tronc, détermine l'infection purulente, source principale de l'adynamie dont il s'agit. Et c'est en des conditions pareilles que l'on conseille sérieusement la désarticulation de la hanche ! Le malheureux sujet succombe, il est vrai, peu de jours après, ce qui n'a rien d'étonnant. Mais ce qui complète l'étrangeté de cette conduite thérapeutique, c'est la conclusion où l'auteur affirme que son opération est justifiée par l'autopsie (1) ! Il faut donc répéter : il serait bien plus mort si on ne l'avait pas opéré ! C'est, du reste, une manière de voir que j'ai retrouvée chez plusieurs de nos chirurgiens les plus renommés. Dans le concours pour une chaire de clinique chirurgicale, qui eut lieu en 1848, au sein de la Faculté de médecine de Paris, l'un des argumentateurs, M. Malgaigne, me reprocha d'ignorer un procédé qu'il avait inventé pour guérir de l'anus contre nature ; et en preuve de la supériorité de son opération, il invoquait des pièces anatomo-pathologiques soumises par lui à la Société médico-chirurgicale : « C'étaient des

(1) Gazet. médic. Paris, Juin 1849.

pièces anatomiques, dites-vous? lui répondis-je; preuve que le malade n'était pas guéri! »

Il fut une époque où, à l'exemple de Brun, de Toulouse, on conseillait l'amputation pour remédier à la *nécrose* d'un os des membres. Les progrès de la science en montrant les causes ordinaires de cette maladie, les moyens d'en limiter les progrès et de la guérir; en apprenant les admirables efforts de l'organisme pour réparer les os entiers et éliminés après leur mortification, ont beaucoup restreint l'utilité de l'amputation en pareils cas. Au rapport de Duverney (1), on retira un cubitus presque entièrement nécrosé chez un enfant qui guérit et conserva à peu près toutes les fonctions de cette extrémité. L'histoire du marin traité naguère par Racord est des plus intéressantes, puisque l'humérus, deux fois nécrosé, se reproduisit deux fois (2). Sans rassembler un grand nombre de faits semblables aux précédents et à ceux rapportés par Vigarous (3), nous dirons que nous avons observé deux cas des plus remarquables de ce genre. L'un avait pour sujet un jeune homme à qui M. le professeur Blandin avait extirpé la clavicule cariée, plusieurs années auparavant, lorsqu'il revint dans le même service de l'Hôtel-Dieu, au mois de Décembre 1847, pour une toute autre lésion. Alors le siége de la clavicule normale était occupé par des productions ossiformes affectant la forme d'une clavicule irrégulière et presque aussi résistante que l'os enlevé.

Le second sujet, dont nous avons déjà publié l'histoire (4), était un enfant, âgé de 12 ans, atteint d'une nécrose du tibia droit qui sortait en partie de la jambe, et sur lequel il

(1) Trait. mal. os, tom. II, p. 456.
(2) Bullet. Acad. méd., tom. VIII, p. 941.
(3) Opusc. régénér. os; 1788, p. 87, etc.
(4) Bullet. médic. Bordeaux, tom. VI, p. 371.

suffit de tirer légèrement pour l'extraire en totalité, lorsqu'il vint à l'Hôtel-Dieu au mois de Mars 1838. Après avoir combattu la phlogose du membre, on voit se poursuivre la régénération osseuse déjà commencée au centre du tibia ; l'os nouveau reste à l'état cartilagineux ; on s'efforce d'y activer l'organisation complète à l'aide de l'acupuncture, et puis de l'appareil inamovible qui permet au jeune garçon de se livrer à la marche assez librement, lorsqu'il quitte l'hôpital.

La mortification des parties molles exige l'amputation quand elle est étendue à presque toute l'épaisseur d'une partie, qu'elle dépend d'une cause qui a cessé d'agir ou dont l'influence très-lente permet d'espérer la cessation de la *gangrène* en retranchant une portion du membre assez loin du lieu qu'elle occupe déjà. Après avoir exposé précédemment comment on doit prévenir ou arrêter la gangrène, il suffit d'ajouter en ce moment quelques remarques sur les cas qui nécessitent le sacrifice d'un membre. Lorsque la gangrène dépend d'une lésion traumatique, et qu'il n'y a pas possibilité de conserver les organes affectés, on doit retrancher assez promptement la portion mortifiée parce que cette maladie n'a pas alors de tendance à faire de nouveaux progrès, mais pourrait compromettre la vie du sujet par l'absorption des matériaux putrides développés de plus en plus. Mais si la mortification des parties se produit sous l'influence d'une affection morbide ou interne, il convient d'attendre que celle-ci soit dissipée, s'il est possible, et que la gangrène soit bornée depuis quelque temps. Les gangrènes sénile, adynamique, ergotique, etc., dont le docteur François a exposé une judicieuse distinction (1),

(1) Des gangrènes spontanées, etc., 1833.

ont rapport à ce dernier précepte clinique. Nous avons plusieurs fois aidé à faire l'amputation de la jambe pour la gangrène sénile, et nous avons vu ordinairement confirmer la justesse de cette remarque. Un vieillard est amputé de la jambe, à l'Hôtel-Dieu, pour une gangrène qui marchait, quoique lentement, et qui avait déjà envahi le coude-pied: tout annonçait un succès assuré, quand la gangrène apparut sur les lèvres du moignon, fut suivie de symptômes typhoïdes, et de la mort assez rapide du sujet. Un vieillard, habitant une village voisin, était affecté d'une gangrène momifique étendue au coude-pied, mais limitée assez nettement et depuis plusieurs mois. L'amputation, employée au mois de Janvier 1835, sauva cet homme, qui prit même ensuite un embonpoint considérable. Au mois d'Août 1847, M. Lombard et moi nous traitâmes un vieillard qui offrait des conditions analogues à celles du précédent malade; je pratiquai la désarticulation du coude-pied, et la vie se continua encore pendant plusieurs années.

« Lorsque tout le corps de l'os est *exostosé* par un virus vérolique, écrouelleux, etc., il est très-difficile de pouvoir le guérir, quoiqu'on emploie tous les spécifiques pour ces sortes de maladies : le plus sûr est d'en venir à l'amputation (1). » Tel était le sentiment des praticiens au milieu du siècle dernier. J.-L. Petit rapporte aussi le fait d'un individu atteint d'une exostose éburnée du pariétal qu'il se proposait de réséquer, lorsque des confrères, lui ayant soustrait le malade, appliquèrent le trépan, etc. ; et le sujet mourut au troisième jour (2). Les praticiens du siècle der-

(1) Duverney, mal. os, tom. II, p. 500; 1751.

(2) Trait. mal. os, tom. II, p. 384.

nier avaient donc une grande tendance à retrancher les portions du squelette atteintes d'exostoses.

Mais les progrès de la science ont restreint à cet égard l'application des instruments tranchants : « On conçoit difficilement, dit l'illustre Boyer (1), la possibilité de leur résolution et encore moins de leur métastase ; nous en avons cependant rencontré un exemple : une volumineuse exostose de l'extrémité inférieure de l'humérus, et dépendant du virus vénérien, qui après avoir résisté pendant long-temps à plusieurs traitements méthodiques, disparut complètement en peu de temps, pour être bientôt suivie d'autres symptômes vénériens à la voûte du palais. Il est bien plus commun, lorsque l'exostose est dure, chronique, sans douleur, et sans aucune altération du tissu osseux que son développement, que la tumeur reste stationnaire, subsiste ainsi toute la vie, sans causer aucun accident. »

Cette tolérance de l'économie pour les exostoses les plus volumineuses des membres, aurait dû être présente à l'esprit des chirurgiens de l'hôpital St-Barthelémy, de Londres, lorsqu'ils retranchèrent la cuisse à un homme pour une prétendue exostose des condyles du fémur, alors qu'il s'agissait d'un ancien sac anévrysmal oblitéré. Nous avons refusé d'enlever une exostose de l'humérus à un militaire du service des vénériens. Nous avons cité le fait très-remarquable d'un individu dont l'orbite était rempli d'une exostose qui disparut sous l'influence des mercuriaux. Bien des sujets nous on présenté, à Lyon, des tumeurs osseuses des membres ; et l'on n'a pas tenté de les extirper, et encore moins de sacrifier des membres qui causaient simplement de la gêne. De semblables lésions comportent

---

(1) Trait. mal. chirurg., 4e édit., tom. III, p. 550.

fort rarement l'amputation, et seulement lorsqu'elles compromettent la vie du sujet par leur développement énorme, la lésion très-dangereuse des vaisseaux et nerfs principaux, ou par leur nature maligne. L'administration prolongée des divers moyens antisyphilitiques, antiscrofuleux, antiscorbutiques, etc., amènera une modification avantageuse dans les parties lésées, soit en les faisant disparaître, en en diminuant le volume, soit en arrêtant les progrès morbides, et rendant ainsi tolérables des altérations même fort considérables.

Agir différemment, comme nous l'avons vu faire, c'est pratiquer des opérations inutiles, trop dangereuses, ou sacrifier des membres sans motifs plausibles : ceci nous amène à dire quelques mots des *amputations de complaisance.* Si nous avons blâmé Briot d'avoir cédé aux instances d'un homme tourmenté d'une jambe ulcérée, nous ne pouvons approuver la condescendance de l'illustre professeur Roux, dont il se blâme, du reste, lui-même, à propos d'un maréchal-ferrant qui voulut se débarrasser d'une jambe atrophiée (1). Quel regret n'eut pas Pelletan, de voir succomber un individu à qui il avait pratiqué une semblable opération ! Il en fut de même pour le célèbre Sabatier. La fin malheureuse et rapide du jeune homme amputé par l'illustre Dupuytren, pour une simple difformité d'un membre abdominal, est encore bien propre à faire rejeter complètement ces sortes de complaisances (2). Aussi un homme qui vint à notre Hôtel-Dieu, pour se faire délivrer des deux membres inférieurs ankylosés d'une manière fort incommode, ne put l'obtenir, comme on

(1) Relat. voyag. Londres ; 1814, p. 163.

(2) Maisonabe, orthopédie, tom. II, p. 13 ; 1834.

l'avait déjà refusé en plusieurs autres hôpitaux de France qu'il parcourait pour s'y faire opérer. Au moins de Novembre 1849, on nous apporta une enfant qui était affligée d'une difformité absolument semblable à celle du tailleur à qui Dupuytren crut pouvoir couper le membre. Loin d'imiter l'exemple de ce grand chirurgien, nous enveloppâmes le membre d'une espèce de bottine étendue jusqu'au milieu de la cuisse, qui donnait de la résistance au membre presque entièrement paralysé, en conseillant un traitement tonique et des dérivatifs sur le rachis : une amélioration notable a suivi ce traitement. Ce que nous disons des amputations de complaisance rentre, du reste, dans les principes généraux que nous avons développés précédemment, et qui nous garderaient d'imiter l'illustre Saviard, qui finit par condescendre aux désirs d'une femme, et lui fendre crucialement une de ses mamelles jusqu'aux os, quoiqu'il constatât qu'elle était saine, et pour une simple névralgie de cet organe (1).

Nous venons de passer en revue les principales indications de l'amputation, afin de montrer comment on peut en restreindre l'utilité. Nous avons présenté les *conclusions* de l'état actuel de l'art quant aux lésions traumatiques; voici comment nous formulerons celles qui ont rapport aux lésions organiques. Dans la plupart des cas de *tumeurs blanches*, on peut éviter l'amputation à la faveur de soins divers et des moyens qui favorisent l'ankylose. Le sacrifice du membre devient nécessaire seulement quand les cartilages, les ligaments étant détruits, la jointure est remplie de pus qui a déjà produit des fistules et des fusées purulentes; enfin quand le sujet est en proie à une fièvre con-

(1) Observ chir., 1702, p. 402.

somptive, et que ses jours sont évidemment et prochainement en danger. Encore faut-il que les viscères, et surtout les poumons, ne soient le siége d'aucune altération profonde, et que le mal soit borné à la jointure depuis long-temps lésée, de manière à rendre très-probable la disparition des symptômes et des dangers à l'aide de l'amputation. Nous mettons une troisième restriction à ce douloureux sacrifice : c'est que l'altération organique ayant désorganisé les deux surfaces articulaires, le désordre des parties molles soit tel que l'on ne puisse songer à mettre en usage les résections, selon les règles que nous allons exposer bientôt.

A moins d'une grande désorganisation des parties molles, de l'affaiblissement direct du sujet, enfin d'un danger de mort provenant d'une *nécrose*, cette maladie ne saurait réclamer l'amputation, qu'il est facile d'éviter par le traitement que nous avons déjà mentionné. Il en est de même de la *carie* établie dans le corps d'un os des membres ; de l'*exostose*, de l'*hypérostose*, ou de la *périostose* ; surtout quand ces lésions ne sont pas cancéreuses, cas dont nous parlerons plus loin.

La *résection* des extrémités cariées des grandes articulations et avec d'autres désordres qui font songer à sacrifier le membre, est, il est vrai, accompagnée de désordres considérables et de résultats parfois peu favorables, pour les membres inférieurs surtout (1). Ainsi certains opérés de Park, Moreau, etc., n'ont obtenu qu'un membre impropre à la marche, après avoir échappé à de graves dangers, mortels même pour plusieurs autres sujets ainsi traités. Deux fois les désordres du coude se sont continués chez des

(1) Velpeau, méd. opérat., tom. II, p. 745, etc.

malades de Dupuytren, qui fut obligé de recourir ensuite à l'amputation du bras (1). M. le professeur Roux, n'ayant pas réussi chez un sujet dont l'état était désespéré, se blâme en s'adressant cette pensée de Voullonne : l'art n'est pas fait pour empêcher les malades de mourir des mains de la nature en les égorgeant de ses propres mains! Une seule articulation a paru, à la plupart des médecins, comporter cette ressource chirurgicale : l'épaule peut être ouverte facilement, permettre l'ablation de l'extrémité de l'humérus, qui y forme la portion la plus considérable des os altérés, et conserver un membre avec la plupart de ses fonctions.

Toutefois, Moreau père et fils rapportent d'assez nombreuses observations en faveur de la résection de toutes les extrémités articulaires des membres, pour des lésions traumatiques ou organiques (2). Ces faits démontrent la possibilité de conserver bien des membres voués à l'amputation. Cependant le praticien devra s'efforcer d'éviter cette opération, surtout pour les membres abdominaux, en favorisant la soudure des extrémités articulaires profondément cariées. Alors aussi l'ankylose devra s'effectuer de manière à placer les portions du membre dans la position la plus favorable aux occupations habituelles du sujet.

La résection, que nous réservons principalement pour les petites articulations et l'épaule ulcérées avec désordres considérables des parties molles, est applicable aux cas de nécrose des extrémités articulaires, lorsque la nature a déjà opéré en grande partie la séparation des portions mortifiées, et que l'état du sujet exige une telle ressource

(1) Diction. méd. en 30 vol., art. *résect.*, p. 412.

(2) Essai résect. os, etc., p. 27, etc.; 1816.

chirurgicale. En ces circonstances, l'altération des parties molles est moins considérable, et la lésion plus souvent circonscrite que dans la carie. Bornée à la diaphyse, celle-ci, comme la nécrose et la suppuration des os, comporte l'ablation des portions altérées, afin d'éviter le sacrifice du membre que l'on ne peut conserver autrement.

Dans la soustraction partielle ou totale d'un os travaillé par la carie et surtout par la nécrose, le médecin doit s'efforcer de ménager soigneusement le périoste. Instrument principal de la reproduction des portions perdues, cette membrane sécrétera une matière fibrineuse, disposée à se convertir en cartilage bientôt pénétré de suc osseux, de manière à restituer en grande partie l'os enlevé et la plupart de ses fonctions. C'est là, sans doute, un but parfois difficile à remplir, qui demande une dissection minutieuse au milieu de parties épaissies, lardacées, infiltrées de sérosité ou de pus. Mais la nature a souvent exécuté partiellement cette séparation, ou l'a rendue facile à l'art en ramollissant les liens cellulo-vasculaires qui unissent le périoste à l'os désormais impropre à la vie du sujet. D'ailleurs, le résultat de ces manœuvres délicates a une trop haute importance pour que le chirurgien ne s'y conforme pas. Ainsi un malade de notre Hôtel-Dieu perdit la moitié droite du maxillaire séparée du périoste conservé par les efforts de l'organisme; le jeune homme dont nous avons relaté l'histoire, rendit, en quelque sorte, la diaphyse du tibia, dont le périoste resté en place reproduisit en grande partie l'os nécrosé; M. le professeur Blandin eut le soin de respecter la membrane régénératrice, chez le jeune homme à qui il enleva la clavicule gauche frappée de nécrose, et l'os se reproduisit presque en entier. Telle est aussi la conduite inspirée par la chirurgie conservatrice.

Extirpation des altérations cancéreuses. — Malgré le complaisant relevé de M. Tanchou (1), nous ne sommes plus à l'époque où beaucoup de chirurgiens affirmaient avoir fait disparaître des tumeurs cancéreuses à l'aide de sangsues répétées et de cataplasmes. Vainement l'auteur dont nous venons de parler vient-il s'efforcer de prouver que les antiphlogistiques ont dissipé 112 cancers du sein, la compression 55, la cigue 46, etc., sur 301 cas : nous désirerions ardemment qu'il en fût ainsi. Malheureusement l'art en est encore à souhaiter la connaissance des moyens internes capables de combattre cette terrible affection morbide. Les ressources auxquelles nous sommes réduits consistent presque entièrement en des moyens opératoires : le fer, le feu ou les caustiques. Comme ces agents sont purement locaux contre un état pathologique dont la source est interne et générale, leurs effets sont fréquemment peu favorables, car ils hâtent souvent la mort des malades, et préviennent rarement la reproduction du mal chez ceux qui obtiennent d'abord une guérison apparente. De là, les praticiens ont dû se demander quelle était la valeur de ces ressources chirurgicales, et les avantages respectifs de l'extirpation ou de l'expectation.

Il ne faut pas opérer dans tous les cas de cancer. — Ce précepte clinique est relatif d'abord à ces petites tumeurs de la face, non ulcérées, tolérées par l'économie, qui, sous l'influence des topiques, prennent un caractère de haute gravité, ce qui avait porté les anciens à les nommer : *noli me tangere.* Cette règle se rapporte aussi à ces tumeurs squirrheuses répandues sur plusieurs points du corps; nous en avons rencontré un remarquable exemple sur un jeune

(1) Recher. trait. méd. cancer sein; 1844.

homme, venu à notre Hôtel-Dieu au mois de Juillet 1838, et offrant environ 60 petites masses squirrheuses à la peau : l'ouverture de l'une d'elles fit reconnaître la nature de cette maladie, que l'âge et la santé apparente du sujet ne portaient pas à découvrir ; on jugea convenable de renvoyer ce jeune homme sans le soumettre à aucune opération. L'extirpation eût dû être faite pour toutes les tumeurs, et où les topiques divers auraient pu provoquer l'ulcération et les progrès rapides du mal, enfin compromettre plus promptement la santé de cet individu.

Nous avons vu bien des fois cette fâcheuse conséquence survenir surtout pour les *boutons malins* de la face, et notamment sur M. Marcou..., doué d'une constitution robuste et saine en apparence, âgé de 50 ans, qui vit se former une légère induration à la commissure droite de la bouche, à la suite d'une coupure faite par un rasoir. Bientôt après, cet homme se met entre les mains d'un empirique, qui applique un caustique violent. Le mal se reproduit, M. B.... l'extirpe au mois de Décembre 1848 ; l'altération se renouvelle en peu de temps, et, le 15 Août 1849, ce malade vient nous consulter pour une tumeur développée sur le lieu de la deuxième opération. L'altération s'étend dans le nez, la joue, et a déterminé l'engorgement suspect des ganglions sous-maxillaires. L'extirpation, de nouveau désirée, ne nous paraît plus possible, et nous conseillons à cet homme de continuer l'usage de l'iodure de potassium qu'il prend depuis plusieurs semaines sans avantage marqué. Il nous semble que M. Marcou... se trouverait maintenant dans un état beaucoup moins grave si l'on n'avait pas touché à la lésion première. Tel est le sentiment qu'exprima, il y a plus d'un siècle, Saviard, à propos d'un prêtre qui éprouva un sort pareil à celui de cet homme, pour n'avoir pas écouté les sages avis de ce célèbre chirurgien (1). Nous venons de constater récemment la justesse de ce conseil chez M. B....., de Nimes.

Dans la même catégorie des cas où l'on ne doit pas avoir recours aux remèdes opératoires, se trouvent les sujets affligés de plusieurs masses cancéreuses internes ou externes ; les personnes affectées d'altérations squirrheuses dont le praticien ne peut déterminer les limites. Dans cette position se placent beaucoup de malades portant des cancers du sein, de la parotide, du maxillaire inférieur, du testicule, de la matrice, etc. Aussi avons-nous plusieurs fois refusé d'opérer des personnes placées dans ces fâcheuses conditions, notamment une femme atteinte d'un cancer du col utérin, qui nous fut envoyée, à l'Hôtel-Dieu, par M. le docteur R. B..... ; un homme dont le maxillaire inférieur et les ganglions sous-jacents étaient squirrheux, etc. Quelle que soit d'ailleurs l'attention portée à l'exploration de la région lésée, il est bien rare d'en atteindre exactement les limites. Les engorgements cancéreux du sein s'accompagnent presque toujours de la tuméfaction des ganglions axillaires, alors même que le praticien ne peut s'en assurer avant de prendre l'instrument tranchant. En outre des faits déjà mentionnés, nous pourrions encore, à cet égard, signaler un bon nombre de cas à l'appui de cette triste vérité. A part l'engorgement suspect des ganglions du voisinage, l'observation clinique a encore démontré que le squirrhe surtout jetait des prolongements rameux et granuleux dont l'étendue et l'exiguité ne permettaient point au médecin de les constater ni avant ni pendant l'opération, comme le professeur Velpeau nous le fait remarquer sur plusieurs sujets.

---

(1) Obs. chir., 1702, p. 290.

Il ne faut point toucher aux altérations cancéreuses accompagnées de cachexie manifestée principalement par la teinte jaune paille de la peau et l'amaigrissement du sujet. Aussi refusâmes-nous d'opérer une femme de notre Hôtel-Dieu, qui offrait cet état morbide à la suite d'un squirrhe du sein. L'autopsie nous découvrit une masse cancéreuse dans le foie et plusieurs autres parties du cadavre. Ces désordres multiples se rencontrent chez presque tous les malades morts dans cette cachexie cancéreuse, ainsi que de trop nombreuses observations nous l'ont prouvé.

Lorsque la maladie cancéreuse est bien circonscrite dans une partie du corps et chez un individu dont la constitution n'est pas délabrée, faut-il opérer ? Les praticiens soit loin d'être d'accord sur une aussi grave matière. « Je suis convaincu, écrit M. Flaubert (1), malgré quelques cas de non récidive, que l'espèce humaine gagnerait à la défense presque absolue de l'ablation des cancers. » Parlant du cancer du sein, et le distinguant des lésions non cancéreuses de cet organe, l'illustre Boyer dit : « L'expérience a appris que tous les remèdes employés contre ces tumeurs, dans l'intention de les résoudre, sont non-seulement inutiles, mais nuisibles; et que, si on les emporte avec l'instrument tranchant, elles se reproduisent, et font périr les malades beaucoup plus promptement que si on n'eût point entrepris de les guérir (2). »

Qui ne croirait cependant à la réalité des guérisons, quand on lit les lignes suivantes tracées par le professeur Cruveilhier : « L'anus est sujet à la dégénérescence cancéreuse, et cette affreuse maladie qui, jusqu'à ce jour,

(1) Gazet. méd. Paris, 1843, p. 154.

(2) Trait. mal. chir., tom. V, p. 583, 5e édit.

était regardée comme au-dessus des ressources de l'art, vient d'être, avec un rare bonheur, soumise à l'extirpation, comme tous les cancers accessibles à nos moyens chirurgicaux. Cette heureuse innovation est due à M. Lisfranc (1). » Avec sa franchise méridionale, M. le docteur Vidal conteste de pareils succès pour de vrais cancers, et rapporte un fait que nous ne saurions oublier. « Au moment où ces lignes sont écrites (Mai 1841), existe, dans l'amphithéâtre de la Pitié, le cadavre d'une homme mort douze heures après l'extirpation du rectum. Le péritoine qui va de la vestie au rectum a une ouverture qui laisserait passer trois doigts, etc. (2). »

Ayant, de mon côté, à donner des soins à des personnes atteintes d'altérations cancéreuses, et voulant apprécier, d'après les faits venus à ma connaissance, la valeur de cette suspicion clinique, j'ai fait le relevé suivant, auquel je n'attache toutefois que l'importance secondaire ou approximative de la statistique médicale.

---

(1) Diction. en 15 vol., art. *anus.*

(2) Pathol. externe, 1re édit., tom. V, p. 230.

SEXE.	AGE.	SIÉGE DU MAL.	SANTÉ avant l'opération.	CHIRURGIEN.	RÉCIDIVE.	RÉSULTAT.
Femme.	Adulte.	Jarret.	Bonne.	Lallemand.	1 mois.	Mort.
Homme.	*id.*	Testicule.	*id.*	*id.*	»	*id.*
H.	*id.*	Orbite.	*id.*	Serre.	3 mois.	Mauvais.
F.	*id.*	Sein.	Chétive.	*id.*	9 ans.	Satisfaisant.
F.	*id.*	Abdomen.	Bonne.	Lallemand.	»	Mort.
F.	*id.*	Sein.	*id.*	Serre.	»	Bon.
H.	*id.*	Bouche.	*id.*	Velpeau.	Non depuis 3 ans.	*id.*
F.	*id.*	Mâchoire.	Chétive.	Alquié.	*id.*	*id.*
F.	Vieille.	Synciput.	Bonne.	*id.*	1 mois.	Satisfaisant.
F.	*id.*	*id.*	*id.*	Lallemand.	Non après 10 ans.	*id.*
F.	Adulte.	Lèvre inf.	*id.*	Alquié.	2 ans.	*id.*
H.	*id.*	*id.*	*id.*	*id.*	(?)	(?).
H.	*id.*	*id.*	*id.*	*id.*	(?).	(?).
H.	*id.*	*id.*	*id.*	Bouisson.	2 mois.	Mauvais.
F.	*id.*	Mâchoire.	Chétive.	Bonnet.	*id.*	Mort.
F.	*id.*	*id.*	*id.*	*id.*	»	*id.*
H.	Vieillard.	*id.*	Bonne.	Velpeau.	6 mois.	Mauvais.
H.	Adulte.	*id.*	*id.*	Roux.	»	Mort.
H.	*id.*	Face.	*id.*	Serre.	1 mois.	Mauvais.
F.	*id.*	Sein.	*id.*	Bonnet.	2 mois.	*id.*
F.	Vieillard.	*id.*	*id.*	Nespoulous.	1 mois.	Mort.
F.	Adulte.	*id.*	*id.*	*id.*	*id.*	*id.*
F.	*id.*	*id.*	*id.*	Delmas.	3 mois.	*id.*
F.	*id.*	*id.*	*id.*	Bouisson.	»	Mort rapide.
H.	Vieillard.	Lèvre.	*id.*	Lombard.	Non depuis 4 ans.	Bon.
H.	Adulte.	Cuisse.	Chétive.	Bouisson.	Récidive.	Mort.
H.	*id.*	Mâchoire.	Bonne.	Serre.	6 mois.	*id.*
H.	Enfant.	*id.*	*id.*	*id.*	Non après 12 ans.	Bon.
F.	Adulte.	Sein.	*id.*	Delpech.	1 an.	Mort.
H.	Vieillard.	Face.	*id.*	Dubois.	6 mois.	*id.*
H.	Adulte.	Testicule.	*id.*	Pétrequin.	»	*id.*
H.	*id.*	*id.*	*id.*	Serre.	Non.	Bon.
H.	*id.*	*id.*	*id.*	*id.*	»	Mort.
F.	*id.*	Dos.	*id.*	*id.*	»	*id.*
H.	*id.*	Jambe.	*id.*	Lallemand.	»	*id.*
H.	*id.*	Ventre.	*id.*	*id.*	3 récidives.	*id.*
H.	*id.*	Mâchoire.	*id.*	Velpeau.	1 mois.	*id.*
H.	*id.*	Palais.	*id.*	Serre.	2 récidives.	*id.*
H.	*id.*	Sein.	*id.*	Bonnet.	18 mois.	*id.*
H.	Vieillard.	Oreille.	*id.*	(?).	3 récidives.	Mauvais.
F.	*id.*	Palais.	*id.*	Blandin.	*id.*	Égal.
H.	Adulte.	Joue.	*id.*	Lallemand.	Non depuis 20 ans	Bon.
F.	Vieillard.	Sein.	*id.*	Bertrand.	Peu de mois.	Mauvais.
F.	Adulte.	*id.*	*id.*	D. et E.	40 jours.	Mort.
H.	*id.*	*id.*	*id.*	Serre.	7 mois.	*id.*

Ce ne sont pas là, sans doute, les seuls faits qui soient venus à notre connaissance. Dans les hôpitaux, nous avons été témoin d'un bon nombre de cas dont nous ne pouvons tenir compte, parce que nous manquons de détails suffisants. La plupart des personnes opérées par l'auteur de *l'art de restaurer les difformités de la face* l'ont été en notre présence et avec notre concours. Mais ces malades quittaient promptement l'Hôtel-Dieu, et ne donnaient presque jamais de leurs nouvelles. Néanmoins, de ces quarante-cinq observations, il résulte que la santé de presque toutes ces personnes était très-satisfaisante avant de subir l'ablation de leurs altérations cancéreuses. 9 n'ont pas eu de récidives après plusieurs années; 7 ont conservé, après leur guérison, une santé peu rassurante; 22 ont éprouvé des récidives en peu de mois; 2 après un an; 1 opéré est mort promptement; 21 en peu de mois, et 2 une année après. Ainsi, la moitié des opérés à peu près a succombé pendant la première année; 7 autres offraient une santé chancelante et qui faisait craindre pour la suite; 9 ont retiré un bénéfice très-satisfaisant de l'extirpartion de leur mal. Un cinquième de ces sujets en a donc obtenu un effet désiré, tandis que, chez plus de la moitié, la mort a été hâtée, car leur santé actuelle leur permettait une existence prolongée.

Y a-t-il une opération plus meurtrière, et pour des personnes jouissant d'une santé tolérable? Sans attacher à ce relevé une plus grande importance qu'à toute statistique médicale, cependant nous ne pouvons oublier que la taille, la lithotritie, les amputations, le débridement des hernies étranglées, sont loin de donner des résultats aussi peu favorables. Si Dupuytren et M. Roux perdaient le tiers des amputés chez qui ils employaient la réunion immédiate (1), Larrey en sauvait les cinq sixièmes; et Alanson, Dubois, Maunoir, Delpech, etc., étaient aussi heureux. En outre, en presque tous ces cas, les sujets sont dans un trouble morbide qui ne leur permet pas de jouir des avantages d'une santé même relative, comme le peuvent beaucoup de personnes affligées de maladies cancéreuses.

Après avoir rappelé que le célèbre Al. Monro a vu une seule personne être délivrée complètement du mal sur soixante opérées, l'illustre Boyer distingue les simples indurations du sein de celles qui sont réellement cancéreuses, et ajoute : « On ne doit jamais entreprendre l'extirpation d'une tumeur reconnue pour un véritable cancer, » c'est-à-dire quand il existe des symptômes généraux de la diathèse, que l'on ne peut tout enlever, que les tissus environnants sont engorgés, enfin que toutes les conditions ne sont pas favorables : tel est aussi notre sentiment. Ne valait-il pas mieux laisser mourir naturellement un malade de l'Hôtel-Dieu profondément miné par un volumineux ostéosarcome de la jambe, que de déterminer la mort en peu de jours, à l'aide de l'amputation? Comment peut-on approuver Pelletan d'avoir fait périr, au bout de deux heures et quart, un homme affecté d'un ostéosarcome de l'épaule (2)? Aussi je ne suis pas étonné de lire, sur un exemplaire de cet opuscule, la note suivante, qui me paraît tracée par le professeur Dugès : « Cette observation ne serait pas encore mise au jour, si le fait n'eût été dénoncé au Conseil d'administration des hôpitaux. » Il est avéré, du reste, que ce Conseil supérieur a été plusieurs

(1) Sanson, réun. imméd. Thèse, Paris, 1834, pag. 92.

(2) Obs. d'ostéo-sarc., pag. 19; 1815.

fois obligé d'intervenir à propos d'abus notoire d'opérations fatales.

On signale d'assez nombreux succès en faveur de l'extirpation des altérations cancéreuses, et nous venons d'établir que plusieurs de ces malades ont recouvré une santé satisfaisante pendant plusieurs années. Avec M. le docteur A. Lafosse, j'extirpai une petite tumeur cancéreuse sur la tête d'une femme âgée que j'ai revue pendant dix ans après; une portion du maxillaire inférieur chez une femme qui vit encore, trois ans après l'opération; j'aidai mon collègue, M. Lombard, à enlever un ulcère cancéreux de la lèvre supérieure sur M. Sabl....., qui s'est bien rétabli depuis 1847. Je ne puis dire quel a été le résultat définitif chez deux malades à qui j'extirpai un ulcère cancéreux de la lèvre inférieure, vu que je n'ai pas eu de leurs nouvelles depuis leur sortie de notre Hôtel-Dieu. Mais je revois souvent une jeune femme, bien portante, à qui j'appliquai la pâte de Cancoin sur un ulcère squirrheux de la lèvre inférieure. Il n'est pas, du reste, de praticien qui ne puisse citer des faits analogues. Toutefois l'on a remarqué que les lésions cancéreuses des lèvres récidivent moins fréquemment que celles des autres régions du corps, ce que l'on voudrait expliquer en disant, avec Lebert (1), que la plupart des cancers des lèvres ne sont que des tumeurs épidermiques.

Mais, pour un certain nombre de succès, combien de récidives et de morts hâtées! En suivant assidûment les cliniques de Lyon, Paris, etc., j'ai pu me convaincre de ces tristes résultats. Aussi les dissentiments survenus à ce sujet, au sein de l'Académie de médecine (2), ne peuvent

(1) Phys. path., tom. II, p. 241.
(2) Bull. Acad. méd., tom. IX, p. 558, etc.

pas nous surprendre. Nous devons apprécier la valeur pratique du travail de M. Leroy-d'Étioles, dans lequel il a consigné le résultat de l'expérience des chirurgiens les plus répandus de l'Europe (1). Ainsi, M. Bonnet de Lyon avoua qu'il n'opérait plus maintenant pour les tumeurs cancéreuses, et notamment pour celles du sein. Le professeur Delmas, que nous avions aidé dans plusieurs opérations de ce genre, nous assura qu'il renonçait désormais à ces ressources désespérées. Nous pourrions en dire autant pour d'autres praticiens répandus, si nous en jugions par une malade actuellement confiée à nos soins, et qu'ils n'ont pas opérée pendant le temps assez long qu'elle a été soumise à leurs conseils.

Toutefois, malgré les résultats défavorables dont nous avons été si souvent témoin, nous ne croyons pas plausible d'abandonner les remèdes opératoires chez toutes les personnes affligées de lésions cancéreuses. « Si le mal est récent, si le corps est sain, si les remèdes internes et externes n'ont rien fait, il faut enlever la partie viciée avant que le mal n'ait fait des progrès et en ait infecté d'autres. » Ce conseil, donné par Bilguer lui-même (2), nous paraît encore le plus sage aujourd'hui. Rejetant donc l'extirpation dans les cas déjà signalés, nous l'emploierions lorsque le mal, bien circonscrit et susceptible d'être entièrement enlevé, fait des progrès manifestes, et menace d'acquérir des caractères et des limites qui le placeraient parmi les cas où l'ablation nous a paru contre-indiquée. Le progrès du cancer ulcéré surtout rentrerait dans cette catégorie, si, tout en faisant des progrès, le mal respectait les gan-

---

(1) Gazet. méd. Paris; 1843, p. 153; et 1844, p. 193.

(2) Ouv. cité, p. 144.

glions profonds de l'aisselle, et avait des limites bien sensibles : nous avons, en effet, été frappé dernièrement, sur l'une de nos malades, de la rapidité des irradiations nombreuses et étendues à l'autre mamelle dont l'ulcère cancéreux est devenu le foyer. Ainsi, les lésions squirrheuses de la face, du sein, etc., seraient extirpées si elles offraient les conditions exigées. La médecine expectante, ou aidée d'essais médicamenteux, serait notre seule ressource si le mal était parfaitement toléré, ne faisait pas de progrès sensibles, si l'opération pouvait entraîner la mort presque rapide du sujet : telle est l'ablation de la matrice ou seulement du col de cet organe.

Lorsque l'altération organique du testicule n'est pas cancéreuse et ne détermine pas de troubles fâcheux, nous ne saurions nous résoudre à sacrifier cet organe. La transformation fibreuse ou ossiforme de la vaginale, comme nous l'avons rencontrée chez un douanier ; celle du testicule luimême ou du tissu cellulaire situé entre les conduits spermatiques atrophiés (Cruveilhier), n'indiquent point la *castration*, quoique plusieurs fois pratiquée pour ces motifs. Nous en dirons de même quant à la dégénérescence cartilagineuse de la glande séminale ou en masses ossiformes, constatée par Baillie (1), A. Cooper, etc. Nous ne saurions donc approuver Ant. Dubois d'avoir enlevé à un jeune homme les deux testicules ossifiés à leur centre ; ni M. Velpeau d'avoir pratiqué la castration pour un testicule renfermant des débris d'embryon, chez un adulte bien portant du reste, et mort peu de jours après cette regrettable entreprise. L'inutilité de cette soustraction nous paraît encore manifeste dans les cas de *kystes* du testicule lui-

(1) Anat. pathol., trad. Ferrail, p. 345.

même, malgré les conseils contraires du célèbre A. Cooper. « Selon lui, cette opération réussissait toujours : je ne puis la conseiller, dit avec raison M. Vidal (1). » Tel est encore notre sentiment quant à *l'hématocèle* du testicule, que Pott ordonne d'enlever (2).

A la suite de cette infiltration sanguine, il survient parfois un épaississement de certaines enveloppes du testicule. « *L'excision* de la coque *épaissie* était conseillée par Boyer ; Dupuytren n'en enlevait qu'un lambeau elliptique. Cette opération n'étant pas sans gravité, quelques chirurgiens ont préféré faire subir au malade la castration, qui doit être définitivement proscrite (3). » Nous en dirons de même quant à l'incision de tout le trajet du cordon infiltré de sang, conseillée par Boyer, car nous avons vu disparaître cette lésion à la faveur des divers résolutifs.

« Pour M. Bégin, selon M. Malle (4), le sarcocèle n'est qu'une orchite chronique arrivée à l'un de ces degrés ou de ces formes de dégénérescences, lesquels ne permettent plus d'obtenir la résolution, et nécessitent presque constamment l'ablation du testicule. » Non-seulement, en théorie, ce principe est manifestement erroné, mais sa conséquence a été des plus fâcheuses, puisqu'il a fait considérer les inflammations ou les engorgements chroniques de nature diverse comme dépendant de la même source et demandant le même remède extrême, l'ablation, qui a été fort abusive, surtout entre les mains des chirurgiens militaires les plus célèbres, comme nous en avons déjà cité des preuves.

---

(1) Trait. path. ext., tom. V, p. 703, 1re édit.; 1841.
(2) OEuv. chir. trad., tom. II, p. 152.
(3) Sédillot, méd. opér., p. 834; 1846.
(4) Cliniq. hôpit. Strasbourg, p. 540; 1838.

L'observation clinique, comme l'anatomie pathologique, démontrent un fond et une structure différents dans beaucoup d'engorgements du testicule. Chez M. D.........., l'épididyme avait acquis un volume et une dureté considérables et depuis long-temps opiniâtres, lorsque je fus appelé auprès du malade fort disposé à se laisser débarrasser de son mal. Mon refus obstiné à cet égard, l'emploi des topiques résolutifs, de l'iodure de potassium, vu le principe syphilitique du mal, le régime, les bains de mer, etc., ont amené un dégorgement presque complet en ce cas que ces chirurgiens eussent certainement sacrifié. Il en eût été de même chez M. le docteur B.........., qui portait une lésion pareille survenue à la suite d'une blennorrhagie suspecte : le même traitement long-temps continué, et aidé de l'usage des aurifères, produisit un résultat presque complètement satisfaisant, quand ce jeune malade se rendit à Paris.

Ne puis-je pas croire que ces personnes ont évité la castration, lorsque je lis les paroles suivantes : « Sur cinq individus opérés par M. Béclard, quatre étaient atteints de sarcocèle *tuberculeux*; un seul était de nature cancéreuse. Les deux opérés par M. Zinck participaient à ce dernier caractère. » M. Bégin a pratiqué sept fois cette même opération, dont cinq pour les testicules tuberculeux, qui ont fait employer la castration onze fois, à Strasbourg, sous les yeux de M. Malle. Le 1er Janvier 1836, le célèbre professeur Lallemand enleva le testicule du nommé Radet, dont j'avais déjà publié l'observation comme celles d'un cas de guérison d'un testicule tuberculeux (1). Mais le mal étant revenu, l'habile clinicien retrancha la glande

---

(1) Bullet. thérap., tom. VIII, p. 201; 1835.

séminale, reconnut la constitution de l'altération pathologique, et, dès lors, l'impossibilité d'une récidive. Mais une telle opération était au moins inutile; car, dit avec raison M. Velpeau (1), la lésion tuberculeuse n'exige pas la castration, quoique plusieurs fois pratiquée en pareil cas. Nous condamnons encore la proposition du professeur Aug. Bérard, qui allait enlever les masses tuberculeuses chez de tels malades. Les testicules ainsi lésés renferment des tubercules multiples et placés en diverses profondeurs qu'il serait dangereux de vouloir pénétrer : une semblable tentative serait donc incomplète, inutile et semée de dangers. Aussi avons-nous combattu ces altérations par des topiques iodurés, des injections avec le vin aromatique, l'administration des aurifères, les bains toniques, le régime fortifiant chez plusieurs malades de l'Hôtel-Dieu, qui, s'ils n'ont pas obtenu une guérison rapide et complète, en ont du moins retiré des effets avantageux, et ont évité un remède extrême et fort sérieux sous plusieurs rapports.

La castration pourrait paraître réclamée, et je crois qu'elle l'a été bien des fois pour une altération désignée du nom de *fongus testiculaire*, par Lawrence. Il s'agit d'une masse fongueuse, vascularisée, analogue à de la fibrine organisée, aux polypes vivaces de Levret, et ayant sa base large sur l'enveloppe propre du testicule. Ces sortes de tumeurs finissent par s'ouvrir à l'extérieur, et à découvrir leurs caractères. Elles paraissent récidiver rarement, quoique elles ressemblent beaucoup aux polypes du nez ou de la matrice, si disposés à se reproduire, comme nous venons de le constater chez l'un de nos malades à qui nous avons déjà fait l'extirpation plus de quinze fois.

---

(1) Diction. en 30 vol. art. *testic.*, p. 481.

Néanmoins elles ne compromettent pas la santé ni la vie du sujet, et l'excision est la seule opération convenable, au lieu de la castration, selon la remarque de Lawrence et du professeur Velpeau (1). Le même écrivain blâme, avec raison, cette grave extirpation, quand il s'agit d'une *névralgie du testicule*, que j'ai vu cependant pratiquer par le professeur Serre La castration est alors d'autant plus à rejeter, que l'ablation d'un organe ainsi souffrant semble transmettre la lésion douloureuse sur celui qui reste encore libre, comme chez l'officier polonais auquel je fais ici allusion. Dans les cas rebelles, il serait bien préférable de recourir à l'excision du nerf ilio-scrotal, déjà, du reste, proposée.

L'extirpation du testicule nous amène à celle de la *matrice*. On a plusieurs fois enlevé le col de cet organe; et nous avons examiné une femme, assez bien portante, à qui le professeur Delmas avait excisé cette partie, plusieurs années auparavant. Lisfranc et plusieurs autres médecins ont publié de nombreux succès de cette ressource opératoire. Mais M. Pauly nous a fait connaître combien peu il faut accorder de confiance à ces prétendues guérisons. Après cela, que dirons-nous de l'extirpation de la matrice en totalité. Le célèbre Boyer proscrit cette opération; Dupuytren refusa de la faire; Lisfranc ne la conseille point, et, quoique l'illustre Delpech l'ait pratiquée plusieurs fois, nous croyons, mieux informé, devoir répéter, avec le professeur Marjolin : « Pour mon compte, je pense qu'elle peut être jugée par ces résultats authentiquement connus. Les neuf dixièmes des femmes opérées sont mortes dans les premiers jours qui ont suivi l'opération. Les

(1) Diction. en 30 vol., art. *testic.*, p. 488.

autres, en apparence d'abord guéries, mais restées languissantes, n'ont pas survécu au-delà d'un an; elles ont succombé à la récidive de la maladie (1). »

C'est touchant l'altération du col de la matrice que le docteur Duparque blâme surtout certains moyens locaux et destructeurs dont on a fait un si déplorable abus depuis quelques années (2). Parmi les observations publiées par M. le docteur Pauly, nous lisons un cas où l'amputation du col fut suivie d'hémorrhagie et de mort vingt-deux heures après (3); un deuxième fait semblable, mais où la mort a lieu au bout de deux heures seulement; un troisième, où la malade succomba à la fin de la journée. Enfin, ce médecin nous apprend que le chiffre 99, dont 84 succès, donné par Lisfranc, doit se réduire à 53 opérations. Parmi ce nombre, 19 malades traitées en ville, 4 sont mortes dans les 24 heures; 12 ont eu une récidive immédiate; sur 2 autres, l'extirpation incomplète a activé les progrès du mal, et une seule a joui du bénéfice de l'ablation du col utérin. Ces résultats n'ont pas été démentis, au moins à notre connaissance.

Ces détails arrivèrent à temps à l'Institut pour lui épargner une approbation imméritée, et cependant usurpée à la Société médicale de la Moselle, qui couronna, à ce sujet, un mémoire de M. Caron-Duvillards, basé sur des succès que l'auteur reconnut ensuite *pour n'être point réels* (4). Ce furent cependant ces vanteries qui portèrent beaucoup de praticiens à exécuter des opérations semblables, au dé-

(1) Diction. en 30 vol., art. *utérus*, p. 281.
(2) Malad. matric., tom. I, p. 379.
(3) Malad. utér., cliniq. Lisfranc, etc., p. 451.
(4) Pichard, résect. col, etc., p. 127; 1846.

triment des malades. En 1833, Dupuytren constate cet abus pour un grand nombre de cas. M. Téallier, il est vrai, conseille cette extirpation même dans les premiers temps du mal ; mais le docteur Krimer, d'Aix-la-Chapelle, signale cinq cas où de prétendus succès se sont terminés par une mort assez prompte (1). Selon M. Robert (2), tous les cols utérins offrant des ulcérations cancéreuses ou regardées comme pouvant le devenir, furent *impitoyablement mutilés* à l'Hôtel-Dieu. Mais, vers la fin de sa carrière, Dupuytren revint de son engouement à cet égard, comme le célèbre Ossiander, qui finit par y renoncer. Nous avons vu plusieurs fois l'illustre professeur Lallemand refuser d'entreprendre une telle résection chez des malades de notre Hôtel-Dieu, et nous avons suivi son exemple, notamment à l'égard d'une femme qui nous fut adressée par M. le docteur R. Broussonnet, au mois de Septembre 1846. « L'excision du col dans les conditions qui paraissent favorables, disons-nous avec M. Laugier (3), ne conduit pas à la guérison du cancer : aussi doit-elle inspirer peu de confiance au chirurgien, dont la règle suprême est de n'opérer que pour être utile. » Non-seulement, en effet, l'excision agit localement pour un mal qui n'est pas seulement local, mais encore elle porte sur des parties dont les altérations ne sauraient être exactement délimitées. Après ce que nous avons dit des irradiations du squirrhe en général, comment supposer possible une pareille détermination au sein des organes pelviens? Aussi une malade, opérée par M. Velpeau (4), étant morte rapidement, a

(1) Revue médic. Août 1835, tom. III, p. 254.
(2) Affect. cancér. opér., etc.; thès., Paris, 1841.
(3) Bullet. chirurg., tom. I, p. 9; 1840.
(4) Médec. opérat., 2e édit., tom. IV, p. 412.

présenté une petite masse cérébriforme à droite et en arrière du vagin. Une deuxième avait des masses semblables dans le ligament large droit et la région lombaire. Aussi y eut-il récidive chez la quatrième, la cinquième, la sixième et la septième malades ; et, chez la huitième, l'habile professeur n'ose assurer qu'il s'agissait d'un cancer. Une de ses opérées, il est vrai, a été complètement guérie. Mais, après avoir rapporté de nombreux insuccès, et jeté du doute sur beaucoup de guérisons, cet auteur écrit : « M. Krimer prétend que l'excision du col de l'utérus n'a jamais réussi *quand il y avait réellement cancer*; qu'à Paris, on trompe tout le monde sous ce rapport ; qu'une dame, donnée comme guérie aux Sociétés savantes, aux journaux de médecine, ne l'a jamais été ; et M. Pauly, appuyé de MM. Caron-du-Villards, Treille, Duparque, etc., tient exactement le même langage. »

Au lieu de cette opération téméraire, nous invoquons encore ici les essais médicamenteux dont nous avons déjà parlé, et qui, tout en déterminant des résultats moins déplorables, finiraient par faire découvrir des ressources médicinales dont l'art a tant besoin. On a rappelé, en faveur de l'extirpation partielle ou totale de l'utérus, des cas où cette opération avait réussi quand l'organe était en prolapsus ancien ou en introversion incurable ; ceux, enfin, où la matrice était expulsée à la suite de la gangrène. Mais outre qu'il n'y a pas ressemblance suffisante entre la position de l'organe déplacé depuis long-temps, et celle où il conserve ses rapports normaux, il ne s'agit pas d'une lésion dont les limites sont indéterminées et d'une nature pareille. Enfin, parmi les essais de ce dernier genre, les résultats ont été encore plus souvent mortels qu'avantageux. Du reste, l'examen des faits de prolapsus ou d'introversion, montrent que l'on aurait dû, le plus fréquemment, épargner cette grave ablation à des personnes tourmentées par une simple infirmité. D'ailleurs, les progrès de l'art, et les connaissances chez les praticiens, préviendront la plupart de ces indications extrêmes, en donnant des soins convenables au début de ces lésions utérines, ou même en réduisant la matrice renversée depuis plus d'une année, comme le prouve le succès de M. Valentin (1).

Si l'on a fait bien des fois l'ablation de testicules ou de matrices non cancéreux, et pour des altérations qui ne la comportaient pas, il en a été de même pour les *mamelles*. D'une fameuse discussion qui eut lieu, il y a peu d'années, au sein de l'Académie de médecine, il résulte que beaucoup d'engorgements ou plutôt de tumeurs du sein ne sont pas cancéreux, mais formés par du tissu fibreux ou fibro-plastique. De telles lésions restent innocentes pendant bien des années et même toute la vie des personnes qui les portent, et ne réclament aucune opération sanglante. Nous voyons journellement une femme dont le sein droit est dur, froncé, ratatiné; depuis dix ans, sa santé n'a pas été dérangée; et elle a bien fait de se refuser à l'ablation qui lui avait été proposée. Nous avons été consulté pour une femme qui était à peu près dans la même position que la précédente, et qui ne s'en porte pas moins bien. Du reste, comme nous l'avons démontré ailleurs (2), le diagnostic est alors fort difficile; l'état stationnaire du mal, la mobilité et la dureté de la tumeur, l'absence de douleurs bien vives, l'absence d'hérédité cancéreuse, la source traumatique de

(1) Revue méd. chir., tom. II, p. 290; 1847.
(2) Rev. médic. chir., 1849, tom. V, p. 345.

la maladie, etc., doivent éclairer le jugement du praticien à cet égard.

Nous venons de nous efforcer de prouver l'inutilité et l'abus de l'ablation de la plupart des lésions cancéreuses : après avoir réduit l'emploi de cette ressource extrême à un fort petit nombre de cas, nous avons montré la nécessité de tourner les essais thérapeutiques vers les agents médicamenteux. Nous terminons cette étude en rappelant le sentiment de deux praticiens éminents qui, à près de deux mille ans d'intervalle, ont exprimé de la même manière le résultat de leur vaste expérience. « Il vaut mieux ne pas toucher aux cancers occultes, dit Hippocrate (1); car les malades qui sont traités périssent promptement, au lieu que ceux qui ne font aucun remède vivent plus long-temps. » « Aux chancres et cancers, écrit A. Paré, il ne faut aucunement toucher, ni par le cautère actuel, ni par l'incision. »

Trépan. — Toute contusion du crâne demande le trépan, disait Ledran (2). Si l'on suivait le conseil de ce praticien célèbre, cette proposition montre combien l'on abuserait aujourd'hui de cette opération, de tout temps si dangereuse, comme Saviard nous l'apprend en rappelant les fâcheux résultats de l'Hôtel-Dieu (3). « En cinq années, dit M. Malgaigne (4), il s'est fait treize opérations de trépan pour des plaies de tête, dans les hôpitaux de Paris; et, sur ces treize opérations, il y a eu treize morts! » Nous avons vu, à notre Hôtel-Dieu, faire cette perforation du

---

(1) Aphorisme 38, sect. VI.

(2) Plaies arm. feu, 2e édit., p. 103; 1790.

(3) Obs. chir., p. 139.

(4) Statist. grand. opér.; 1842, p. 5.

crâne, pour les mêmes lésions, sur quatre malades qui n'ont pas tardé à succomber. Les opérés de MM. Blandin, Malgaigne, Maisonneuve (1), n'ont pas été plus heureux.

On évitera ordinairement l'indication apparente du trépan, en enlevant les esquilles et les corps étrangers au début du mal, et en n'attendant pas les accidents, quand cette extraction sera aisée et sans dangers notables pour l'encéphale. Les moyens capables de prévenir et de combattre l'inflammation et ses suites redoutables seront ensuite employés avec énergie et persistance. Les esquilles ou les projectiles sont-ils disposés de manière à pouvoir les saisir et les extraire facilement, quoique à la portée de la sonde exploratrice ou de la vue, le trépan pourra être appliqué avec avantage. Mais les accidents s'étant déjà manifestés, alors que les corps étrangers, les épanchements sont placés de façon à ne pouvoir être aisément constatés, nous ne conseillerons pas l'opération. A plus forte raison la rejetterons-nous si le crâne n'a pas été fracturé. On rencontre cependant des chirurgiens qui veulent l'employer pour combattre des céphalalgies, des convulsions : Graves, Colles et Crampton eurent naguère à condamner cette opération qui avait été proposée à un jeune homme atteint de convulsions, et qu'ils traitèrent avec avantage par le calomel (2). Une femme, dont parle Pouteau (3), se rétablit d'une contusion du crâne sans trépan que l'on voulait lui appliquer. « On se repentira rarement d'avoir négligé le trépan, dit le professeur Walther (4) ; on se repentira souvent, au contraire, de l'avoir pratiqué. »

(1) Rev. méd. chir.; 1847, tom. III, p. 221.

(2) Gazet. méd. Paris; 1833, p. 603.

(3) OEuv. posth., tom. II, p. 77.

(4) Encyclographie; 1836, p. 36.

Le trépan est parfois employé à retirer des balles logées dans des parties du squelette autres que le crâne. Lorsque le projectile est logé dans le corps d'un os, avons-nous écrit dans un autre travail (1), les manœuvres de l'extraction deviennent laborieuses et souvent dangereuses. Aussi trouvons-nous téméraire la pratique de Guthrie qui veut aller toujours à la recherche des projectiles ainsi logés, dans la crainte d'une nécrose, d'une carie ou d'un trajet fistuleux intarissable, causés ou entretenus par ces corps étrangers. Si une balle se fixe dans la tête d'un os, et qu'on ne la retire pas, selon ce praticien anglais, elle occasionne ordinairement une carie de l'os, une maladie de l'articulation ; elle nécessite l'amputation, et amène la mort. Si la balle est dans le corps d'un os long, la plupart du temps une nécrose survient, et cause de la douleur pendant des mois et des années entières.

Cette dernière remarque nous paraît fondée pour un certain nombre de cas. Nous avons eu occasion d'en reconnaître la justesse dans un cas qui s'est offert à notre Hôtel-Dieu. Il s'agissait d'un militaire portant, dans l'épaisseur du fémur, une balle reçue aux dernières affaires d'Espagne, qui entretenait, depuis plus d'une année, une fistule, et rendait presque nul l'usage du membre inférieur. De larges incisions ayant mis l'os à découvert, l'opérateur applique, à plusieurs reprises, la tréphine anglaise, le trépan français, et, au moyen d'un élévatoire et de l'extraction d'une portion du fémur, la balle fut enlevée. Tout semblait, jusque-là, réussir au gré du célèbre praticien, malgré les recherches pénibles nécessitées par cette opération, quand diverses complications, et, entre autres, un érysipèle

(1) Infl. chir. milit.; 1840, p. 39.

parti de la plaie et parcourant tout le corps, vint mettre un moment en danger la vie du malade.

Les suites fâcheuses observées chez ce militaire et chez bien d'autres, contre-balancent dans mon esprit les craintes du praticien anglais dont je parlais tout à l'heure ; et il faut bien que des remarques pareilles aient été souvent faites, pour que l'opinion de Guthrie ne soit pas acceptée par la plupart des chirurgiens des camps. D'ailleurs, il est des cas où le siége de la balle n'est pas indiqué d'une manière précise par l'existence de fistules permanentes. Chez le soldat dont je parle, le diagnostic, sous ce rapport, est resté plus d'un jour incertain, malgré la présence de deux fistules aux deux points opposés du membre. Que serait-ce donc dans les cas où ces secours de diagnostic n'existeraient pas, ou quand l'ouverture d'entrée du projectile serait cicatrisée ? Nous en avons eu un exemple sur un officier de la légion étrangère, venu à l'hôpital St-Éloi pour y être traité de la gêne et de l'impotence du genou gauche, survenues à la suite d'un coup de feu reçu dans les environs de l'articulation dont le jeu faisait entendre des craquements très-rudes. En supposant que l'on pût constater sa présence dans l'épaisseur des extrémités articulaires des os voisins, serait-il rationnel d'en faire l'extraction, et d'exposer la vie de ce jeune officier par de laborieuses manœuvres au sein d'une jointure aussi délicate ? M. Guthrie pourra bien penser que cet homme est exposé à des lésions organiques des os de l'articulation et à des dangers pour sa vie, comme cela eut lieu chez un malade qui vint dans notre service, en 1846 ; mais au moins ces dangers sont éloignés, susceptibles d'être prévenus ou combattus, tandis que tous les praticiens démontrent la léthalité ordinaire de ces terribles opérations. Aussi Larrey a-t-il émis un principe sage en n'approuvant l'emploi du trépan, pour extraire les balles, que lorsqu'elles menacent la vie des individus (1). Cette règle a été suivie chez l'officier et le soldat dont nous venons de parler, et chez beaucoup d'autres qui se sont présentés à l'Hôtel-Dieu St-Éloi.

Il est une pratique ancienne que l'ignorance et la routine propagent encore de nos jours, et dont nous devons en grande partie la réforme à la pratique des armées : je veux parler de la manie *de sonder les plaies*. Toutes les fois que l'extraction des corps étrangers ne devra pas être faite, l'exploration des blessures est une conduite dangereuse. Que gagne-t-on, en effet, à savoir la direction et la profondeur de la plaie, la position des projectiles, l'organe ou le vaisseau probablement intéressés ? Rien, sans doute, car le traitement n'éprouve aucune modification. Si vous vous êtes assuré que la blessure a tant de décimètres d'étendue, qu'elle gagne vers le haut ou vers le bas de la partie frappée, ne vous faudra-t-il pas employer les mêmes moyens ? Quand vous connaîtrez que le sang vient de tel point de l'aisselle, du genou, etc., saurez-vous pour cela si c'est une branche près de son tronc, ou ce dernier lui-même qui fournit l'hémorrhagie ? Quel bienfait le traitement en retirera-t-il si vous avez cherché à vous assurer que c'est le foie ou la rate, l'estomac ou l'intestin grêle, le poumon ou seulement la plèvre qui se trouvent intéressés ? Rien, car vous emploierez les moyens communs indiqués par le genre de blessure et les circonstances dans lesquelles est placé le blessé. D'ailleurs, de pareilles recherches ne peuvent amener le plus souvent qu'à des résultats très-incertains ; tandis qu'en sondant une plaie du crâne, du

---

(1) Mém. chir. milit., tom. IV, p. 185.

thorax, de l'abdomen, vous courrez risque de détacher le caillot protecteur, et de renouveler les chances de mort dans lesquelles une première hémorrhagie a déjà mis le sujet. Aussi les médecins militaires surtout ont-ils reconnu l'abus et les dangers de semblables manœuvres. Percy, Larrey et surtout le professeur Gama, se sont efforcés de les faire rejeter et par leur exemple et par leurs écrits. Ajoutons enfin, avec J. Bell, ces paroles de Ravaton, qui confirment pleinement ce que nous venons d'avancer : « Ils tournent et retournent un blessé presque mourant ; ils se plaisent, avec une sorte de barbarie, à le mettre dans la position où il était au moment où il a reçu le coup ; ils ne craignent pas d'avancer que la plaie intéresse le foie, le poumon, l'estomac ou tout autre organe essentiel, pendant qu'ils savent très-bien qu'une telle opinion ne repose sur aucun fondement solide, et qu'elle ne peut d'ailleurs introduire aucune modification dans le traitement (1). » Quoique de telles manœuvres puissent éclairer certains points de la connaissance de la blessure, ces détails sont sans importance, ces manœuvres sont inutiles et pleines de dangers, malgré la conduite et les conseils opposés que M. Baudens défend de nos jours.

La réunion immédiate des plaies traumatiques ou chirurgicales doit être faite toutes les fois qu'elle est possible. Dans ce but, on a recours à la position des parties, à la suture et aux bandages unissants. La *suture*, malgré les récriminations de Pibrac et de ses imitateurs, est nécessaire dans un grand nombre de blessures profondes, étendues, comme Briot en signale des preuves remarquables (2). Elle

(1) Trait. des plaies, p. 224.
(2) Hist. chir. milit., p. 20.

nous paraît même préférable, par sa simplicité et à la facilité de l'employer en tous lieux, aux *serres-fines* vantées actuellement par M. Vidal. Toutefois les avantages du *collodion* interposé aux lèvres des plaies peu considérables, ou étendu sur des bandelettes de toile, ou bien encore avec du caoutchouc dissous dans l'essence de térébenthine, nous a permis bien des fois de nous en passer. Les faits cliniques publiés par MM. Malgaigne (1), Robert, Valette (2), etc., portent à penser que la suture deviendra désormais bien moins utile, grâce à l'emploi de ces nouveaux et puissants adhésifs.

Quoique nous ayons pratiqué plusieurs fois *l'excision des amygdales* et avec des résultats avantageux, nous ne pouvons ignorer les dangers inhérents à cette opération légère en apparence. Tenon, Portal, A. Burns, Béclard, Boyer, Barclay, MM. Champion, Vidal (3), Gensoul (4), etc., ont observé des hémorrhagies graves ou même mortelles après cette manœuvre chirurgicale. Elle ne doit donc être faite que pour des cas qui gênent gravement les fonctions du pharynx, qui sont rebelles aux divers autres remèdes non sanglants : gargarismes astringents, purgatifs, pédiluves, etc. Attribuant à l'hypertrophie congéniale des amygdales une grande gêne de la respiration et l'aplatissement de la poitrine chez plusieurs enfants, l'illustre Dupuytren a conseillé l'ablation de ces masses folliculeuses (5). « Le gonfle-

(1) Revue méd. chir., tom. IV, p. 104, 149; etc.

(2) Bull. thér.; 1848, tom. II, p. 464.

(3) Revue méd. chir., tom. II, p. 335; 1847.

(4) Revue méd. chir., tom. III, p. 222; 1847.

(5) Méd. opér. Sabatier, Sanson, Bégin, Dupuytren, tom. III, p. 312.

ment des amygdales, dit encore M. Jalade-Lafond (1), vient souvent compliquer la dépression des parois du thorax; et j'ai été plusieurs fois obligé de pratiquer leur résection sur des enfants à la mamelle. »

Appelé auprès de M. V..... fils, pour remédier à une grande gêne de la respiration pendant le sommeil, avec bruit très-intense, quoique la bouche restât constamment ouverte, je reconnus une tuméfaction considérable des amygdales qui laissaient une fente assez étroite entre elles. Je conseillai d'abord l'excision des amygdales à laquelle le père de cet enfant consentit. Mais je lus bientôt un travail de M. Harvey qui, rejetant, trop exclusivement il est vrai, cette ressource thérapeutique, constate, par l'expérience, que l'hypertrophie des amygdales, chez les enfants, s'efface avec l'âge (2). En conséquence, j'ai suspendu l'opération projetée, recommandé des gargarismes astringents, etc., afin de voir si les conseils de M. Harvey ne permettraient pas d'épargner cette ablation à cet enfant.

Nous venons d'examiner les principales opérations qui consistent dans l'ablation de certaines parties; une seconde classe comprend la *division* de nos tissus. L'une des plus brillantes applications de la chirurgie, que l'on doit surtout au génie de Delpech, est la *section sous-cutanée des muscles et de leurs dépendances*. Mais aussi de combien d'abus cette innovation n'a-t-elle pas été la source! Naguère, parmi les chirurgiens, c'était à celui qui couperait des muscles plus nombreux et plus difficilement attaquables. Il n'est pas peut-être de faisceau charnu ou de tendon qui n'ait été soumis à l'hypotomie. MM. Morgan, Hawkins, Erichsen,

---

(1) Recher. difform., 2e partie, p. 156.
(2) Gazet. médic.; 1850, p. 29.

Bonnet, etc., ont posé comme règle générale que lorsque des spasmes musculaires, survenus dans les premiers jours qui suivent une fracture, peuvent compromettre le succès et retarder la guérison, il faut pratiquer la ténotomie, comme lorsque les muscles s'opposent à la réduction. « S'il est des cas dans lesquels la section sous-cutanée des tendons peut être utile pour faciliter la réduction des fractures, même des luxations, ajoute le judicieux Rédacteur (1), l'introduction du chloroforme, dans le traitement de ces accidents, est appelée à restreindre beaucoup le nombre des cas où la ténotomie est indispensable. » Et cependant à cet engouement irréfléchi, provenant d'une fâcheuse direction médicale, a succédé un délaissement presque complet. On peut répéter, en effet, touchant la myotomie, à peu près les paroles de M. Desmarres sur cette opération appliquée à la cure du *strabisme*. « Elle a été fréquemment pratiquée dans les cas où elle n'aurait pas dû l'être, et dans lesquels les moyens fort simples employés avant sa découverte auraient pu faire disparaître la difformité, ou tout au moins produire une amélioration aussi grande que la section musculaire. Évidemment, c'est à l'abus qui en a été fait qu'on doit rapporter la cause de la défaveur dans laquelle elle est tombée, non-seulement dans le monde, mais encore parmi bon nombre de médecins (2). »

D'ailleurs, ces manœuvres chirurgicales ont amené parfois des accidents fort regrettables. MM. Roux, Bonnet de Lyon, etc., ont eu le malheur de percer l'œil opéré, et ont détruit ainsi la vue. Selon M. Malgaigne (3), « M. Velpeau

(1) Bull. thérap.; 1850, tom. I, p. 183.
(2) Trait. mal. yeux; 1847, p. 786.
(3) Journ. chir. Juillet 1843, p. 246.

a vu un strabique opéré, à la consultation, par M. Guérin, et qui a perdu complètement la vue du côté opéré. » Suivant M. S. Have, une hémorrhagie compromit la vie d'un enfant soumis à cette myotomie, etc.

Afin d'éviter en partie ces abus, il faut distinguer, avec le célèbre professeur Lordat, le strabisme en mécanique et dynamique. Dans le premier genre se rangent les vices de la sensibilité de l'œil, de la contraction musculaire, la désharmonie dans les directions des axes visuels. Dans le second se trouvent les altérations organiques qui s'opposent aux mouvements normaux des yeux, ou au passage convenable des rayons lumineux. Là se rencontre le défaut de longueur d'un muscle altéré, comme chez un malade de Bruxelles, qui, au rapport de Pellier de Quinzy (1), se blessa l'angle interne de l'orbite avec un piquet. Là doivent être comprises les déviations oculaires par suite de taies de la cornée, dont Pellier et beaucoup d'autres praticiens nous fournissent des exemples; par l'existence de tumeurs dans l'orbite, ou d'autres obstacles matériels à la simultanéité du jeu des axes visuels, etc.

Ce genre de difformités orbitaires ou oculaires demande des opérations diverses suivant leur nature; le raccourcissement organique des muscles comporte seul la *myotomie*. Or, ces cas sont très-rares, tandis que ceux qui appartiennent au premier genre se montrent fréquemment. Reconnaît-il la présence de vers dans le tube digestif, le strabisme réclame les anthelmintiques : est-il intermittent, périodique, le quinquina. Les spasmes, les convulsions dans l'enfance, la faiblesse ou la paralysie temporaire des muscles de l'œil, l'habitude vicieuse dans l'exercice des yeux, enfin tous les

(1) Mém. obs. œil, p. 411; 1783.

cas où l'organe dévié peut être isolément porté dans les différents sens, sont susceptibles de guérir sans myotomie. Le strabisme simple, qui est le plus ordinaire, se distingue, en effet, en ce que, lorsque l'œil normal est couvert, l'organe strabique se dirige sans efforts et régulièrement vers tous les objets.

L'exercice bien dirigé de l'œil dévié a produit de nombreuses cures. Pellier guérit ainsi une jeune personne affectée de strabisme par suite d'une taie de la cornée : après avoir dissipé cette opacité à l'aide de la cautérisation, il recouvrit l'organe sain d'un bandeau, et recommanda longtemps divers exercices propres à porter l'œil lésé du côté opposé à la déviation. Cette conduite thérapeutique a été plusieurs fois imitée avec succès, notamment par le professeur Roux sur lui-même, et récemment par MM. Desmarres, Rognetta, qui eut recours à la lecture latérale (1). Des mouches de taffetas, fixées sur le nez ou sur la tempe, attirent souvent l'œil sur des points opposés à la déviation. Des louchettes, dont un verre est opaque et l'autre percé, suivant la direction que l'on veut imprimer à la vision, ont encore procuré des résultats avantageux. Du reste, le jugement du praticien lui suggérera les moyens de ce genre que chaque cas pourra réclamer.

Les promesses de MM. Philips, Bonnet (2), Pétrequin, etc., touchant la cause mécanique et le traitement chirurgical de la *myopie*, de la *presbytie*, etc., n'ont pas été justifiées; de sorte qu'un médecin spécialiste a eu raison d'écrire : « La section des muscles de l'œil, dans la myopie, est encore aujourd'hui très-douteuse quant à ses résultats, et l'on n'y doit

---

(1) Cours ophthalm., p. 80.

(2) Section tendin., p. 235; 1841.

recourir qu'avec une extrême réserve (1). » La section des muscles de l'œil atteint d'*amaurose* a été proposée et tentée par MM. Bonnet (2), Pétrequin, F. Cunier, etc. : les conditions de cette paralysie ne pouvaient comporter l'emploi d'une telle opération, dont on a dû abandonner l'idée. Il serait, au contraire, bien à désirer que l'exercice de la vision modifiée par l'usage de lunettes à verres grossissants, fût aussi avantageux à la curation de l'amaurose que M. F. Cunier l'a obtenue après un empirique allemand (3). M. Cunier traita une dame à l'aide de verres plano-convexes du nº 3 à 8 progressivement augmentés, et portés pendant quelques minutes ou un quart d'heure chaque fois. Après avoir employé ces moyens, souvent sans résultats, M. le docteur Desmarres a cependant notablement amélioré la vue chez une femme (4).

Appliquée au *bégaiement*, la myotomie a eu le même sort que pour le strabisme. MM. Philips, Bonnet, Baudens, etc., ont annoncé bon nombre de succès à l'aide de la section des muscles génio-glosses et de l'aponévrose environnante. Mais il a fallu bientôt reconnaître les récidives ou les insuccès. La myotomie a paru indiquée seulement chez les personnes dont la langue a de la tendance à se porter derrière les dents incisives inférieures (5). Malheureusement, même dans cette limite, l'opération n'a pas encore répondu aux promesses hâtives de ses partisans. Remarquons, en outre, que les cas où la langue ne peut s'appliquer

---

(1) Desmarres, ouv. cité, p. 820; 1847.
(2) Section tendin., p. 306.
(3) Ann. ocul., tom. VII, p. 87.
(4) Ouv. cité, p. 748.
(5) Trait. sect. tendin., 1841, p. 426.

librement contre la voûte palatine pendant l'exercice de la parole, sont les plus ordinaires, ceux pour lesquels les moyens orthophoniques ont souvent réussi; et l'on comprendra comment, même chez les sujets qui semblent lui convenir, la myotomie est peu mise en usage (1). Ce que nous disons ici s'applique à la résection de la base de la langue, exécutée par Dieffembach; de la luette et des amygdales, faite par Yearley; des glandes sublinguales par M. Amussat; la division des piliers du voile du palais tentée par M. Velpeau; du nerf hypoglosse par M. Philips, etc. (2).

En supposant qu'il en soit, de ce genre de bégaiement, comme de la plupart des rétractions de muscles où ces organes manquent de longueur que l'hypotomie a pour but de leur rendre, la section des génio-glosses nous paraît propre à donner, au moment de l'opération, une amélioration ou une restauration temporaires. Il faudrait, après l'hypotomie, fixer les muscles coupés dans une position favorable à l'interposition du tissu de prolongement, comme on l'obtient pour le pied-bot, le genou, le coude et plusieurs autres régions où la ténotomie est exécutée. Malheureusement il n'en est pas ainsi, et le muscle coupé ne tarde pas à revenir, comme ceux de l'œil, à ses dimensions antérieures.

Il convient donc de substituer à cette opération les moyens orthophoniques qui ont eu d'heureux résultats entre les mains de MM. Malbouche, Serre d'Alais, Colombat, etc. Guidé par les conseils de Mme Leigh, le premier de ces médecins oblige les sujets atteints de bégaiement à tenir la

---

(1) P. Boyer, mal. chir., tom. V, p. 306.

(2) Sédillot, méd. opér., tom. II, p. 469; 1846.

pointe de la langue contre la voûte palatine pendant qu'ils s'exercent à parler d'une manière énergique, accentuée et cadencée. C'est à la faveur de la prononciation syllabique, fortement prononcée avec le mouvement symétrique des membres, que M. Serre d'Alais a obtenu des succès (1). Ce procédé est encore employé par M. Colombat, qui y joint l'inspiration large avant chaque phrase, et le renversement de la langue vers le voile du palais. Ce dernier praticien emploie quelquefois un instrument propre à borner les mouvements de la langue, le *bride-langue*, qui rappelle la fourchette d'Itard, le cintre de M. Hervey de Chégoin, les cailloux de Démosthène. Nous connaissons une personne de Montpellier qui a été guérie, par cette méthode thérapeutique, d'un bégaiement très-marqué; et nous avons tenté le traitement de M. Malbouche chez un jeune homme, M. P....., qui paraissait en retirer quelque fruit quand il n'a plus continué un traitement long, ennuyeux et inefficace si le sujet n'y met pas une extrême persévérance.

Orthomorphie. — Cette branche importante de la médecine fut long-temps abandonnée aux mains de personnes étrangères à l'art, empiriques guidés plus par l'amour du gain que par celui de la science, et dont les moyens sentaient bien plus le charlatanisme que les principes de la médecine. Aussi, lorsque quelque médecin était appelé à traiter des personnes affligées de difformités, son ignorance théorique et pratique le conduisait à l'emploi de moyens vicieux et inefficaces, et souvent suivis de dangers. Il est curieux de voir le professeur Ranchin soumettant Mlle de Montmorency, atteinte de gibbosité, à l'action d'une forte

(1) Journ. difform.; 1829, n° 11.

presse à linge qui amène la mort de la noble malade. Le colonel Shaw eut le même sort. Un bossu, pétri avec les genoux, en mourut, suivant F. de Hilden. Delpech fournit des exemples du danger de l'emploi inintelligent des machines (1).

Cette pratique aveugle et meurtrière s'est amendée à mesure que les médecins se sont occupés de l'étude et du traitement des difformités. D'abord ce furent des travaux sur des lésions particulières qui annoncèrent cette heureuse innovation. Scarpa étudia le pied-bot et les moyens de le guérir à l'aide de machines. Paletta décrivit la luxation congéniale du fémur, que Dupuytren enseigna à pallier à la faveur d'une ceinture spéciale, etc. En 1822, la question des gibbosités, mise au concours par une célèbre Société savante, nous procura les mémoires de Shaw et de Bromfield, qui donnèrent une impulsion aux praticiens. Le colonel Amoros avait formé un institut, à Paris, pour remédier aux difformités à l'aide de l'exercice. Ward l'imitait en Angleterre; et Delpech ne tardait pas, en 1826, d'établir un vaste gymnase à Montpellier, où il composait une gymnastique particulière, le traîneau, etc. L'habile docteur Pravaz, en 1827, vanta l'extension progressive, la balançoire orthopédique, les lits sygmoïdes, et plus tard les bains d'air comprimé. Maisonnabe fit des cours sur l'orthopédie, et publia, en 1834, le Journal des difformités. Mais l'homme qui, sans contredit, imprima la plus grande impulsion à cette branche de la médecine, fut le célèbre Delpech. Par la section du tendon d'Achille, qu'il fit avec succès, en 1816, il donna le jour à la ténotomie et à la myotomie, qu'il proposa dans sa chirurgie clinique. Par

---

(1) Orthomorph., tom. II, p. 149.

son ouvrage sur l'orthomorphie, en 1829, il synthétisa les notions acquises, et releva cette partie de la science aux yeux de tous les praticiens. Dès lors apparurent une foule de travaux et de moyens thérapeutiques dont MM. J. Guérin, Bouvier, Duval, Mayor, Bonnet de Lyon, Trinquier, etc., ont doté la médecine, mais dont l'appréciation est encore fort obscure. Les lésions dont s'occupe l'orthomorphie sont cependant nombreuses, variées, incommodes ou dangereuses, et comportent souvent l'emploi de remèdes. Strabisme, saillie de la mâchoire et des dents inférieures, bec-de-lièvre, division du palais, perforation de la voûte palatine, bégaiement, torticolis, gibbosités, saillie des côtes, déviations et rétrécissements du bassin, luxations congénitales ou anciennes de la hanche, de l'épaule, du genou, incurvation ou excurvation de cette partie, pied-bot, main-bot, flexion permanente des membres, etc., etc. : telles sont les malformations de son domaine.

Il est des cas qui ne comportent pas l'application des moyens chirurgicaux, et qui même ne doivent pas être soumis à un traitement. Quand le corps a pris tout son développement, que la jeunesse est franchie, l'on ne doit pas tenter de guérir les déformations d'organes désormais incapables de céder à aucun remède. Il en est de même lorsque les parties déviées ont contracté des adhérences tellement solides, qu'il serait impossible ou très-dangereux de chercher à les détruire. Telles sont les gibbosités avec soudure des vertèbres ou des côtes, les difformités des articulations avec ankylose. Le même précepte est applicable aux cas où la cause interne, ou bien la lésion locale, n'a pas encore cessé son influence morbide. Ainsi, il serait dangereux de chercher à remédier à des flexions ou à des luxations symptomatiques quand l'arthrie n'est pas éteinte, bien que M. Bonnet soutienne actuellement le contraire. Les difformités complexes se trouvent souvent dans la même catégorie, comme nous en avons vu des preuves, à l'Hôtel-Dieu de Lyon, sur des individus atteints de pieds-bots avec enroulement très-prononcé, et qui supportèrent sans avantage notable la ténotomie, la myotomie, l'action de bottines en cuir, le massage, etc. Sans doute les progrès de l'art diminueront le nombre de ces cas jusqu'ici rebelles à nos moyens actuels.

Le traitement des difformités est indiqué quand le sujet est jeune, la lésion simple, l'économie bien disposée. Mais comme ordinairement il s'agit de malformation très-compatible avec la santé, il faut, pour justifier une telle entreprise thérapeutique, que la gravité des moyens soit bien moindre que celle de la lésion elle-même. C'est là, du reste, le principe que nous ne cessons de défendre dans cet ouvrage. Avant que les vrais médecins n'eussent étudié cette partie de notre art, les moyens mécaniques étaient à peu près seuls mis en usage. La nature morbide des lésions était presque complètement ignorée et négligée : les progrès réels de la médecine ont fait sentir l'importance de cette notion. Quelle que soit l'influence accordée aux changements éprouvés par les différents éléments anatomiques d'une difformité, il faut remonter à une modification, le plus souvent affective ou dynamique, qui a présidé à la première impulsion dysmorphique, affection qui peut agir long-temps même après l'établissement de la malformation. Le rachitisme, l'adynamie, les scrofules, le rhumatisme, la goutte, l'ostéomalacie, l'état spasmodique, sont les affections morbides qui engendrent la plupart des difformités.

Combattre cette source pathologique est une indication

majeure. Si le régime et les diverses conditions de l'*hygiène* contribuent à remplir ce but important, la nécessité de médicaments est ordinairement impérieuse. MM. Ricord et P. Boyer ont fait disparaître des difformités dépendant d'une rétraction syphilitique des muscles, à l'aide des spécifiques connus (1). Nous avons vu M. Lallemand obtenir une guérison presque complète chez un homme affligé d'une rétraction des muscles du cou qui déviaient la tête vers l'épaule droite. Un militaire vint dans notre service, à l'Hôtel-Dieu, pour une rétraction du muscle masséter droit et une gêne très-marquée de l'articulation voisine : les antisyphilitiques dissipèrent la nature du mal, et rétablirent les fonctions de la mâchoire (2). Les aponévroses, les ligaments comme les os eux-mêmes, deviennent parfois le siége de ces rétractions syphilitiques, et donnent lieu à des difformités qui exigent les spécifiques connus. Delpech a montré l'influence du rhumatisme sur les tissus articulaires et les déviations qui en résultent (3) : l'indication ressort facilement de ce diagnostic. Toutefois, contre une semblable affection passée à l'état chronique, nos ressources sont fort bornées : les diaphorétiques, la poudre de Dower, les apéritifs, sont les moyens les moins inutiles. Le sulfate de quinine est récemment vanté comme un précieux agent curateur des contractures anciennes des muscles. M. Sandras a fait ainsi beaucoup diminuer, chez une femme âgée de 35 ans, la flexion permanente et extrême de toutes les jointures des membres, existant depuis trente mois (4),

---

(1) Trait. mal. chir., 5e édit., tom. III, p. 1027.

(2) Laffage, thès., Montp. 1847, nº 83, p. 34.

(3) Ouv. cité, tom. I, p. 219.

(4) Bull. thérap., 1850, tom. I, p. 79.

et ayant résisté à une foule de remèdes. Des essais de ce genre méritent d'être renouvelés.

L'alimentation riche, les exercices ordinaires, les bains toniques, les amers, les ferrugineux, les aurifères, sont réclamés par les déformations scrofuleuses ou adynamiques, ou même rachitiques. A ces moyens, M. le docteur Pravaz joint les douches alcalines, les bains d'air comprimé. M. Duval a mis en œuvre les sommiers remplis de plantes aromatiques. Le célèbre praticien de Ste-Foix s'efforce de démontrer la prééminence du traitement organo-plastique, propre à diriger la nutrition et la réparation spontanée et lente des parties sur le système mécanique exclusif.

Les *méthodes* orthomorphiques peuvent être rangées en *médicinale* dont nous venons de parler, en gymnastique, mécanique et opératoire. Sans être aussi exclusif que le docteur Lachaise, on ne peut oublier les heureux effets de la *gymnastique* obtenus par Delpech, Pravaz et la plupart des praticiens qui se sont occupés de mettre en œuvre cette méthode thérapeutique. Quand on sait que bien des difformités de l'enfance dépendent de la faiblesse et des mauvaises positions données au corps, on comprend l'heureuse influence que doivent procurer les exercices dirigés suivant la lésion à corriger. En provoquant le ton des muscles, le redressement des déviations, la somascétique peut arrêter les difformités commençantes du rachis, des côtes, du bassin, etc. Le docteur Trinquier a rassemblé un grand nombre de succès obtenus à l'aide des exercices (1), faits empruntés en général à la pratique de Delpech, et ajoute : « L'exercice musculaire bien compris est, dans un grand nombre de maladies chroniques, un moyen théra-

(1) Journ. scienc. méd., Montpel., 1834, p 334, etc.

peutique d'une importance capitale. » Tel est encore le langage du docteur Pravaz, que les études récentes de M. Bonnet l'ont conduit à répéter en ces termes : « Ce mémoire n'est pas seulement l'étude d'une question spéciale ; c'est le premier pas fait dans une grande voie qui s'ouvre à la thérapeutique : *le traitement des maladies par l'exercice des fonctions* (1). » Audry fit porter un fardeau sur la tête d'un sujet atteint de déviation du cou, et eut un succès. Lachaise fit marcher et courir ses malades sur un plan incliné avec des poids à la main. La balançoire, l'escarpolette, les exercices au lit, vantés par Mathias Mayor, et récemment par M. Bonnet, sont des exemples de ressources infinies de cette méthode thérapeutique qui, par son innocuité générale, mérite d'être tentée dans presque tous les cas.

Mais le plus souvent il faut associer aux exercices les divers agents de l'hygiène et de la thérapeutique. Toutefois, même par l'ensemble de ces ressources, l'on ne peut corriger les déformations complexes, et l'utilité des *machines* devient manifeste. Nous n'avons pas l'intention de nous engager dans l'appréciation de ces moyens infiniment variés, et tous les jours modifiés, compliqués, augmentés surtout par les hommes qui s'adonnent spécialement au traitement des difformités. Nous l'avons déjà dit, l'examen de leurs ouvrages, de leurs inventions et de leurs prétentions fait, sur l'esprit du médecin, une impression pénible quand on les voit s'efforcer à se dénigrer mutuellement, à nier leurs succès respectifs, à démontrer la vanité ou les dangers de leurs innovations mécaniques. Néanmoins, en étudiant ces nombreux moyens et les lésions auxquelles ils sont des-

(1) Bull. thérap.; 1840, tom. II, p. 501.

tinés, on ne tarde pas à reconnaître que beaucoup d'entre eux, sous une formule variée, remplissent le même but, et méritent d'être rangés dans la même catégorie. On peut les classer en appareils d'extension, de pression, de réduction, de contention. Parfois, agissant suivant un seul de ces modes opératoires, les machines en réunissent communément plusieurs : tels sont les lits, les minerves, les corsets, les appareils à crosses, etc. Ces moyens sont surtout indiqués quand on peut faire disparaître momentanément les difformités par les manipulations. Les pressions doivent être douces, progressives, et ne pas porter sur des points pourvus de nerfs volumineux, etc.

L'une des applications les plus récentes et les plus remarquables de l'orthopédie, est la *réduction des luxations anciennes ou congénitales de la hanche*. Malgré certains faits heureux, et celui d'un individu qui, au rapport d'Ast. Cooper (1), portant une luxation de la hanche depuis cinq ans, en obtint la réduction par une chute dans la mer; il y a peu d'années que Breschet déclarait impossible la curation de ces difformités, lorsque l'Institut eut à couronner MM. Humbert et Jacquier pour avoir remédié à ces luxations (2). Avant ces praticiens, on conseillait les bains froids, l'exercice violent, une ceinture à goussets (Dupuytren), etc. Les orthopédistes de Morlaix montrèrent, à la commision de l'Académie des sciences, des personnes chez lesquelles ils avaient rétabli la longueur et les fonctions de membres auparavant luxés. Plus tard, l'expérience et l'examen des parties prouva il est vrai, à Breschet, que la réduction avait été effectuée, non dans

(1) Diction. en 30 vol., tom. XV, p. 64.

(2) Ess. réduire luxat. spont., etc.; 1835.

l'ancien cotyle plus ou moins déprimé, mais dans la fosse ou trou sous-pubien, ou dans le grand trou sciatique. Néanmoins, c'était un pas avantageux imprimé à la curation de cette difformité. Alors l'habile docteur Pravaz présenta, à l'Académie de médecine de Lyon, des personnes avant, pendant et après le traitement auquel il les soumettait. Ce n'était plus une réduction immédiate que le praticien de Ste-Foix exécutait, comme M. Humbert, mais bien des tractions lentes, effectuées à l'aide d'un lit compliqué dont il donne le dessin et la description dans plusieurs de ses ouvrages (1), et que nous avons pu voir en œuvre dans son bel établissement orthopédique. « Ceux qui n'ont pas fait l'expérience, dit Pott (2), ne concevront pas jusqu'à quel point considérable une extension, augmentée par degré, peut être portée sans faire aucun mal aux parties distendues ; tandis que la grande force, employée précipitamment, produit des maux très-affreux et très-durables. » Le cotyle est fort rarement effacé : presque toujours il existe, avec des dimensions variables, une forme triangulaire et un fond occupé en partie par une masse cellulo-graisseuse. Parfois entièrement atrophiée, la tête du fémur est le plus souvent saillante et diversement conformée. Les faits empruntés à Vrolick, au professeur Blandin, etc., ont montré qu'en certain cas, la tête du fémur est simplement déplacée sur le rebord de la cavité cotyloïde, d'ailleurs assez bien conformée ; qu'en certains autres, cette même partie du fémur est suspendue au-dessus de l'acétabulum par la capsule ; enfin, que, chez

(1) Trait luxat. congén., etc.; 1847, in-4°.
(2) OEuv. chirurg., tom. II, p. 491; 1776.

certains individus, l'enveloppe fibreuse a seulement une laxité insolite.

Après avoir dit que les tentatives thérapeutiques de Dupuytren, Lafond et Duval, Humbert et Jacquier, n'ont procuré aucune guérison à l'abri de tout reproche, M. Pravaz s'est attaché à bien établir la distinction de réduction immédiate, et de réduction lente et progressive. Il prouve qu'il est plus sûr de provoquer la formation d'une nouvelle articulation dans son siége normal, où déjà existe une cavité plus ou moins disposée à recevoir la tête du fémur longuement attirée et maintenue contre l'acétabulum, à la faveur d'appareils appropriés. L'observation apprend, disions-nous ailleurs (1), que le contact prolongé d'une extrémité articulaire déplacée, détermine la production d'une pseudarthrose au lieu du déplacement : un résultat semblable peut donc être obtenu sur un point voulu, par les soins de l'art convenablement dirigés.

Nous venons de conseiller la réduction lente de la luxation congénitale de la hanche chez les individus jeunes. Les résultats avantageux ont conduit M. Humbert à tenter de réduire les *luxations traumatiques* ou spontanées. Nous nous sommes déjà expliqué à cet égard, quand l'arthropathie n'est pas encore éteinte, et qu'il existe des adhérences trop résistantes. D'après nos recherches, un malade éprouva des convulsions tétaniformes par les manœuvres de M. Sédillot, qui tentait vainement de réduire un ancien déplacement de la hanche. Le même insuccès eut lieu chez un malade traité de la sorte par Desault, pour une luxation de l'épaule qui fut alors suivie d'une paralysie du bras : chez un deuxième sujet, le bras resta très-faible ; un emphy-

(1) Bull. thérap.; 1848, tom. I, p. 323.

sème survint chez un troisième (1). Delpech eut à déplorer la mort immédiate d'un maire de Vauvert. Flaubert a noté la déchirure de l'artère axillaire, et la mort en un cas; une hémiplégie prolongée dans un autre; la mort instantanée produite, chez un troisième, par l'arrachement des nerfs à la moelle; la déchirure des muscles chez un quatrième malade; une paralysie chez une autre personne (2). Gibson a vu la mort arriver par suite de la déchirure de l'axillaire chez deux individus (3).

Les faits de ce genre, qui n'ont pas certainement été tous publiés, doivent montrer les dangers de pareilles manœuvres chirurgicales en présence de difformités tolérables. Toutefois, la réduction lente et progressive nous paraît justifier des tentatives que nous avons dû rejeter par les moyens brusques et violents dont on se sert communément. Il nous paraît plausible, et les faits le prouvent déjà, de chercher à remédier, d'après la méthode lente, appliquée aux luxations congénitales de la hanche, les luxations traumatiques anciennes qui, par la mobilité actuelle des surfaces, démontrent la laxité des nouveaux liens contractés par les extrémités déplacées. Il faut, au contraire, s'abstenir de toute tentative chirurgicale, lorsque les adhérences nouvelles des os luxés sont très-serrées ou surtout osseuses.

Ce que nous établissons touchant les luxations anciennes est applicable aux *ankyloses* : s'agit-il d'une véritable soudure des extrémités articulaires, nous blâmons toute opération, malgré l'opposition de Rhéa-Barton, Louvrier,

---

(1) OEuv. chir., tom. I, p. 355, 375, etc.

(2) Répert. d'anat. phys., etc., tom. III, p. 103.

(3) Revue médic.; 1840, tom. II, p. 93.

Maisonneuve; et, quoique son essai ait été heureux, Plat Burr ne nous semble pas moins répréhensible, pour avoir, sur un sujet atteint d'une ankylose angulaire du genou, pratiqué unesection en coin au-dessus des condyles (1). La personne soumise à vos soins est-elle affligée d'une ankylose incomplète, ou mieux de raideur d'une jointure, on peut mettre en usage les moyens vantés par Delpech, Humbert (2), Pravaz, Delafond, Bonnet de Lyon, etc. Nous avons maintes fois employé avec succès la gouttière brisée de Delpech, pour étendre des genoux fléchis plus ou moins long-temps. Chez M. A..., un simple bandage, long-temps appliqué et renouvelé, nous suffit pour dissiper une raideur avec flexion du coude, survenue à la suite d'une contusion violente du coude avec rupture de l'apophyse coronoïde du cubitus. Dans le service de M. Gasté, nous eûmes à placer un appareil à extension sur un militaire qui, après avoir simulé une flexion du genou, avait fini par ne plus pouvoir l'étendre. Nous avons vu appliquer l'appareil ingénieux que M. Bonnet représente dans l'atlas de son traité des sections tendineuses, et qui porte le membre à s'étendre lentement presque par son propre poids, n'étant supporté que sur une roulette fixée au talon d'une bottine. Toutefois, bien peu de personnes et peu de praticiens auront assez de temps et de patience pour se soumettre à une extension aussi lente, aidée d'ailleurs par plusieurs autres moyens secondaires. Les médicaments, la gymnastique, les différents moyens de l'hygiène, les machines même, associés entre eux, ne suffisent pas contre toutes les difformités. Lorsqu'une des principales conditions de déviation se

---

(1) Ann. chir., tom. XIV, p. 156.
(2) Trait. difform., tom. II, p. 410.

trouve dans le raccourcissement de muscles, de tendons, d'aponévroses, l'*hypotomie* trouve son heureuse application. Sans parler ici des lésions dont nous aurons bientôt à dire quelques mots, nous rappellerons certains autres faits dont nous avons été témoin.

Un jeune homme fut soumis à la section des tendons poplités, par M. Nichet, à l'hôpital de la Charité, à Lyon, pour une flexion permanente du genou. En 1847, M. Serre exécuta l'hypotomie du tendon sternal du sterno-mastoïdien, sur un étudiant en médecine atteint d'un *torticolis* congénial. Un bandage eut ensuite pour but de rappeler la tête dans sa rectitude ; mais, six mois après, la déviation persistait presque avec la même intensité, quand le jeune homme se confia aux soins de M. J. Guérin. Cet habile chirurgien hypotomisa la portion claviale du même muscle, le peaussier, et soumit la tête et le cou à l'action d'un appareil puissant, et à des espèces de massages énergiques pour modifier la disposition vicieuse des articulations des vertèbres cervicales où se trouvait une des principales conditions de la difformité. Je viens d'examiner ce jeune homme, dont la guérison n'est pas sans doute parfaite, mais, du moins, fort avancée, de sorte qu'il en a retiré un avantage très-marqué. En ces cas, comme en beaucoup d'autres dont nous avons été témoin, la ténotomie a formé une partie du traitement; car elle demande ensuite l'emploi d'appareils pour déterminer une cicatrisation convenable, et pour contenir la déviation long-temps disposée à se reproduire. Du reste, l'hypotomie est mise en œuvre en bien des circonstances où l'on pourrait s'en passer, si l'on ne préférait abréger considérablement, par une ténotomie peu grave quand elle est fort limitée, un traitement qui demanderait parfois des années à l'aide de machines, de la gymnastique, etc.

Gibbosités. — Depuis long-temps les déviations du rachis étaient traitées par les machines orthomorphiques, lorsque M. J. Guérin leur appliqua la myotomie. D'assez nombreux succès furent publiés en faveur de cette méthode de traitement (1). Toutefois les résultats et les moyens mis en usage ne tardèrent pas à être contestés, même au milieu de débats scandaleux. La section des muscles du dos, selon M. Bouvier (2), est absolument sans objet, et ne peut être suivie d'aucun résultat utile contre les gibbosités latérales. L'opinion de M. Bouvier est basée sur des faits ainsi rapportés par M. Ollivier : « M. Bouvier a réuni six observations de malades traités par la myotomie rachidienne : sur ce nombre, cinq n'ont éprouvé aucune amélioration appréciable ; un a présenté une amélioration exactement en rapport avec l'action des appareils qui furent employés consécutivement à la section des muscles du dos, et avec la durée de l'application de ces appareils. Or, si, pour obtenir un résultat favorable, il faut, après l'opération, une année et plus de traitement mécanique ordinaire, *pourquoi opérer* (3)? » Nous n'avons pu observer aucune appréciation de cette espèce. Toutefois le professeur Delmas racontait avoir vu un individu qui, ainsi traité dans un vaste établissement orthopédique de la capitale, ne pouvait plus se tenir régulièrement, le tronc s'inclinant en divers sens.

D'après ces faits et cette opposition, on aurait tort cependant de refuser aux muscles une puissante influence dans la production de beaucoup de gibbosités. Néanmoins M. Pravaz me paraît accorder une trop grande action au

---

(1) Gazet. méd. Paris ; 1er Juill. 1843.
(2) Ann. chir., tom. III, p. 402.
(3) Diction. en 30 vol., tom. XXVII, p. 150 ; 1843.

transverso-spinien. Il faut d'abord admettre que la contracture commence à s'opérer d'un seul côté, ou y est prédominante ; qu'elle a lieu principalement dans une région du rachis, et qu'elle s'effectue successivement dans ces régions à des époques différentes. Toutefois l'action d'équilibre, invoquée par Delpech pour le développement des courbures secondaires, me paraît nécessaire, malgré l'opposition de M. Pravaz. La rétraction convulsive ou accidentelle atteignant une région du rachis, y produit la première courbure ; ensuite la répétition des spasmes sur les autres parties, et les besoins d'équilibre, déterminent les courbures secondaires. Il existe, à chaque région, des muscles propres et pouvant entrer en contracture isolément de ceux des parties voisines. Ainsi, indépendamment des portions correspondantes du transverso-spinien, on trouve au cou les inter-transversiens, l'occipito-axien, le grand transversien, les complexus, les splénius, qui, affectés de spasmes, incurvent et tordent la portion cervicale. A la région dorsale, on compte, à part le transverso-spinien, le grand épineux du dos (Winslow), ou l'épino-spinien, dont les faisceaux s'étendent de la quatrième vertèbre dorsale à la première lombaire. Enfin, aux lombes sont disposés une portion du transverso-spinien, l'inter-transversien, le carré lombaire ou costo-ilien postérieur. M. Maisonnabe ne s'élève pas avec moins de force contre cette myotomie pour toutes les difformités du rachis (1). « Nous sommes entièrement opposé à la myotomie rachidienne, écrit M. Ollivier (2). » Tel est encore le sentiment de MM. Malgaigne, Vidal,

(1) Gazet. hôpit.; 1843.
(2) Diction. en 30 vol., art. *rachis*, p. 150.

Marchal, Henroz (1), etc. « Jusqu'à preuve nouvelle, dit M. Pravaz (2), les succès de la myotomie rachidienne restent aussi problématiques que ceux de la section sous-cutanée des muscles pelvi-fémoraux dans le traitement des luxations congéniales du fémur, succès escomptés en théorie, et que la pratique n'a probablement jamais réalisés. »

En présence d'un sentiment aussi prononcé partant d'hommes fort capables, on doit reconnaître que ces opérations ont été faites abusivement, et ne méritent pas d'être substituées aux moyens mécaniques ou médicamenteux déjà employés avec des succès fréquents. La plupart des gibbosités ont consisté en un défaut d'harmonie dans le développement des diverses pièces du rachis et de ses muscles. La faiblesse, le rachitisme, les attitudes vicieuses, ont été les causes ordinaires de ces déviations. De là, l'indication des moyens propres à combattre la cause pathologique encore agissante, de provoquer le développement normal du rachis, des muscles et des côtes, etc., par l'exercice, les machines, convenablement employés, et pendant le jeune âge du sujet.

Dans ce but, on conseillera les amers, les ferrugineux, le régime fortifiant, les frictions toniques et le massage (Pravaz), les sommiers remplis de plantes aromatiques (Duval). La gymnastique concourt, avec les moyens précédents, au développement régulier de la respiration, de la poitrine et du dos. Ici, l'exercice musculaire, varié suivant l'espèce de déviation rachidienne, amène de bons résultats. Audry conseille de faire porter un fardeau sur la tête des personnes atteintes de cyphose du cou. Voulant

---

(1) Journ. chir. cité, etc.

(2) Mém. réal. orthop., p. 67; 1845.

combiner le séjour au lit, ou l'action de lits orthopédiques avec la gymnastique, M. Pravaz place ces malades sur des sommiers très-compliqués, où des tractions, des compressions convenables sont déterminées sur les gibbosités, tandis que différents exercices sont exécutés par les membres, au moyen de cordes et de poulies. Tel est encore le but que Mayor s'efforce d'obtenir au moyen d'une simple corde et d'un bâton suspendu au lit de ses sujets (1). Certains praticiens, craignant l'effet débilitant du séjour prolongé au lit, soumettent leurs malades au régime, aux médicaments, aux exercices et aux appareils mécaniques propres à modifier la nutrition et à rectifier le développement des parties déviées. Nous avons établi les indications générales de ce traitement, qui présentera des chances favorables de succès chez les sujets jeunes, atteints de déviations commençantes ou peu prononcées, et qui parfois cèdent, même spontanément, aux révolutions du jeune âge (2).

Pieds-bots. — Depuis que Delpech montra les avantages de la ténotomie contre le pied-bot, l'expérience justifia les vues du célèbre professeur pour l'association de cette opération à l'action des appareils mécaniques employés jusqu'à lui. La section du tendon d'Achille a été pratiquée trop souvent maintenant, avec trop d'innocuité et d'avantages, pour que l'utilité de cette opération puisse être mise en doute. Mais, que l'on ait abusé et que l'on abuse encore de la ténotomie, c'est incontestable; nous en avons eu bien des preuves sous les yeux. Si le pied-bot est simple, chez un individu jeune et bien disposé, l'hypotomie du

---

(1) Déligat. chir., 3e édit., p. 416.

(2) Humbert, trait. diff. os, tom. I, p. 153.

tendon d'Achille, de l'un des jambiers ou de quelque autre muscle de la jambe, aidée ensuite de bottines convenables, permet de rendre au membre sa forme et ses fonctions normales. Il n'en est pas de même quand le pied-bot est compliqué d'enroulement considérable, de raideur ou de soudure des articulations du tarse ou coude-pied, du raccourcissement des muscles plantaires. L'observation de plusieurs individus, opérés par M. Bonnet, nous a montré alors l'inutilité de l'hypotomie multiple, aidée pendant longtemps de bottines mécaniques. Toutefois, dans les cas simples et légers, l'intervention de la ténotomie est ordinairement inutile, et doit être suppléée entièrement par les appareils mécaniques et l'exercice convenablement dirigé.

Débridements. — Le débridement des plaies d'armes à feu a été préconisé par Lamartinière, Larrey, Percy (1), J. Bell (2), etc., et rejeté par J. Hunter, et presque aussi complètement par la plupart des chirurgiens de nos jours. Malgré l'opposition énergique et récente de M. Serrier (3), l'expérience et le raisonnement démontrent l'inutilité de cette opération dans les cas des plaies ordinaires par armes à feu, et nous pouvons répéter ici ce que nous avons écrit ailleurs (4) : « Les débridements larges et multipliés ont plus d'inconvénients que d'avantages, et doivent être restreints à un petit nombre de cas où l'étranglement est évident, et lorsqu'on ne peut facilement extraire des corps étrangers. » Tel est l'avis émis récemment par MM. Roux, Malgaigne, etc. (5). « La plupart des chirurgiens, dit

(1) Réflex. plaies arm. feu, p. 66.
(2) Trait. plaies, trad. Estor, p. 230.
(3) Trait. plaies arm. feu, p. 113; 1844.
(4) Appréc. Acad. chir.; 1845, p. 67.
(5) Bull. Acad. méd., tom. XIII, p. 1318, 1283; 1848.

M. Baudens, se font un grand scrupule d'opérer le débridement primitif des plaies d'armes à feu; nous nous en sommes abstenu en Afrique depuis six ans, et les résultats satisfaisants que nous avons eus *permettent de faire un précepte rigoureux du contraire* (1). »

« J'oserai dire, affirme Percival Pott (2), que, sur 50 personnes qui subissent le débridement des hernies, il n'en meurt pas une lorsqu'il est exécuté habilement et à propos. » Cette confiance dans l'innocuité de cette opération est partagée par Pelletan, suivant lequel elle ne paraît entraîner aucun danger et doit être faite plus tôt que plus tard (3). D'après les rédacteurs de ses leçons, Dupuytren était persuadé du *peu d'inconvénient de l'opération dans le cas où il se tromperait* sur sa nécessité. Cependant les faits parlent bien différemment; et, loin de justifier une entreprise incertaine et non suffisamment motivée, ils montrent que le débridement des hernies étranglées est suivi de la mort rapide du tiers des malades qui le subissent (4). Il est donc du devoir du praticien d'éloigner ce grave remède autant que possible.

Le *débridement des hernies étranglées* peut être évité fréquemment par le taxis, les topiques ou d'autres remèdes, sans l'instrument tranchant. Quoique n'ayant pas émis une idée nouvelle, M. Malgaigne a cependant rappelé ce fait, trop peu remarqué, que l'étranglement de beaucoup de hernies dépendait de l'inflammation du sac et des parties voisines. Quand, en effet, la tumeur herniaire est chaude, douloureuse, injectée, offre enfin les symptômes

---

(1) Cliniq. plaies arm. feu, p. 30, etc.

(2) OEuv., tom. I. p. 344.

(3) Cliniq. chir., tom. III, p. 48.

(4) Malgaigne, statist. grand. opér.; 1842, p. 10.

de la phlogose plus ou moins récente, le médecin retirera des avantages incontestables des saignées locales, des bains prolongés. Si l'état général et local font penser à un étranglement principalement spasmodique, les opiacés à l'intérieur (Hey), les topiques belladonnés (Velpeau), procureront des résultats favorables. L'observation me semble démontrer que le spasme des muscles abdominaux entre fréquemment parmi les conditions organiques de l'étranglement : aussi n'ai-je pas été surpris de voir les succès des inhalations de chloroforme observés par M. Guyton (1). Ainsi on a vu se produire la réduction survenue en des cas reconnus propres à l'opération du débridement, sous l'influence de la syncope provoquée par M. Pourcher (2), ou spontanée (Cabarret) (3). Lorsque la tumeur présente les symptômes de l'engouement ou de la congestion passive, on aura recours aux topiques réfrigérants, aux lavements laxatifs, à l'injection de la fumée de tabac (Ast. Cooper), ou à l'acétate de plomb recommandé généralement en Allemagne. Du reste, à moins d'une inflammation trop intense de la tumeur, le médecin doit tenter le taxis dès qu'il est appelé auprès du malade, et avant de mettre en usage les autres moyens que nous venons de mentionner. Nous ne saurions partager l'avis de Desault, d'après lequel le taxis devrait être toujours proscrit dès les premiers instants de l'étranglement : pour l'employer, il faudrait que les moyens relâchants eussent déjà levé l'étranglement, et presque amené la hernie à son état ordinaire (4).

---

(1) Gazet. méd. Paris; Avril 1848.
(2) Gazet. hôpit.; Octobre 1848.
(3) Journ. méd. prat. Montpel.
(4) OEuv. chir., tom. II, p. 337.

Toutefois l'un de ses élèves publia un cas remarquable de guérison d'une hernie étranglée par cette conduite (1). La réduction doit être tentée aussitôt que possible, aidée des autres ressources déjà signalées, reprise à différents intervalles, et poursuivie pendant un quart d'heure et même plus, s'il n'y a pas de symptômes qui annoncent l'imminence de la gangrène (Amussat). Nous avons été témoin d'un succès dû à cette manière d'agir, sur un militaire traité par M. le professeur Lallemand, et nous en avons obtenu un semblable sur une femme, âgée de 46 ans environ, auprès de laquelle nous fûmes appelé par M. le docteur A. Lafosse, en 1848. Attribuant les phénomènes d'étranglement dans les hernies volumineuses anciennes et mal contenues, à l'inflammation de leurs diverses parties, M. Malgaigne conclut que l'opération est irrationnelle et doit être abandonnée par les chirurgiens (2). Cependant tel était le cas d'un jeune homme auprès duquel nous fûmes appelé par M. le docteur Rosières, et dont nous parlerons bientôt. Néanmoins, nous sommes persuadé, avec MM. Velpeau, Malgaigne, Amussat, etc., que beaucoup d'étranglements peuvent être ainsi détruits sans opération sanglante. Ce traitement nous paraît mériter d'être continué tant que les vomissements n'ont pas le caractère des matières fécales, si les douleurs, le gonflement des parties lésées ne sont pas extrêmes, si le pouls conserve de la vigueur, si les forces sont soutenues et les moyens de réduction non épuisés. En présence des succès obtenus par M. Amussat à l'aide du taxis prolongé, on a pu écrire récemment : « La doctrine qui fait prévaloir le taxis sur la kélotomie, tend

---

(1) Journ. chir. Desault, tom. I, p. 233.

(2) Étrangl. hern., 2e mém., p. 54 ; 1841.

à l'accréditer de plus en plus. C'est surtout aux persévérants efforts de M. Amussat qu'est due cette heureuse révolution qui réduit de jour en jour le nombre des opérations sanglantes (1). » Nous pensons, d'après ce que nous avons vu et fait, que M. Vidal a été beaucoup trop tranchant dans son opinion opposée, exprimée récemment (2). Pour les faits contraires, le débridement devient nécessaire dans l'état actuel de l'art.

La connaissance des cas qui réclament le débridement et de ceux qui l'excluent demande un tact exercé et un diagnostic complet. Si nous avons jugé opportun de persister dans le taxis prolongé, chez une femme dont nous avons déjà mentionné le cas, il n'en a pas été de même pour le jeune homme auprès duquel nous fûmes appelé par M. le docteur Rosières, le 27 Janvier 1850. Le premier sujet offrait une figure encore satisfaisante, le ventre peu tendu, les vomissements purement bilieux, la hernie un peu souple à son collet. Le jeune homme nous présenta, au contraire, une face et des yeux éteints, l'abdomen très-sensible et ballonné, les vomissements fétides, la hernie très-dure à l'anneau inguinal, enfin des gargouillements de mauvais augure. Malheureusement les parents de cet individu préférèrent la mort aux chances du débridement proposé. Ici, l'indication était saisie, et la nature du mal bien établie. Il n'en fut pas de même chez une femme âgée de 60 ans, transportée à l'Hôtel-Dieu, le 20 Août 1839. Croyant à l'existence d'une fièvre rémittente maligne, on ordonna force quinquina qui n'empêcha pas les symptômes de l'étranglement herniaire terminé le lendemain par la

---

(1) Bullet. thérap., tom. XXXV, p. 133; 1848.

(2) Union médicale, nº 106; 1849.

mort. L'autopsie démontra qu'il s'agissait d'une hernie iléo-épiploïque, étranglée par le collet du sac, et ayant produit l'altération gangréneuse de l'intestin, etc. Des faits de ce genre sont de tristes preuves de la nécessité des connaissances médico-chirurgicales chez tous les praticiens.

Ligature des vaisseaux. — La ligature des veines a été pratiquée afin de faire disparaître les *varices* dans différentes régions du corps. Les procédés n'ont pas manqué pour rendre cette opération innocente; et cependant l'expérience montre qu'elle expose à des dangers souvent mortels. Delpech eut la douleur de voir succomber en peu de jours un jeune officier, plein d'avenir, à qui il avait lié les veines du cordon spermatique atteint de *varicocèle*. Ce triste résultat, qui fit menacer ses propres jours au début de sa brillante carrière, semblait présager le terrible événement qui, pour la même tentative chirurgicale, devait provoquer sa fin tragique. On sait que l'assassin du célèbre professeur avait été opéré du varicocèle par la ligature des veines, dont l'influence sur le testicule fut le prétexte de l'attentat dont le chirurgien fut la malheureuse victime. Nous avons plusieurs fois refusé d'opérer des individus atteints de varicocèle, et, notamment, le 8 Août 1849, M. C....., tailleur, qui venait nous consulter à cet égard, parce qu'il avait connu deux personnes soumises à une opération par M. Ricord : nous avons conseillé de s'en tenir à l'usage d'un suspensoir. L'inflammation des veines liées a d'ailleurs souvent déterminé la mort rapide des sujets. Nous avons vu ainsi succomber un adulte très-vigoureux, auquel M. le professeur Lallemand pratiqua la suture entortillée de la veine saphène interne. Deux faits semblables sont mentionnés par le professeur A. Bérard (1). En d'autres cas, les accidents ont menacé fortement l'existence des opérés. Ce que nous disons, du reste, de la ligature, doit s'appliquer à l'excision, au séton (Fricke), à la cautérisation qui a causé la mort de plusieurs personnes, au dire de M. Bérard lui-même, partisan de ces tentatives chirurgicales.

Quand on réfléchit que les *varices* sont presque toujours de simples incommodités qui permettent l'exercice de toutes les fonctions et une santé satisfaisante, à l'aide surtout de moyens palliatifs, on comprend qu'elles ne doivent pas comporter une opération dont la mort est trop souvent la prompte conséquence. D'ailleurs, ces graves ressources chirurgicales sont loin de procurer les succès annoncés; nous croyons même qu'il doit en être ainsi d'après la disposition des veines variqueuses. L'amélioration ou la guérison apparente qui suit l'emploi de ces opérations est presque toujours momentanée. Quand le sujet revient à ses occupations journalières, ordinairement les veines reprennent bientôt leur dilatation sinueuse. Nous avons vu un homme opéré par M. Lallemand, à l'aide de la ligature entortillée, n'en retirer aucun avantage définitif. Plusieurs militaires, que M. Serre avait soumis au procédé de Breschet pour le varicocèle, n'ont pas été plus heureux. « Je connais un jeune homme, dit M. Sédillot (2), dont le scrotum est couturé de longues et profondes cicatrices produites par l'application réitérée des pinces de M. Breschet, et il n'en garde pas moins son varicocèle qui n'est pas même diminué. » Un des sujets auquel M. Bonnet de Lyon ap-

(1) Dict., art. *varices*, p. 543.
(2) Méd. opér., p. 202; 1839.

pliqua la potasse caustique sur plusieurs points de la jambe, ne nous a pas présenté d'amélioration solide. Un des opérés de Girou nous montre un résultat aussi peu satisfaisant. L'électropuncture procurera-t-elle des succès moins rares et moins dangereux que les autres opérations déjà signalées? On devrait le croire, d'après les faits publiés de nos jours par les docteurs Ferro (1), Bertani et Milani (2). Toutefois, jusqu'à plus ample informé, le bas lacé, le suspensoir, enfin les moyens palliatifs, nous paraissent les seules ressources plausibles contre les varices. J'ai des varices à la jambe gauche, me disait récemment M. le professeur B....; on me parle d'opération : que faut-il faire? — Les garder, lui répondis-je. Telle est la réponse que l'on doit adresser à beaucoup de personnes atteintes de *tumeurs vasculaires*, surtout quand celles-ci sont peu étendues et le sujet jeune. « Tous les auteurs s'accordent à dire, écrit M. Vidal (3), que c'est là une affection des plus graves ; ou du moins, pour sa guérison, ils invoquent toujours des moyens chirurgicaux : selon eux, la nature est impuissante à opérer la cure radicale. Je crois que, sous ce rapport, on est allé trop loin. » Cet écrivain raconte plusieurs faits remarquables où la guérison s'est opérée spontanément sous les yeux du professeur Moreau, alors que Dupuytren avait proposé l'extirpation. Nous avons vu MM. Bonnet et Serre suivre ce dernier conseil ; et M. Lallemand employer l'acupuncture. Mais nous connaissons un bon nombre de personnes atteintes de *nævi materni* étendus, et qui les gardent sans danger. L'observation a prouvé, selon

---

(1) *Bollet. scienc. méd.*, Septembre 1849.

(2) Rev. méd. chir., tom. II, p. 105 ; 1847.

(3) Trait. path. extern., tom. I, p. 425, 1re édit.

Dupuytren (1), qu'elles pouvaient rester stationnaires, indolentes, pendant de longues années, et qu'à une époque de la vie, on les voit se flétrir et s'atrophier. Quand on songe qu'il en est ainsi dans un grand nombre de cas, et que la plupart des ressources chirurgicales exposent à divers accidents, à la récidive ou à la dégénérescence cancéreuse, on sera porté à respecter ces lésions organiques tant qu'elles ne font pas de progrès notables, et qu'elles ne menacent pas la vie ni une fonction essentielle de l'économie.

Il est des tumeurs vasculaires où les artères sont nombreuses, développées et non confondues, ce qui constitue l'*angiectasie* proprement dite. Telle était l'altération que portait, au rapport de M. le docteur Bertrand, un homme à qui le célèbre Delpech crut nécessaire d'extirper le membre supérieur, à cause des graves hémorrhagies qui avaient lieu par une plaie des doigts. Le malheureux succomba entre les mains de l'habile chirurgien, encore plus à cause des pertes excessives de sang artériel par la section du couteau, que par l'entrée de l'air dans les veines. Il aurait mieux valu lier les troncs vasculaires du membre lésé, et surtout ne pas amputer. Récemment une jeune femme bien portante s'aperçoit, depuis deux mois, d'une tumeur à la région temporale, où elle s'étend et procure de vives douleurs. M. Maisonneuve croit convenable de lier la carotide externe, puis la primitive, puis l'interne, et ne tarde pas à perdre sa malade d'hémorrhagie (2). Ne valait-il pas mieux laisser cette femme, bien portante, poursuivre sa carrière, alors que le moyen mis en usage est si douteux et si grave ? A notre avis, il faut, en pareils

(1) Leçons orales, tom. IV, p. 51.
(2) Gazet. hôpit.; 1849, p. 506.

cas ; employer les réfrigérants aidés de la compression ou de l'électropuncture, enfin d'autres ressources qui, si elles n'ont pas plus de puissance que la ligature des troncs artériels du cou, n'en présentent pas au moins les dangers mortels. Telle est encore l'opinion émise, à l'occasion de ce fait, par MM. Debout et Morel-Lavallée (1). Toutefois, décidé à la tenter, la ligature de la carotide primitive paraît plus rationnelle que celle de la carotide externe, quoi qu'en dise M. Maisonneuve ; car, non-seulement les angiectasies ont des communications nombreuses avec les divisions des deux carotides secondaires, mais encore l'externe donne six branches près de l'une desquelles le lien sera placé, et qui fournissent des hémorrhagies semblables à celles dont la malade a été victime. M. Maisonneuve avoue, il est vrai, que la ligature de la carotide primitive a échoué presque toutes les fois pour des tumeurs extérieures du crâne : remarque qui porte à respecter la plupart de ces lésions, ou à ne recourir à la ligature que dans les cas extrêmes.

La ligature des troncs artériels correspondants me semble plausible, parce que les autres moyens ne sauraient être employés avec des chances apparentes de succès, lorsque les fongus vasculaires siégent dans l'épaisseur des os. « Il ne serait plus nécessaire, dans tous les cas, comme on le croyait autrefois, dit M. Velpeau (2), d'amputer les membres pour les guérir : la ligature de la fémorale, par la méthode d'Anel, suffit pour cette lésion dans le tibia ; elle a réussi complètement à M. Lallemand et à Pearson. »

(1) Union médic., 1849, p. 523.

(2) Méd. opér., 2e édit., tom. II, p. 144.

En 1843, nous avons observé un fait de ce genre chez un homme adulte auquel M. Velpeau se proposait de lier l'artère crurale, dans l'hôpital de la Charité.

Appliquée au traitement de l'*anévrysme*, la ligature détermine trop souvent des accidents très-graves ou mortels, comme nous en avons été plusieurs fois témoin. Il faut donc encourager l'emploi des moyens propres à rendre inutile cette opération sanglante. Nous sommes encore plus disposé à suivre cette voie thérapeutique en voyant le célèbre Larrey écrire : « Il est préférable, surtout pour les gros troncs artériels des membres supérieurs, de faire l'extirpation du membre (1). » La méthode débilitante avait procuré des succès à Valsalva ; et, tout en reconnaissant les judicieuses réflexions de Dupuytren touchant certains dangers attachés à cette méthode (2), elle pourrait être mise en usage en certains cas favorables. Ainsi, M. Henri Martin, de Basas, a vu, sous le professeur Fages, une saignée, la diète et le repos, déterminer, chez un sujet extrêmement faible, la solidification d'une tumeur anévrysmale (3). La compression, seule ou aidée des réfrigérants, a produit des résultats heureux entre les mains de Guattani, Foubert, Cagnion (4), Dubois, Albert, Viricel, etc. Ce moyen thérapeutique, que M. Cusack vient de préconiser récemment encore (5), nous semble mériter d'être au moins essayé avec soin avant d'en venir à la ligature du tronc artériel. En publiant que les succès de Guérin, à Bordeaux,

(1) Cliniq. chir., tom. III, p. 131.
(2) Leçons orales, tom. IV, p. 513.
(3) Bullet. médic. Bordeaux, tom. II, n° 102.
(4) Desault, Journ. chir., tom. II, p. 36.
(5) Ann. chir., tom. VIII, p. 373.

n'étaient pas dus seulement à la compression, Moulinié ne nous semble pas en avoir démontré l'inutilité. Appliquée convenablement, aidée du repos, du régime, des réfrigérants, la compression nous paraît susceptible de procurer bien des succès. Nous ne saurions donc partager le sentiment de l'habile professeur Velpeau, quand il écrit à ce propos : « La ligature est devenue si facile et si simple dans ces derniers temps, qu'il n'est réellement plus guère possible d'accorder aux autres moyens une grande valeur (1). » Nous rejetons d'autant plus cette opinion, que nous avons vu succomber, en peu de jours, un nègre à qui ce célèbre chirurgien lia l'artère fémorale, le 23 Septembre 1843, pour un anévrysme poplité. Harrison vient de préconiser de nouveau la compression de l'artère lésée entre la tumeur anévrysmale et le cœur, au moyen de compresseurs modifiés et appliqués alternativement sur plusieurs points du vaisseau, afin d'éviter la douleur, sans interrompre la suspension du cours sanguin qui doit amener l'obstruction de la poche anévrysmale ou la guérison.

Du reste, la compression et les autres moyens déjà mentionnés n'auraient pas été favorables, que nous tenterions, avant la ligature, l'application de l'*électropuncture*. Cette nouvelle ressource a réussi à MM. Pétrequin, Debout (2), Vial (3), Simonin (4), etc., quoique le docteur Caire ait relaté, au congrès de Gênes, deux faits où l'électropuncture a provoqué l'augmentation des anévrysmes (5). « J'ai établi,

(1) Médec. opérat., 2e édit., tom. II, p. 44.

(2) Bullet. thérap.; 1849, tom. II.

(3) *Ibidem*; 1849, tom. II, p. 514.

(4) Emploi de l'éther, etc.; 1849, tom. I, p. 272.

(5) Revue thérap. Midi, tom. I, p. 54.

dit M. Pétrequin (1), qu'il convenait d'implanter les aiguilles sur des points opposés pour se correspondre, et opposer une barrière au cours du sang; de les multiplier dans les anévrysmes volumineux, pour obtenir d'emblée un bon nombre de caillots qui offrissent une charpente suffisante pour le coagulum général, et de changer enfin plusieurs fois la direction des courants, afin de faire agir le fluide galvanique dans divers sens, de manière à produire une multitude de filaments étendus comme la trame d'un filet au milieu de la masse sanguine. » D'ailleurs, de semblables tentatives sont moins dangereuses et moins blâmables que la ligature des gros troncs du bassin, selon la méthode de Brasdor ou de Desault qui vient de déterminer la rupture mortelle d'un anévrysme de l'iliaire. Ces essais sont encore bien préférables à la ligature de l'aorte, que M. Sédillot ne désapprouve pas (2).

Lorsque les tumeurs vasculaires sont volumineuses, saillantes, et font des progrès menaçants pour la vie du sujet, il est possible de les détruire sans avoir recours à la ligature des grosses artères voisines. Au lieu de ces opérations fort dangereuses, et dont les effets sont si incertains, vu le grand nombre de vaisseaux qui alimentent les fongus hématodes, on peut mettre en usage *la double ligature en bourse*, qui a réussi dans une circonstance bien remarquable. Le nommé Fischer, âgé de 8 ans, portait, à la lèvre supérieure, un *nævus* artériel dont l'accroissement finit par lui donner le volume d'une grosse orange. Malgré l'acupuncture, les caustiques, le cautère actuel, le mal

---

(1) Bullet. thérap.; 1849, tom. II, p. 353.
(2) Méd. opérat., p. 183; 1839.

faisant des progrès menaçants pour la vie de cet enfant exténué par les pertes sanguines, M. Serre place d'abord autour de la base de la tumeur une ligature en ganse, d'après l'avis et en la présence de M. Gensoul de Lyon. Mais ce moyen ne réussissant pas, le chirurgien se décide à enlever le mal en divisant la lèvre supérieure et la joue dans l'intervalle de deux liens disposés en faufil, et serrés de manière à empêcher toute hémorrhagie par la tumeur elle-même ou par la plaie. Soit que les moyens déjà employés par M. Lallemand eussent modifié la structure de l'altération, soit que la position du mal fût favorable à l'application de ce procédé, la tumeur fut enlevée sans aucune perte de sang, et cet enfant guérit rapidement, toutefois avec une perte de la lèvre supérieure, ce qui ne l'empêche pas de jouir actuellement de la plus vigoureuse santé. Quoique cet ingénieux procédé de ligature soit avantageux dans un certain nombre de cas, nous ne croyons pas toutefois qu'il fût applicable chez un homme qui portait, à l'épaule gauche, une tumeur égalant le volume de la tête, à base large, à racines profondes et fournies de très-gros et très-nombreux vaisseaux. Aussi le même chirurgien refusa-t-il d'opérer le sujet, qui sortit de l'Hôtel-Dieu St-Éloi le 20 Septembre 1834. Mais, en des circonstances analogues à la précédente, il préviendrait le triste résultat de l'extirpation qui fit périr un enfant entre les mains de Wardrop, par suite de la section d'une artère aussi grosse que la carotide, et développée dans l'altération fongueuse. Lloyd prétend avoir guéri des individus atteints de fongus vasculaires, en injectant dans ces tumeurs de l'acide nitrique : il est à désirer que ces résultats soient confirmés par de nouveaux succès, quoique ceux signalés par les professeurs Delpech et A. Bérard leur donnent déjà une grande valeur (1). De semblables moyens sont sans contredit bien préférables à l'amputation des membres, ou à la résection de la mâchoire inférieure, plusieurs fois pratiquées pour cette lésion des os.

Guérison de la cataracte sans opération. — Quoiqu'en tous les temps on ait proposé de guérir la cataracte sans le secours des opérations généralement employées, Scarpa refusait sans doute, comme presque tous les praticiens, de croire à la possibilité de pareils succès, puisqu'il commence ses conseils sur le traitement de cette maladie par l'appréciation des méthodes opératoires (2). Cependant il nous paraît incontestable qu'en bien des cas, la lésion de l'appareil cristallinien a été dissipée sans l'introduction d'instruments dans le globe oculaire. Il faut d'abord se rappeler que l'opacité de la capsule constitue une cataracte comme celle du cristallin lui-même.

D'après les résultats bien constatés, les praticiens reconnaissent à cet égard la possibilité d'effacer la cataracte capsulaire provenant d'une inflammation aiguë ou chronique, spontanée ou traumatique. Selon la remarque de M. Sichel (3), les antiphlogistiques locaux et généraux, les révulsifs et les dérivatifs, ont procuré, en ces cas, des succès incontestables. Jean Janin rapporte deux faits de guérison de la cataracte ou opacité de la capsule, à l'aide des révulsifs et des dérivatifs. « Quant à la cataracte secondaire causée par l'opacité de la cristalloïde, dit-il (4),

---

(1) Diction. en 30 vol., art. *mâchoires*, p. 428.
(2) Trait. mal. yeux, tom. II, p. 28.
(3) Bull. thérap., tom. XXXV, p. 114.
(4) Mém. obs. œil; 1772, p. 254.

il est prudent d'attendre que le temps et l'usage des remèdes dissipent son opacité, avant d'en venir à une seconde opération. » Tel est encore l'avis de Gondret et de M. Desmarres, qui ajoute, touchant la disparition spontanée de certaines cataractes lenticulaires : « Ne peut-on pas admettre aussi que la cristalloïde se déchire par les seuls efforts du ramollissement de la lentille ? Dans ce cas, le cristallin, soumis à l'action de l'humeur aqueuse, s'est résorbé (1). » Nous pouvons ajouter à cette opinion des faits propres à l'appuyer et à l'expliquer.

En 1840, un malade de l'Hôtel-Dieu de Lyon portait une cataracte laiteuse, compliquée d'adhérences de la capsule à l'iris. M. Pétrequin fait des onctions sur les paupières avec la pommade belladonée. Le lendemain, au grand étonnement de l'observateur, les chambres de l'œil sont remplies des débris du cristallin, comme après l'opération du broiement. En ce cas, reproduit sur un autre malade du même hôpital, la dilatation de l'iris, provoquée par la belladone, avait déchiré la capsule ramollie, et amené la diffusion de la lentille, dont l'absorption ultérieure produisit la guérison. De tels résultats me semblent ouvrir une voie nouvelle pour guérir la cataracte sans opération sanglante. Si l'on pouvait parvenir à déchirer la capsule, le cristallin mou ou diffluent serait soumis à la résorption dans les humeurs de l'œil. Quand des adhérences existent entre la cristalloïde et l'iris, on doit essayer un pareil moyen, qui ne contrarie en rien l'opération si elle devient ultérieurement nécessaire. Dans les cas de cataracte laiteuse ou molle, serait-il possible de provoquer les adhérences dont il s'agit ?

---

(1) Trait. mal. yeux ; 1847, p. 542.

Comme Marc-Antoine Petit (1), Werneck (2) et beaucoup d'autres praticiens, le docteur Desmarres reconnaît des cataractes dépendant d'affections morbides. « J'ai vu une cataracte vérolique, dit Guérin, se guérir par l'usage bien administré du mercure. M. Mareschal, membre de notre compagnie, m'a rapporté un fait semblable (3). » Le cristallin, devenu opaque par congélation ou maladie, reprendrait sa transparence sous l'influence de l'eau tiède. Ce phénomène bien compris, ajoute M. Rognetta, pourrait conduire aux véritables moyens d'empêcher les progrès de la cataracte cristalline, et même la guérir, au début surtout, par des applications chaudes sur les yeux. Mes expériences à cet égard ne m'ont point confirmé ces résultats. En outre, des applications chaudes et émollientes, chez une femme âgée de 75 ans et atteinte d'une double cataracte, ont déterminé une ophthalmie tarsienne, sans amener une modification dans l'opacité des cristallins; j'ai donc renoncé à ces essais.

A la faveur de vésicatoires ou de la cautérisation sur le sinciput avec la pommade ammoniacale, Gondret est parvenu à rétablir la transparence du cristallin devenu d'un blanc très-opaque (4), de deux cataractes complètement formées : nous citons ces faits parce qu'ils présentent tous les caractères de la véracité. Il n'en est pas de même de ceux publiés par M. Delattier-Delaroche (5), qui, du reste, a soin de cacher les moyens de ses prétendus succès. Le

(1) Obs. cliniq., p. 64.

(2) Sichel, ophthalm., p. 422.

(3) Boyer, mal. chir., 5e édit., tom. II, p. 1113.

(4) Cons. feu. épisp.; 2e édit.; 1819, p. 26, 27.

(5) Mém. catar., etc.; 1833, 2e édit.

docteur Luzzato a fait connaître l'histoire d'un vieillard qu'on avait voulu opérer de la cataracte qu'il portait à un seul œil; s'y étant refusé, cet homme fut saisi, quelque temps après, d'une inflammation violente de l'œil cataracté. Les moyens mis en usage pour combattre cette ophthalmie dissipèrent en même temps l'opacité du cristallin (1). Dans son rapport sur un mémoire de M. Valentin, Percy dit : « Un de nous a vu la brûlure sincipitale guérir quelques cécités, et même dissiper des cataractes commençantes; et, pendant un séjour qu'il a fait avec l'armée française à Ulm et à Schœndorff, où Scultet habitait ordinairement, il a entendu raconter les succès de ce praticien (2). »

Toutefois la pratique de Gondret, peu imitée, a été récemment remise en honneur par le professeur Pugliatti, de Messine (3). Ce médecin assure d'abord que les acides minéraux placés autour de l'orbite déterminent l'opacité du cristallin sur le cadavre. Après avoir constaté l'action indirecte de ces liquides sur la lentille oculaire, le professeur de Sicile a disposé sur l'angle externe de l'orbite de petites compresses trempées dans l'ammoniaque liquide, et couvertes d'un verre de montre, de manière à y produire la vésication, l'escarre, et un exutoire entretenu et renouvelé jusqu'à la guérison. Sous l'influence de ces topiques, aidés de l'usage intérieur de l'iodure de potassium, ce praticien a vu, chez de nombreux malades dont il rapporte les observations détaillées, le cristallin opaque se ramollir, s'éclaircir ou se dissoudre. En admettant donc, suivant l'aveu de l'auteur lui-même, que cette méthode

---

(1) Encyclogr. médic.; 1836, p. 405.

(2) Mém. caut. act.; 1815, introd., p. 24.

(3) Encyclogr. méd.; Juin 1846, p. 188, etc.

thérapeutique échoue en bien des cas, il nous semble rationnel de la mettre en usage avant d'avoir recours à l'opération de la cataracte.

Désirant m'assurer de la véracité de l'auteur italien, j'ai commencé par répéter ses expériences sur le cadavre. Sur les paupières du cadavre d'un homme adulte, j'ai répandu de l'acide nitrique, sans toucher au globe oculaire déjà affaissé. Le lendemain, les yeux n'avaient éprouvé aucune altération à l'extérieur de la part de l'acide, mais les deux cristallins offraient une grande consistance, et le gauche présentait des couches blanches et opaques ; tandis que cette opacité se remarquait à la capsule de l'œil droit. A l'aide de l'acide sulfurique, j'ai reproduit la même expérience sur le cadavre d'une femme ; le surlendemain, les yeux étaient très-affaissés, mais sans autre altération extérieure : les deux cristallins étaient très-consistants, volumineux, blancs et complètement opaques. La même expérience a été faite sur le cadavre d'une femme adulte : l'un des cristallins se trouva entièrement opaque, blanc et dur ; l'autre offrait une opacité bornée aux lames postérieures, et sa consistance était légèrement augmentée. Ces faits prouvent déjà que des caustiques placés autour des paupières peuvent influencer le cristallin, de manière à le rendre opaque, blanc et dense. J'ai utilisé ces résultats pour faire exercer les élèves à l'opération de la cataracte. Désirant savoir comment se comportent les acides employés par rapport au cristallin, j'ai soumis les yeux de mouton à l'influence de l'acide sulfurique, dont la cornée était fort rapprochée. Cette membrane a été rendue blanche et opaque sans que le cristallin en ait éprouvé aucune modification. Il en a été de même quand la lentille seule s'est trouvée exposée pendant un jour à cette même influence ; sa transparence s'est conservée, à moins que l'acide n'eût agi immédiatement sur elle, cas où le cristallin prenait une opacité marquée et une teinte lactescente. Quelle que soit, du reste, la manière dont nous avons tenté de découvrir le mécanisme de cette action acide à distance sur la lentille oculaire, nous n'avons pu y parvenir ; car tous les tissus intermédiaires, entre les paupières du cadavre et l'œil, nous ont toujours paru intacts.

Poursuivant ces recherches sur les animaux vivants, nous avons obtenu les résultats dont nous donnons ici un simple aperçu. Dans l'un des amphithéâtres de la Faculté, nous avons répété sur quatre lapins les expériences déjà tentées sur le cadavre : le cristallin est devenu blanc et opaque, en partie ou en totalité, quand l'acide sulfurique avait porté sur les paupières, et est resté transparent si l'acide avait été placé sur l'œil seul, auquel cas la cornée avait perdu sa transparence sans l'interposition d'aucun liquide entre ses lames, pas plus qu'il n'en existait entre celles de la lentille devenue opaque. Cette remarque, jointe à des recherches anatomo-pathologiques, nous a démontré que, dans la plupart de ces cas au moins, la cornée, le cristallin ou sa capsule pouvaient perdre leur diaphanéité, sans l'infiltration d'aucune matière pathologique.

Tel était l'état de mes recherches touchant cette intéressante question, lorsque j'eus occasion de les poursuivre chez l'homme vivant. Plusieurs personnes se présentèrent à moi avec une double cataracte ; je leur proposai de les guérir sans instruments, elles acceptèrent ; mais bientôt, fatiguées d'un traitement qui n'allait pas à leur impatience de guérir, elles abandonnèrent tous les moyens déjà employés. Toutefois un malade a conservé la patience nécessaire au succès de telles entreprises, et n'a eu qu'à s'en applaudir. Cet homme, robuste, âgé de 56 ans, imprimeur, est issu d'un père atteint d'une cataracte ; il jouissait lui-même d'une excellente vue, quand, depuis plusieurs années, il sentait cette fonction s'affaiblir de plus en plus. Lorsque j'examinai ses yeux, au mois de Décembre dernier, je constatai une teinte d'un noir verdâtre, placée derrière les pupilles mobiles, bordée d'un cercle foncé et projeté par l'iris, sans douleur de tête, sans autre lésion de la vision qu'une diminution notable de cette fonction. L'existence d'une double cataracte cristalline m'étant démontrée chez cet homme, j'eus occasion de me rendre compte de l'état des lentilles oculaires par l'examen des yeux d'un cadavre de vieillard récemment apporté dans nos salles de dissection. La couleur et l'aspect du champ pupillaire ressemblaient parfaitement à ceux que je venais d'observer sur le malade. La dissection des yeux du cadavre me montra que cette teinte verdâtre et peu transparente dépendait de la couleur ambrée des lentilles, qui éprouvent souvent une pareille modification par l'influence de l'âge (1). En outre, Mackensie a publié que la couleur de glaucôme n'a d'autre siége que le cristallin, et que ce n'est que par une sorte d'illusion d'optique qu'on la rapporte au fond de l'œil. Par des expériences directes, lorsque la lentille devient jaune par le progrès de l'âge, elle donne un reflet vert au fond de l'œil (2).

Ce n'est pas, du reste, sur ce point seulement que les notions généralement acceptées sont contredites par l'examen direct des faits. On admet communément que la

---

(1) Sichel, ouv. cité, p. 512.

(2) Rognetta, cours ophthalm., p. 339 ; 1844.

cataracte capsulaire présente une teinte blanchâtre, nacrée et stelliforme; que l'opacité de la lentille offre une couleur uniforme, le plus souvent grisâtre. J'eus occasion de me convaincre du peu de fondement de ces assertions, au moins pour un certain nombre de cas. Le 21 Octobre 1844, j'ouvris l'œil droit du cadavre d'un militaire, âgé de 26 ans, mort à l'hôpital St-Éloi, d'une endocardite, avec engorgement du foie et ictère général. Indépendamment de la couleur jaune de tous les organes, je remarquai une cataracte commençante qui, par sa teinte nacrée et striée, me parut membraneuse. Cependant l'examen attentif des humeurs de l'œil et du cristallin me montra que cette opacité résidait dans ce corps lui-même, presque diffluent, mêlé de flocons blanchâtres et anguleux. La cristalloïde me parut intacte, mais ramollie. Il n'existait aucun capillaire sensible.

D'après les recherches cadavériques, les expériences des auteurs, les symptômes observés chez le malade qui nous occupe, il ne peut être douteux qu'il ne soit affligé d'une cataracte lenticulaire. J'ai commencé son traitement par l'application de deux petits vésicatoires, avec l'ammoniaque liquide, près de l'angle temporal de l'orbite, et j'ai renouvelé plusieurs fois ce topique, où la suppuration était entretenue à l'aide du papier Leperdriel. En même temps j'ordonnai l'usage d'un purgatif, deux fois par mois, avec les pilules d'Anderson. Tels furent les seuls moyens auxquels j'ai soumis cet homme pendant deux mois. Alors la vue était bien moins pénible; les objets étaient bien plus nets, les champs pupillaires avaient recouvré en grande partie leur couleur normale. Enfin, il me disait récemment que maintenant il distingue très-bien le guidon d'un fusil de chasse, ce qu'il ne pouvait pas faire auparavant.

Un tel changement est bien fait pour encourager le sujet à poursuivre ce traitement jusqu'à parfaite guérison. Toutefois la *Revue thérapeutique du Midi*, publiée par M. le professeur Fuster, m'ayant appris qu'en Suisse, le docteur Rau obtient actuellement de nombreux succès sans instruments tranchants, que la cataracte soit cristalline ou capsulaire, je me suis empressé d'associer, aux moyens employés chez mon malade, les pilules avec l'iode, et les frictions mercurielles sur les paupières, recommandées par le praticien de Berne (1). Le fait consigné dans la présente note, quoique incomplet, est assez remarquable cependant pour le joindre à ceux déjà connus, et qui enseignent la possibilité de guérir bien des cataractes sans l'emploi des opérations les plus vantées. Je viens, du reste, de soumettre plusieurs autres personnes à ce traitement médical, qui a, en outre, l'avantage d'arrêter ou de retarder les progrès de la maladie.

Pupilles artificielles. — Le 14 Août 1838, le professeur Serre a opéré trois malades atteints d'opacité complète de la cornée ou d'occlusion de la pupille.

L'un d'eux est un jeune homme âgé de 28 ans, nommé Richard, entré le 12 Juillet à l'hôpital, et ayant perdu la vue à la suite d'un coup par explosion d'une mine à laquelle il travaillait. Il y a déjà huit mois que l'accident a eu lieu : les yeux, et l'œil droit surtout qui a été opéré, sont atteints de constriction complète de l'iris adhérant en partie à la face postérieure de la cornée altérée en plusieurs points, et autour de laquelle la conjonctive est encore parsemée de grains de poudre. La pupille est

---

(1) Rev. thérap. Midi; 1850, p. 93.

pratiquée à la partie supérieure de l'iris, par décollement et excision, au moyen du crochet de Beer ou de Smith, et de petits ciseaux courbes agissant après l'incision étroite de la cornée par le couteau quadrilateur d'Yègre. La pupille produit ainsi deux lignes transversalement et une ligne de haut : peu de sang est sorti, et assez d'humeur aqueuse ; le malade a peu souffert.

J'examinai si les malades n'avaient pas envie de vomir, puisque l'on attribue à la lésion de l'iris les vomissements qui surviennent après l'opération de la cataracte par abaissement. Ce malade eut des vomituritions dans la nuit ; il a peu souffert.

Le second malade est nommé Chaussé, âgé de 70 ans, ayant la cornée opaque et la pupille gauche oblitérée depuis deux ans. Il entre à l'hôpital le 26 Juillet, et, après quelques jours de préparation, il est opéré le même jour et de la même manière que le sujet précédent. Les douleurs sont peu vives. La pupille est pratiquée au haut de l'iris. La nuit suivante est bonne, et le malade n'éprouve pas d'envies de vomir. Peu de jours après, il distingue la lumière et même les personnes.

Le troisième opéré est une fille âgée de 28 ans environ, ayant l'œil gauche grisâtre au fond, la pupille assez large et permettant la vision, à un degré faible cependant ; l'œil droit ayant la cornée opaque au centre, l'iris fortement adhérent à la face postérieure de cette dernière. Opérée le même jour et de la même manière que les malades précédents, cette fille éprouve des nausées et des vomissements pendant les dix jours qui suivent l'opération ; les douleurs sont vives ; il y a de la fièvre. On pratique une saignée du bras ; le régime est maintenu sévère ; mais les accidents se calment ; et aujourd'hui, 30 Août, la pupille, située au haut de l'iris, s'est rétrécie, et a seulement une ligne environ de diamètre, tandis qu'elle avait près de trois lignes au moment de l'opération. Ce rétrécissement, du reste, s'observe chez les deux autres malades. Cette fille distingue le jour et même certains objets. L'œil n'a rien perdu de ses formes normales.

10 Septembre 1838. Aucun de ces trois malades n'a recouvré assez de vue pour pouvoir se conduire : le premier est sorti ayant une pupille d'une demi-ligne de large, et distinguant seulement la lumière de l'obscurité ; le second n'offre pas de pupille, et seulement la plaie par où l'aiguille a pénétré; la femme a une pupille de deux lignes de largeur et une ligne de hauteur, noire comme celle des autres, mais ne voyant pas mieux que les deux précédents.

L'opération de la pupille artificielle a paru indiquée, chez l'un de ces malades, par une occlusion de l'iris, suite d'une lésion traumatique ; chez l'autre, par une adhérence de l'iris à la cornée ; enfin, chez le troisième, par une opacité centrale de la cornée. Ces désordres anatomo-pathologiques ne sont pas les seuls qui ont paru réclamer l'opération pratiquée d'abord par Cheselden ; mais il ne s'agit pas ici de les énumérer. Si nous avions, en outre, à débattre les avantages et les inconvénients des méthodes et des procédés sans nombre proposés pour la pupille artificielle, notre tâche serait trop longue et trop éloignée de l'esprit de ces réflexions cliniques. Disons que les méthodes de l'incision, du décollement, de l'excision et de l'enclavement, peuvent être appliquées suivant les cas, et que le procédé de Beer, qui fut ici mis en usage, offre, en effet, le plus de chances favorables. On comprend, du reste, que Scarpa ait abandonné le décollement dont il était l'inventeur, et que Beer semble, de nos jours, vouloir réhabiliter. En donnant des éloges à la double incision en V du professeur Maunoir, de Genève, Scarpa nous semble ne pas accorder à l'excision tout le mérite dont elle est digne.

Aucun accident n'a suivi immédiatement les manœuvres nécessaires au procédé de Beer, mais des vomissements opiniâtres se sont montrés chez le troisième opéré. Ces phénomènes semblent venir à l'appui des relations nerveuses, ou mieux sympathiques, dévoilées par l'observation, entre l'œil, et surtout l'iris et l'estomac. Aucun accident ultérieur ne s'est développé, et cependant aucun des trois opérés n'a retiré du remède les avantages que tant d'auteurs en promettent. Bien plus, j'ai aidé le professeur Serre dans plusieurs opérations de cette espèce, en ville, et les résultats n'ont pas été meilleurs. Serait-ce à une lésion profonde de l'œil qu'il faudrait rapporter ces insuccès ? Ce serait plausible pour notre premier malade chez qui l'éclat de la mine aurait bien pu atteindre le fond de l'organe ; mais cette explication ne serait pas soutenable pour les deux autres sujets, car la fille opérée distingua assez bien les objets peu de jours après. Le rétrécissement de la pupille nouvelle peut sans doute être la cause de ce résultat négatif chez nos deux premiers malades. Quant à la femme, elle offrait, à sa sortie de l'hôpital, une ouverture pupillaire suffisante pour suppléer la pupille nouvelle, et cependant la vue n'était pas meilleure en ce cas que chez les autres.

Il existe là des conditions inappréciées et qui rendent l'opération dont il s'agit si peu profitable. Les faits assez nombreux que j'ai pu observer me prouveraient pourquoi cette opération n'est pas généralement pratiquée dans les cas où elle pourrait l'être, à cause du peu de confiance dont elle paraît digne à la plupart des médecins. J'avoue qu'en la tentant moi-même j'en concevrais beaucoup moins d'espérances que les auteurs oculistes. Toutefois il me semble que l'on devrait, après l'iridotomie, employer l'extrait de belladone, soit en topiques, soit à l'intérieur, afin de maintenir écartées les lèvres de la plaie faite à l'iris jusqu'à la cicatrisation parfaite.

C'est, en effet, ce que j'ai eu naguère occasion de mettre en pratique sur un enfant de huit ans, qui, trois mois avant, avait eu l'œil gauche blessé par un éclat de verre. La cornée et l'iris ayant été intéressées, il était survenu une violente inflammation dont le résultat fut l'adhérence de l'iris à la cornée sur le point lésé, et celle de la pupille complètement fermée. Cet enfant, qui distinguait la lumière plusieurs semaines auparavant, ne la sentait plus lorsqu'il me fut amené. Après avoir combattu les restes de phlogose à la faveur des révulsifs et des dérivatifs, et avoir prévenu les parents du peu de chances de succès d'une semblable opération, du reste, peu dangereuse, aidé de MM. A. Lafosse et Larica, je procédai, le 19 Mars dernier, à la formation d'une pupille artificielle, à travers la cicatrice de la cornée, et à la manière de Beer. Un peu de sang s'épancha dans la chambre antérieure; l'enfant eut quelques vomissements pendant la nuit, souffrit peu de l'œil, n'eut pas de fièvre. L'inflammation fut combattue par des topiques froids sur les paupières, des révulsifs, le régime sévère, en même temps que, chaque jour, de la pommade avec l'extrait de belladone était placée autour de l'orbite.

Peu de jours après, de nouvelles réflexions me firent regretter de n'avoir pas tenté, sur ce jeune malade, un moyen de guérir les adhérences de l'iris même et de la pupille sans l'emploi de l'instrument. L'influence de la belladone sur la dilatation de la pupille, la déchirure de la cristalloïde adhérente à l'iris que j'avais vu se produire chez des malades affligés d'une cataracte diffluente, et à la faveur de cette solanée, me firent penser que l'on pouvait obtenir le rétablissement de la pupille normale par de simples applications réitérées de pommade belladonée sur les paupières. Aussi je m'empressai de mettre cette idée en pratique dans le cas suivant.

M. F. S., pharmacien, reçut, pendant son enfance, un coup de couteau qui blessa la cornée et l'iris de l'œil droit. L'inflammation intense détermina l'adhérence de cette dernière à la cornée, rétrécit considérablement la prunelle obstruée, du reste, par des flocons blanchâtres. La vue était perdue de ce côté depuis trente ans, et les plus célèbres chirurgiens de Paris, de Lyon et de Montpellier, avaient plusieurs fois déclaré cet état incurable. Espérant que la dilatation forcée de l'iris amènerait l'agrandissement de la pupille déjà presque effacée, je conseillai des applications journalières de pommade belladonée sur les paupières. En effet, dès le premier jour, l'élargissement de la prunelle survint et détermina la rupture de plusieurs adhérences, de sorte que M. S. distingua non-seulement la lumière, mais encore la main, les doigts et plusieurs objets. Toutefois le champ pupillaire étant obstrué par des produits plastiques, la vue ne pouvait être parfaitement rétablie à l'aide de ces topiques belladonés. Aussi je soumets cet habile pharmacien au traitement déjà signalé pour la guérison de la cataracte sans opérations. Quoi qu'il en soit, des résultats semblables plaident en faveur du traitement dont nous venons de parler, quand les adhérences de la pupille semblent indiquer l'emploi des procédés opératoires.

Utérotomie, pelviotomie, céphalotribsie, etc. — En présence de ces tristes opérations, qui tuent ordinairement le fœtus et la femme enceinte après l'avoir livrée à des manœuvres effrayantes, le médecin détourne ses yeux, et cherche si l'art ne trouverait pas des moyens moins terribles. Cette pensée nous a fréquemment occupé, et, d'après nos observations et nos méditations, nous avons fait, à ce sujet, plusieurs leçons à des élèves qui en ont profité pour leur dissertation inaugurale, composée sous notre direction. M. le docteur Clauzure a même publié, à cet égard, un mémoire où nos idées sont parfaitement exprimées, et auquel, par conséquent, nous n'hésiterons pas à faire de larges emprunts, tout en y joignant ce que l'expérience nous a appris ultérieurement. Afin d'éviter les désastreuses opérations locologiques dont nous parlons, nous croyons rationnel de substituer l'avortement ou l'accouchement prématuré artificiel. Les anciens ne balançaient pas à mettre en œuvre ces ressources thérapeutiques, malgré leurs principes religieux et moraux, aussi rigoureux que les nôtres (1). L'humanité répugnerait-elle à approuver des remèdes qui sauvent presque toujours la mère, et assez souvent même l'enfant, pour les livrer à une mort à peu près certaine lors des derniers temps de la gestation ? Il n'est douteux pour personne que l'opération césarienne, la symphyséotomie, la céphalotribsie, etc., sont ordinairement mortelles pour la mère et pour l'enfant : toutefois, comme nous prétendons prouver les avantages de l'avortement ou de l'accouchement prématuré artificiel *par des faits*, c'est à eux que nous allons d'abord avoir recours.

Parlons d'abord de la *symphyséotomie*. En supposant que l'on arrive du premier coup à la symphyse, qu'on la divise

(1) Bérard, doct. méd., p. 233.

sans des recherches pénibles, on peut rencontrer une ossification des articulations sacro-iliaques. En admettant l'absence de cette complication, on est obligé de tirer sur les membres pour écarter les os pubis, et procurer un agrandissement des diamètres trop étroits. Or, sait-on jusqu'où cette extension peut aller sans danger? « C'est le temps le plus dangereux de l'opération, dit le professeur Dugès (1); un écartement de plus de deux pouces au pubis, déchire inévitablement les symphyses sacro-iliaques : de là, viennent des claudications incurables, et même des abcès qui s'étendent au loin et causent souvent la mort. Sur 41 femmes ainsi opérées, 14 sont mortes, et 23 des enfants que ces opérations ont produits sont nés morts, par suite des violences auxquelles ils ont été exposés. »

D'après le relevé des faits authentiques, nous trouvons la moitié des femmes mortes et presque tous les enfants morts, car on n'a pas donné, il est vrai, de détails sur ces derniers; mais les résultats obtenus récemment ne permettent pas d'établir un parallèle plus avantageux, comme les professeurs Velpeau, Dugès, Gardien et la plupart des accoucheurs, en conviennent maintenant.

D'après les faits, voici le résultat que nous avons obtenu des faits d'opération césarienne, consignés dans les annales de la science.

Nombre d'opérations césariennes pratiquées			790
Idem	de mères sauvées		361
Idem	*Idem*	mortes	424
Idem	d'enfants sauvés		76
Idem	*Idem*	morts	37

(1) Manuel d'obstétrique, p. 327.

Il faut ajouter que les renseignements ont manqué sur l'état des enfants extraits au moyen de cette opération sanglante, mais que la proportion nous a paru, du reste, être ici celle que les faits récents nous ont fournie. Nous insistons d'ailleurs davantage sur le sort de la mère, parce qu'elle nous paraît constituer l'objet le plus important. Or, d'après le relevé dont nous venons de parler, *près des deux tiers* des femmes y succombent, alors qu'elle paraît bien indiquée; nous pouvons même ajouter que des accoucheurs très-distingués, Mme Lachapelle, MM. Dugès, Velpeau, etc., regardent ce résultat comme beaucoup trop favorable à l'opération césarienne. Aussi le premier de ces habiles praticiens ne craint pas d'avancer que cette cruelle opération ne doit être tentée qu'à la dernière extrémité, *et quand aucun autre moyen ne peut y suppléer*..... Il faut encore, dit-il, que l'enfant soit vivant pour qu'on ose l'entreprendre sans mériter le nom d'*homicide*.

Après un précepte si formel de la part d'une des plus grandes autorités sur la matière, nous ne croyons pas nécessaire d'insister sur les dangers de l'opération césarienne, ni sur la répugnance profonde qu'elle doit inspirer à tout médecin vraiment humain. C'est même le triste résultat obtenu par ces sanglants remèdes qui a porté beaucoup d'accoucheurs à tenter toute espèce de ressource pour s'en affranchir. Parmi ces ressources, on a surtout vanté et exécuté avec bonheur l'*accouchement prématuré artificiel*, qui a rencontré, surtout en France, des antagonistes d'un grand mérite.

Posons d'abord en principe, avec M. Dézeimeris (1), que

(1) Diction. en 30 vol., tom. I.

la plupart des accoucheurs qui se sont élevés contre cette opération n'avaient aucun fait devers eux. Baudelocque, qui s'est tant récrié contre elle, ne rapporte aucun fait tiré de sa pratique personnelle; Dugès ni Mme Lachapelle n'ont aucune observation propre, puisque, dans leurs ouvrages (1), on lit : « Je commence par déclarer que je n'ai jamais employé ni vu employer cette méthode. »

On a prétendu que l'accouchement provoqué exposait la mère, non-seulement aux hémorrhagies, aux convulsions, à la péritonite, mais encore aux ulcères, au squirrhe de l'utérus, etc. Mais heureusement l'expérience vient renverser tout cet échafaudage de dangers inventés par la théorie et par la partialité. D'après le relevé fait, en 1820, par Reisinger, sur les 74 faits connus alors, *tous, excepté un seul, avaient été heureux pour la mère*, et, dans ce seul cas malheureux, on a négligé de mesurer les diamètres du bassin, et la matrice s'était rupturée avant la délivrance ! Les observations ultérieures n'ont point infirmé un semblable résultat, beaucoup plus éloquent que tout ce que nous pourrions ajouter.

Voilà les résultats de cette opération tocologique contre laquelle des susceptibilités sans nombre se sont élevées, qui sauve presque constamment les femmes que l'opération césarienne ou la symphyséotomie eussent tuées, qui conserve même le plus grand nombre des enfants. Aussi les auteurs qui se sont récemment occupés de cette matière, ont démontré le peu de fondement des objections élevées contre l'accouchement prématuré. « En est-il de même pour la suite, chez les femmes accouchées par ce procédé,

(1) Mémoires pratiques sur les accouchem., tom. III, p. 438.

se demande le docteur Figueira (1); et ne sont-elles pas affectées de quelques maladies graves de l'utérus? Si nous analysons les faits, nous voyons plusieurs femmes qui, à des intervalles éloignés, ont subi deux ou trois fois l'accouchement prématuré artificiel sans plus de désavantage. » L'auteur démontre, par l'examen des faits connus, que les craintes inspirées à cet égard par des vues purement théoriques, sont entièrement chimériques.

Mais peut-on tenir le même langage quant à l'avortement artificiel employé dans les cas, bien entendu, où il est applicable, comme nous l'indiquerons plus loin? Afin d'arriver graduellement à cette démonstration, parlons d'abord de l'influence des *avortements spontanés*. On a été conduit à regarder cet accident comme beaucoup plus grave qu'il ne l'est effectivement, parce que l'on en a méconnu la fréquence, et alors on a porté le jugement sur un certain nombre de cas malheureux. Désormeaux, Velpeau, etc., ont constaté que l'avortement est d'autant plus commun que la grossesse est moins avancée, et que si Mme Lachapelle soutient l'opinion opposée, c'est parce que, sans doute, les femmes prennent, pour la réapparition des règles, les caillots sanguins et les môles rendus dans les premiers mois, au point que Mercatus est allé jusqu'à dire que la fausse couche est plus fréquente que l'accouchement à terme.

Nous avons observé plusieurs cas d'avortement aux premiers mois de la gestation, chez les primipares, et nous n'avons pas remarqué les accidents redoutables dont certains auteurs se complaisent à assombrir leurs obser-

---

(1) Étude de l'accouch. prémat. artif., p. 34.

vations. Bien plus, nous avons vu plusieurs jeunes femmes, et notamment Mme Aug..., avoir trois et quatre avortements successifs à plusieurs mois d'intervalle les uns des autres, et aucun accident n'en est résulté; elles sont devenues ensuite enceintes, et ont porté leur gestation à un terme parfaitement heureux. Ces cas se rencontrent spécialement chez les personnes dont la matrice est résistante de manière à gêner ou à empêcher le développement complet de l'organe jusqu'à la fin ordinaire de la grossesse.

Si d'autres avortements ont été beaucoup moins heureux, il faut en rapporter la cause aux maladies diverses dont on les regarde faussement comme l'origine. Les vices généraux de l'économie de la femme, les lésions chroniques, l'obésité, l'âge avancé ou trop précoce, les diverses altérations anciennes des organes génitaux, les tumeurs variées du vagin, de l'utérus ou de l'excavation pelvienne (Delpech), la claudication (Peu), la mollesse du col utérin (Burton), et plusieurs autres lésions générales ou locales, telles que l'implantation du placenta sur le col, amènent fréquemment l'expulsion précoce du produit de la fécondation. Or, en examinant successivement chacune de ces lésions, il n'en est aucune qui puisse être rationnellement regardée comme la cause de l'accident abortif.

Nous ne parlerons pas, en effet, de l'âge, des vices généraux de l'économie, de l'obésité, puisqu'ils sont indépendants de la gestation. Les lésions organiques elles-mêmes sont anciennes, et demandent d'ailleurs long-temps pour se développer, ce qui ne peut s'accorder avec l'état récent de la fécondation : elles sont donc antérieures à cet acte, et ne peuvent être le produit d'un accident qu'elles précèdent de plusieurs mois.

Toutefois l'état morbide de la mère n'est pas la source

la plus fréquente de l'avortement spontané : l'avortement est préparé le plus souvent, dit M. Velpeau (1), par une disposition particulière du produit de la conception. Tantôt ce sont les membranes, d'autres fois l'embryon, qui est altéré : ainsi nous avons vu, dans un produit de deux mois, une apoplexie placentaire. Toutes les fois que l'œuf est malade, l'organisme tend à l'expulser, et l'avortement en est, en quelque sorte, une suite nécessaire.

Si les *avortements criminels* sont fréquemment suivis de désordres graves, ou même funestes, nous devons rapporter en bonne partie les résultats aux moyens violents et traumatiques qui y sont employés. D'ailleurs, nous sommes loin de prétendre que l'avortement ne fasse courir aucun danger à la femme : nous soutenons, au contraire, qu'ils sont beaucoup moins grands et moins nombreux qu'on le dit généralement.

Il résulte, ce nous semble, de la manière la plus évidente, que le moyen dont nous proposons l'emploi est infiniment moins dangereux que l'opération césarienne, la symphyséotomie et la céphalotribsie, etc. Ne se sent-on pas révolté en voyant Galbiati exécuter en deux temps la section des deux pubis et des deux ischions, et l'application du forceps sur une jeune femme, morte un jour après, et pour un enfant mort (2) ! Cette conduite aurait-elle dû être proposée de nouveau par le professeur Capezzi, au dernier Congrès de Gênes ? « Cette barbare opération, dirons-nous avec le rédacteur d'un utile journal (3), ne mérite pas l'honneur d'une discussion sérieuse, et fut d'ailleurs presque

(1) Étud. de l'accouch. prémat. artif., p. 392-384.

(2) *Pelviotomia*. Napl., 1840, p. 257.

(3) Revue thérap. du midi, tom. I, p. 58; 1850.

unanimement proscrite par les membres du Congrès. » Nous pouvons, en outre, invoquer, à cet égard, l'autorité des accoucheurs les plus estimés : « L'*avortement*, selon le professeur Velpeau (1), qui se pratiquait fréquemment autrefois dans les Républiques grecques, avec lequel Aspasie était, dit-on, très-familière, qu'Aétius et Paul d'Égine conseillent, ne conviendrait, bien entendu, ne serait admissible que pour les cas d'étroitesse extrême du bassin, que lorsqu'il y a moins de deux pouces, par exemple, au détroit sacro-pubien. Ses dangers seraient évidemment moindres qu'on ne le dit. A deux mois, à trois mois, à quatre mois comme à cinq mois, on arriverait sans peine à l'œuf par le col, soit avec une sonde, soit même avec le doigt. La matrice se débarrasserait ensuite du produit, comme elle se débarrasse de caillots de sang, de fausses membranes, comme elle s'en débarrasse dans toute autre espèce de fausses couches. C'est l'abus, l'extension criminelle d'une pareille méthode, mais non son usage restreint et raisonné, qu'il faut craindre et blâmer. »

En présence des résultats désastreux des opérations sanglantes de l'obstétricie, nous ne pensons pas trouver la moindre opposition contre l'avortement artificiel auprès des praticiens consciencieux et instruits. Il n'est pas, en effet, d'homme réfléchi qui, ne voyant la *nécessité ultérieure de tuer presque toujours la mère et l'enfant* par l'opération césarienne, ou pelviotomie, ou la symphyséotomie, ne préfère un moyen capable de dissiper cet horrible pronostic en conservant la femme : cette ressource, c'est l'avortement artificiel. « Vous qui ne craignez pas d'ouvrir largement le

(1) Traité d'accouchements, tom. II, p. 403.

ventre et la matrice d'une mère, dit avec raison l'un de nos élèves et amis, le docteur Figueira, au sujet de l'accouchement prématuré artificiel, qui ne reculez pas devant la division de tant de parties délicates; vous qui coupez froidement la symphyse pubienne ou les os pubiens pour arracher un enfant le plus souvent mort, oserez-vous qualifier de crime et d'attentat l'opération que nous venons d'indiquer ? Y a-t-il quelque chose qui mérite ce nom ? etc. » D'ailleurs, ces idées cliniques passent déjà dans le domaine de l'art, sous l'influence de praticiens célèbres. Nous citerons à l'appui un fait remarquable dont nous avons été témoin. Le 30 Novembre 1847, se trouvait, à la *Clinique* de Paris, une femme, âgée de 30 ans, très-petite, rachitique, difforme, ayant le bassin fort étroit, et qui ne permit pas d'attendre le terme de l'accouchement dans une grossesse précédente. Alors, après avoir prévenu l'autorité civile, M. Cazeaux *pratiqua l'avortement*, qui eut un résultat heureux pour la mère. Maintenant, cette femme, vrai avorton, est enceinte de nouveau et depuis trois mois environ. M. le professeur P. Dubois constate, chez cette femme, 27 millimètres environ d'étendue pour le diamètre sacro-pubien, et se propose de provoquer une seconde fois l'avortement à l'aide de l'électricité, tandis que M. Cazeaux avait employé l'éponge préparée. Le 14 Décembre, le professeur applique les deux pôles d'une machine de Bonijols sur les côtés du fond de l'utérus et à travers les parois abdominales. La malade crie beaucoup, quoiqu'elle avoue ensuite avoir peu souffert. Elle accuse des douleurs hypogastriques pendant la nuit : du reste, son état est très-satisfaisant, et aucun phénomène d'avortement n'est remarqué.

Le 16 Décembre, les mêmes tentatives sont répétées ;

l'un des pôles électriques est placé sur le col de la matrice, et l'autre sur le fond et à travers les parois du ventre. Le même résultat a lieu, ainsi qu'à la suite d'une troisième séance faite le 18 suivant. Enfin, n'espérant pas arriver au but désiré à la faveur du galvanisme, le professeur P. Dubois décolle les membranes de l'œuf, le 8 Janvier 1848 : l'avortement s'effectue bientôt sans danger pour la mère, qui ne tarde pas à quitter l'hôpital.

A propos de ce cas d'*avortement provoqué*, le professeur P. Dubois nous énumère les procédés propres à cette ressource thérapeutique. La loi, dit-il dans sa clinique du 2 Décembre 1847, ne défend pas la provocation médicale et thérapeutique de l'avortement ou de l'accouchement prématuré artificiel, pas plus qu'elle n'a défendu les mutilations chirurgicales, la castration, etc., quoique elle punisse sévèrement ces actes faits dans un but criminel. Le professeur poursuit sa leçon en comparant l'avortement ou l'accouchement provoqué à la gastrotomie. En Angleterre, nous dit-il, presque toutes les femmes meurent de cette dernière opération, et, à Paris, on n'en sauve aucune. Il cite sept cas où il a perdu ses opérées : d'une autre part, presque tous les enfants meurent quand ils sont livrés aux hospices des enfants-trouvés, tandis qu'il a sauvé deux enfants en les faisant élever à part et à ses frais.

Après avoir montré que l'humanité, la raison et les lois de la thérapeutique s'accordent avec nos idées, et que la pratique justifie l'emploi des remèdes que nous signalons, nous devons exposer les indications particulières à l'avortement artificiel, signaler ensuite les moyens d'y parvenir sans dangers graves, enfin indiquer les précautions morales et légales qu'il conviendrait de mettre en usage. Et, d'abord, nous avons déjà dit que les cas où l'avortement artificiel serait applicable, sont ceux précisément où l'hystérotomie et la symphyséotomie ont été pratiquées. On regarde comme nécessitant ces tentatives sanglantes les cas où le plus petit diamètre du bassin a moins de *douze à quinze lignes*, *deux pouces et même trois pouces*; car chacun de ces cas ont été donnés, soit à l'opération césarienne (Lachapelle), à la céphalotribsie (Merrimann), à la symphyséotomie (Sigault). Or, ces rétrécissements pelviens peuvent avoir lieu en divers sens et dans bien de nombreux diamètres des détroits.

On peut ajouter encore les cas où une tumeur dure, ossiforme, incapable de se résoudre, rend la parturition normale complètement impossible.

On nous opposera sans doute la difficulté de constater les rétrécissements du bassin; l'on avouera, du moins, que ces difficultés sont les mêmes pour les opérations sanglantes que nous prétendons proscrire. D'un autre côté, on doit reconnaître que les limites du rétrécissement dans lesquelles l'avortement artificiel est indiqué sont assez larges pour ne pas craindre des erreurs bien graves sous ce rapport. Les bornes des angusties pelviennes sont entre *un pouce* et *trois pouces*, ce qui laisse un champ assez vaste au diagnostic. Après trois pouces, il est vrai, l'erreur serait encore possible; mais, au moyen du pelvimètre de Coutouly, ou l'intropelvimètre de Mme Lachapelle, il est facile généralement d'éviter une erreur de plus d'un demi-pouce, ce qui est bien suffisant en cette circonstance; car, à trois pouces et demi même, la parturition normale est impossible, même avec l'emploi du forceps.

Avant de passer au procédé opératoire, disons quelques mots sur les scrupules de certaines personnes timorées. Quelques médecins prétendent, en effet, que l'homme n'a jamais droit de vie ou de mort sur son semblable, quel que soit, du reste, son âge. Nous pourrions montrer, s'il en était besoin, que le législateur a rejeté cette assertion en bien des circonstances sociales. Pour le fœtus, la nécessité de son expulsion abortive nous semble parfois évidente; aussi nous pouvons tenir le langage du professeur Velpeau : « Pour moi, j'avoue qu'il m'est impossible de mettre en balance la vie précaire d'un fœtus de trois, quatre, cinq ou six mois, d'un être qui, jusque-là, diffère à peine de la plante, qui ne tient encore par aucun lien au monde extérieur, avec celle d'une femme adulte que mille rapports sociaux nous engagent à conserver; en sorte que, dans le cas de resserrement extrême, s'il était positivement démontré que l'accouchement à terme fût impossible, je n'hésiterais pas à conseiller l'avortement dès les premiers mois de la gestation. »

Tel est aussi le principe que nous venons de défendre : il nous paraît entièrement applicable aux cas où l'opération césarienne, la céphalotribsie ou la symphyséotomie ont été pratiquées déjà une fois sans amener la mort de la femme. Il serait barbare de faire courir à la mère de nouveau les chances d'opérations aussi meurtrières. Les procédés pour déterminer l'expulsion de l'embryon sont ceux indiqués déjà par le professeur Velpeau : l'introduction méthodique d'une sonde mousse dans le col utérin et sur les membranes dont la déchirure amènerait inévitablement l'expulsion prompte du produit de la conception. Ce procédé ne ferait courir aucun risque à la femme, qui n'en recevrait aucune lésion traumatique, comme dans les cas où des mains criminelles et inhabiles portent, sur le système utérin, des instruments aigus, violents et mal assurés. Récemment, l'expulsion du fœtus a été heureusement déterminée à l'aide de l'ergot de seigle (1).

Une dernière question nous reste à résoudre : c'est celle de la moralité et des abus. Quoique nous soyons bien éloigné de suspecter la moralité des médecins dont les études longues et pénibles ont reçu l'approbation des savantes Facultés de l'Europe ; et qu'en cela le législateur puisse fonder une distinction honorable d'avec les personnes légalement étrangères à l'art médical ; néanmoins, nous croyons nécessaire que l'accouchement ou l'avortement artificiel ne soient pratiqués qu'après l'avis de plusieurs confrères appelés en consultation, et en leur présence. Cette condition détruit complètement toutes les susceptibilités morales et législatives. Aussi, nous pouvons terminer ce travail délicat par les paroles tracées par Marc : « Lorsque les cas de cette nature se présentent, le médecin le mieux assuré de sa réputation ne doit rien entreprendre sans avoir recueilli les avis de plusieurs de ses confrères les plus éclairés. En se conduisant ainsi, il se met à l'abri de tout reproche ; et, quel que soit le résultat de l'avortement provoqué, celui-ci ne pourra jamais être considéré comme un délit, et encore moins comme un crime (2). »

A part la taille et la lithotritie que nous étudierons en dernier lieu, nous venons d'examiner les principales opérations chirurgicales et les moyens capables de les suppléer dans un grand nombre de cas. Nous aurions encore beaucoup d'autres questions à apprécier si nous voulions épuiser le vaste sujet que nous venons d'effleurer. La *fissure à l'anus* est traitée, par M. Gerdy, à l'aide de lavements fré-

(1) Rev. méd. chir. ; 1847, tom. II, p. 357.

(2) Diction. en 30 vol., art. *avortement*. Méd. lég.

quents, et aussi avantageusement qu'au moyen d'une incision directe ou sous-cutanée, vantée par Boyer, Blandin, Anderson (1). Aussi avons-nous conseillé le traitement du professeur Gerdy à plusieurs malades, et notamment à un Anglais qui nous fut amené par un élève en médecine, au mois de Septembre dernier. Les *rétrécissements de l'urètre* sont bien mieux traités par la dilatation qu'à la faveur des scarifications et la cautérisation. Quand je considère que presque toujours le traitement mécanique de ces lésions est seulement palliatif, je comprends comment des malades instruits ont tant de répugnance pour les ressources chirurgicales en pareilles circonstances. Je conçois comment M. le docteur Cazenave de Bordeaux a récemment conseillé de leur substituer les émollients en beaucoup de cas. L'inflammation est la cause ordinaire et l'accident fréquent des rétrécissements de l'urètre soumis à l'action des instruments. « Donc, ajoute M. Vidal (2), les antiphlogistiques devront être toujours là pour fonctionner à la moindre indication. Il arrivera plus d'une fois, si l'on sait les manier, qu'ils rendront inutiles les opérations. »

Chez plusieurs militaires traités à l'hôpital St-Éloi pour de violentes blennorrhagies, j'ai fait disparaître la dysurie ou la strangurie, à l'aide des bains généraux, des lavements narcotiques, des boissons émollientes et du repos. Un pareil résultat a été rapidement obtenu chez des personnes tourmentées de rétention d'urine sous l'influence d'excès de boissons alcooliques. En pareilles ciconstances, on doit d'autant plus être réservé sur le *cathétérisme*, qu'il peut devenir aisément la cause de fausses routes et de la mort

---

(1) *The Lancet*; Septembre 1849, p. 291.

(2) Trait. path. extern., 1re édit., tom. V, p. 333.

du sujet, parce que les parois du canal de l'urètre, enflammées ou fluxionnées, ont perdu de leur résistance ordinaire. Nous avons pu nous convaincre de cette triste vérité, le 6 Juillet 1838, chez le nommé Chapelon, âgé de 28 ans, robuste, qui, en 36 heures, fut victime d'une semblable opération. L'autopsie nous montra la vessie pleine de sang, provenant d'une perforation à travers la portion membraneuse et le col vésical.

A la faveur des frictions narcotiques sur le périnée et les cuisses, des bains de siége, lavements, etc., j'ai plusieurs fois dissipé la strangurie dont est tourmenté M. le docteur X....., par suite d'un rétrécissement organique compliqué de spasmes violents. Trois personnes en proie à des rétrécissements infranchissables, virent leur rétention d'urine céder aux lavements avec une infusion de tabac, alors que la saignée, les bains, le muriate de fer, avaient été employés inutilement par Earles (1) ! Que le praticien soit donc moins pressé, qu'on ne l'est généralement, de recourir au cathétérisme. En employant auparavant les émollients et les narcotiques, il le rendra souvent inutile ou beaucoup plus aisé, et plus efficace dans un grand nombre de cas. Si l'urine reprend son cours habituel et satisfaisant à l'aide des moyens dont nous parlons, différez l'emploi des sondes, surtout chez les sujets très-irritables. Je connais bien des personnes qui, grâce à ces simples ressources, continuent à jouir d'une excellente santé depuis plus de dix ans que j'ai constaté chez elles l'existence de rétrécissements étroits de l'urètre. Quand la rétention d'urine dépend d'une affection cérébrale, Van-den-Broeck l'a plusieurs fois dis-

(1) Mercier, rétent. d'urin, p. 293.

sipée à l'aide de larges ventouses placées sur la face interne et supérieure des cuisses. Je regrette de n'avoir pas connu ce moyen quand je fus appelé à donner des soins à M. X....., atteint d'aliénation mentale, cause de la rétention à laquelle il était ordinairement en proie, puisque le canal de l'urètre se trouvait parfaitement libre.

Décidé à traiter ces rétrécissements de l'urètre par les moyens mécaniques, nous n'hésiterions pas à recourir à la dilatation. Rejetant le procédé ancien et qui consiste à laisser une sonde à demeure, nous préférons le procédé préconisé surtout par M. Civiale, c'est-à-dire la dilatation momentanée. Si le sujet est peu irritable et toutes les conditions favorables, nous mettrions en œuvre la dilatation mécanique, à la manière de M. Perève, toutefois en substituant, aux instruments métalliques, une simple sonde en caoutchouc vulcanisé, nullement fendue comme le veut Dobsen, et dilatée par un mandrin conique lentement introduit.

Nous ne sommes pas disposé à recourir aux urétrotomes dont nous avons vu les plus tristes effets. L'incision multiple des valvules du col vésical, quoique étant moins incertaine et moins dangereuse que celle du reste de l'urètre, ne nous paraît pas aussi innocente ni aussi simple que M. Mercier l'assure (1). La cautérisation nous inspire fort peu de confiance, et nous semble bien appréciée par le professeur Roux, lorsqu'il écrit : « Cette méthode, qui n'a jamais compté parmi nous que très-peu de partisans, n'est guère plus préconisée maintenant en Angleterre

---

(1) Obs. trait. valv. vessie; 1847.

qu'elle ne l'est en France (1). » Telle est aussi l'expression du sentiment des praticiens de nos jours. « Doit-on s'étonner, dit M. Perève (2), de la voir abandonnée aujourd'hui par le plus grand nombre de ceux qui en avaient été les zélés partisans? »

D'après les principes de la chirurgie conservatrice, nous varierions à l'infini les remèdes narcotiques et anesthésiques, plutôt que d'avoir recours à l'instrument tranchant contre les névralgies ; de même pour l'ongle incarné dont des procédés non douloureux et non sanglants finissent par triompher. Imbu des idées de Dupuytren et de beaucoup d'autres grands chirurgiens, nous avons plusieurs fois arraché l'ongle du gros orteil, notamment chez un jeune malade de l'hôpital St-Éloi. Mais nous avons pu reconnaître que, même en ces cas, nous aurions pu nous en abstenir ; car Mme R...., à qui nous l'avions proposé, a eu raison de le refuser, puisqu'elle a fini par guérir à l'aide de moyens non sanglants.

L'extirpation des *tumeurs cystiques* des paupières est le seul moyen d'en débarrasser les malades, selon Scarpa (3); tandis que le célèbre Boyer, etc., sont parvenus au même résultat en lavant fréquemment les paupières avec une solution d'ammoniaque, et les couvrant d'un emplâtre de savon et de diachylon gommé. Cependant plusieurs fois j'ai enlevé des kystes de ce genre, dont le volume et la consistance ne me paraissaient pas susceptibles de céder à d'autres remèdes. Ainsi, le 20 Décembre 1849, je fus obligé

---

(1) Relat. voy. Londres, 1814, p. 315.
(2) Trait. rétrécis. urèt., p. 133; 1847.
(3) Trait. mal. yeux, tom. I, p. 76.

de recourir à l'extirpation d'un kyste suppuré, à parois fibro-cartilagineuses et très-épaisses, développé dans la paupière supérieure du fils de M. V..... Il est difficile de concevoir des guérisons différentes pour des poches cornées comme celle que j'enlevai à la paupière inférieure gauche du fils de M. Briv., jardinier, et à la paupière supérieure d'un prêtre espagnol, etc. Mais il me paraît probable que les topiques indiqués par Boyer auraient réussi sur M. le docteur Roche à qui j'extirpai plusieurs petits kystes transparents à la lèvre inférieure.

J. Janin rapporte plusieurs cas d'*hydropisie du sac lacrymal* qu'il se disposait à opérer, lorsque la répugnance absolue des malades l'obligea d'instiller, dans l'angle interne des paupières, de l'eau camphrée qui, au bout de plusieurs semaines, amena la guérison complète d'une lésion ayant plusieurs années d'existence (1). Je suis parvenu au même résultat sur M. P....., horloger, qui, à la suite d'une altération vénérienne des os du nez, etc., fut atteint d'une tumeur lacrymale rebelle aux antisyphilitiques, à la dilatation du canal nasal, etc. : les topiques émollients, les révulsifs quand la tumeur rouge et douloureuse menaçait de se rompre, les collyres astringents, enfin les lotions avec l'eau de mer, ont amené une guérison inespérée, après plus d'une année de traitement. Mlle F..... était affligée d'une tumeur lacrymale que je fis céder à des topiques divers, à des injections astringentes et toniques, etc., au bout de plusieurs mois de soins journaliers. Le docteur Paris guérit, à l'aide des seuls anti-

---

(1) Mém. obs. œil; 1772; p. 312.

phlogistiques, deux individus portant l'un une tumeur, l'autre une fistule lacrymales (1).

Renouvelant des essais déjà anciens, M. Malgaigne a récemment proposé *d'exciser les taies de la cornée*. Cette opération, dont Scarpa avait judicieusement montré l'inefficacité et les dangers (2), est suppléée souvent avec avantage par la cautérisation fréquente avec le nitrate d'argent, ou bien par l'instillation de laudanum entre les paupières. Ainsi, soit à St-Éloi, soit en ville, nous avons traité de cette manière plusieurs jeunes malades qui ont éprouvé une grande amélioration ou même une guérison complète. Le professeur Chelius conseilla à un officier en retraite, affligé d'une opacité presque complète de la cornée droite, l'application d'une pommade avec l'iodure de potassium à l'angle externe des paupières. Employé pendant une année, ce moyen a déterminé une amélioration assez notable pour que la vue soit rendue à cet œil. Cette conduite thérapeutique nous paraît préférable à l'abrasion de la cornée, que dernièrement M. Marcacci a mise en usage avec peu de succès (3).

On sait combien sont dangereuses les opérations sanglantes pratiquées dans l'*orbite* pour détruire les *tumeurs* diverses qui s'y développent souvent. En conséquence, nous n'hésiterions pas à substituer aux incisions et à l'extirpation, l'acupuncture et le broiement qui ont réussi à M. Velpeau contre les masses veineuses et profondes de cette cavité (4).

(1) Méd. milit., tom. XIV, p. 259; 1824.
(2) Trait. mal. yeux, tom. I, p. 237.
(3) Annal. oculist.; Juillet 1840.
(4) Diction. en 30 vol., art. *orbite*, p. 313.

Sam. Sommerville et Mac-Farlanne vantent l'administration de l'ergot de seigle pour faire expulser des *polypes utérins* qui provoquent des hémorrhagies considérables (1). On conçoit la possibilité de tels résultats, surtout pour les productions fibrineuses qui, comme j'ai pu le constater (2), sont l'origine de beaucoup de polypes de la matrice. M. Guersent vient de faire connaître un cas remarquable d'énucléation presque spontanée d'un corps fibreux causant de graves accidents, à la faveur de l'ergot de seigle, aidé ensuite de tractions légères (3).

Quoique peu grave ordinairement, l'opération communément employée contre l'*hydrocèle* a cependant parfois amené de graves accidents sous nos yeux et en bien d'autres cas. Il serait donc désirable de voir se confirmer les succès obtenus par des applications de muriate d'ammoniaque (Grœfe), de vésicatoires qui ne m'ont pas réussi sur un malade, de fomentations alcooliques employées par M. Pleindoux (4). L'usage facile et innocent de ces topiques doit engager les praticiens à y recourir d'abord, chez les personnes pusillanimes ou celles dont l'hydrocèle a succédé à un rétrécissement de l'urètre, et que E. Home a vu plusieurs fois disparaître en même temps que la coarctation urétrale (5).

Les *déplacements* de la matrice, si fréquents et si opiniâtres, ont porté Dieffembach, Cuissard, Leloutre (6),

---

(1) Ann. chir., tom. III, p. 502; 1842.
(2) Revue médic. chir.; 1849, tom. V, p. 345.
(3) Union médicale; 1849, p. 560.
(4) Bullet. thérap., tom. XXX, p. 312.
(5) Perève, rétréc. urèt., p. 196; 1847.
(6) Thès. Montpel. 1844, nº 1.

etc., à recourir à l'excision de la muqueuse du vagin, afin de déterminer le rétrécissement de ce canal et la rétention de la matrice au-dessus. Après Dieffembach, M. Vidal n'a pas hésité à tenter l'oblitération de la vulve pour remédier à cette infirmité que les pessaires ou les éponges pallient difficilement. J'ai aussi proposé de raccourcir les ligaments ronds à la faveur de l'ouverture du canal inguinal (1). Il est donc fort à souhaiter que de nouvelles et diverses observations viennent confirmer les espérances de M. Fleury, qui assure avoir guéri plusieurs femmes ainsi lésées, à l'aide de simples douches ou injections froides (2).

La *chute du rectum* est combattue tous les jours par l'excision des plis de l'anus, et d'autres opérations que nous avons vu mettre en usage, rarement avec succès. Lorsque cette espèce de hernie est chronique, considérable et rebelle à la réduction, Sabatier, etc., conseillent d'en faire l'ablation. On sait la disposition des membranes de cet intestin et surtout du péritoine qui doit être largement incisé dans cette résection; on ne peut donc pas préférer un si grave remède à d'autres bien opposés. Nous nous rappellerons toujours l'histoire d'un officier qui vint à l'Hôtel-Dieu St-Éloi, en 1847, pour s'y faire traiter d'une chute du rectum qui n'avait pu être réduite par plusieurs praticiens. La tumeur pendait rouge et humide comme un énorme avant-bras; le taxis, les bains, les topiques divers, sont de nouveau tentés sans succès. Désespérant d'être plus heureux, M. Serre me prie de peindre cette lésion la veille du jour où il se décidait à pratiquer l'ablation de toute cette masse. Un laxatif est ordonné; le jour de l'opé-

(1) Bull. Acad. méd., tom. VI, p. 223; 1840.
(2) Union médic; 1849, p. 145.

ration arrive; mais le chirurgien en chef ne trouve plus de prolapsus : le rectum était rentré !

« Ordinairement le prolapsus des adultes est très-ancien, dit M. Vidal (1) ; il vient de l'enfance, ou bien il se trouve lié à un état de faiblesse générale, à une décrépitude prématurée : alors rien ne réussit, pas plus l'excision que la cautérisation. Il faut rendre le ressort à toute l'économie pour que le relâchement de l'anus cesse. Or, rien de plus difficile que de parvenir à un aussi heureux résultat ; et l'on comprend que, pour l'obtenir, l'hygiène est ici plus puissante que la médecine opératoire. » A ce sujet, l'auteur cite l'observation d'un Anglais, en proie à une profonde adynamie, et qui ne put être guéri par l'excision des plis de l'anus que Dupuytren lui pratiqua. L'indication des toniques sous diverses formes est de la plus haute importance en ces cas. Nous avons signalé les dangereuses opérations proposées ou tentées pour les divers engorgements de la prostate ; il serait à désirer que l'on pût toujours leur substituer l'introduction de fragments de glace dans le rectum, comme nous l'avons fait avec avantage ; ou les lavements astringents et opiacés, récemment vantés par M. Miquel de Tours (2).

En poursuivant ces recherches, beaucoup de faits intéressants viennent à l'appui des nombreuses questions agitées dans cet ouvrage. Selon Dupuytren (3), des personnes remplaçaient de mauvaises *dents* par les dents fraîches de malheureux payés au poids de l'or. Un *nez* mutilé était remplacé aux dépens de parties empruntées à un esclave.

---

(1) Trait. path. extern., tom. V, p. 154.

(2) Revue méd. chir., tom. V, p. 21 ; 1848.

(3) Leçons oral., 2e édit., tom. V, p. 224.

D'après Quesnay (1), Paré n'a pas hésité à remplacer une *portion d'os*, séparée entièrement du crâne par un coup de sabre, et qui était restée attachée aux chairs, et cette pratique lui réussit. Vigarous écrivit un mémoire sur les fractures compliquées de fracas, etc., pour prouver que l'on abuse souvent de l'*amputation* en ces cas (2).

Si l'on rencontre un foyer sur les membranes, une esquille détachée de la table interne de l'os, et qu'il soit possible de l'extraire par l'opération, doit-on, dit Gama (3), pour deux cas heureux, exposer mille autres malades aux chances les plus hasardeuses? De toute manière, l'opération du *trépan* est périlleuse; on ne la pratique ordinairement que d'après des indications incertaines, et des praticiens prudents doivent presque toujours la rejeter. L'abus que l'on a fait long-temps de cette opération dépendait surtout de ce que l'on rapportait à la compression de l'encéphale les symptômes qui proviennent de l'irritation ou de l'inflammation de cet organe. J'ai déjà rapporté un fait récent où cette méprise a été commise sous nos yeux; et c'est sans doute pour le même motif que l'illustre Fallope écrivit : « Faites attention, je vous prie; moi j'ai causé la mort de cent sujets, parce que j'ignorais cette cause (4). »

Tout récemment, M. le docteur Bonnet, de Lyon vient de donner un bel exemple de chirurgie conservatrice, en extirpant par énucléation un *névrome* développé dans le nerf poplité (5). Au lieu d'exciser cet organe, comme on

(1) Mém. Acad. chir., tom. I, p. 199, encycl.
(2) OEuv. chir., p. 368; Montpel., 1785.
(3) Trait. plaies tête, 2e édit., p. 66.
(4) Morgagni, 52e lett. anat. méd.
(5) Bull. thérap., 1850, tom. I, p. 230.

le fait communément, il est parvenu à éviter sa lésion et la perte des fonctions du membre abdominal. Mayor, MM. Morgan, Warren, Guyton, etc., ont constaté les avantages de l'emploi des agents anesthésiques pour la réduction des *hernies étranglées*, des luxations anciennes, etc. Qu'il est heureux de voir la médecine découvrir des moyens qui lui permettent de suivre une voie aussi favorable! Combien elle diffère de celle que tant de chirurgiens vantent encore! Parlant avec enthousiasme de la clinique de Berlin, qu'il a suivie pendant plusieurs années, le docteur Philips écrit à propos de l'hypotomie : « Cette théorie ingénieuse a reçu son baptême par le sang que Dieffembach, l'audacieux chirurgien allemand, a fait couler, en exécutant le premier ces terribles opérations. Qui donc ne serait pas saisi d'effroi en voyant cet homme plonger la lame de son couteau dans l'aisselle d'un malade, pour couper les muscles qui empêchent la réduction d'une luxation! Qui donc n'éprouverait pas un moment de terreur en voyant cet acier tranchant disparaître dans la cuisse d'un malheureux, pour diviser les liens musculaires qui attachent le fémur dans une position vicieuse! Un jet de sang artériel sort par la petite plaie, le couteau s'est égaré dans sa marche, et a ouvert les artères principales; la vie du patient va s'écouler avec son sang; et cependant le calme de l'opérateur vous rend la confiance; vous espérez encore avec raison, car un bruit d'échappement vous avertit que le membre est replacé dans sa position première, et que tout danger a cessé. Honneur à ces deux hommes! cette nouvelle conquête de la science est un grand tableau qui doit être placé à côté de la lithotritie (1). » M. Philips expose ensuite des obser-

---

(1) Chirurg. de Dieffembach; 1840, p. 15.

vations de cette grande chirurgie, suivant ses expressions, parmi lesquelles nous remarquons la fracture des ankyloses, la section des muscles du dos chez les bossus; des extirpations de toute espèce de tumeurs, même celle de l'ovaire énorme et cancéreux, auxquelles l'auteur aurait pu joindre l'excision d'une partie de la langue et des piliers du voile du palais contre le bégaiement, etc. D'après les principes que nous tentons d'imprimer à notre art, nous appellerions ce traitement si vanté : *la grande boucherie de M. Dieffembach.* Cette qualification, qui convient à un bon nombre d'abus opératoires dont nous avons donné l'énumération, surtout au commencement de ce livre, nous paraît encore applicable à l'emploi du trépan sur le rachis. Parlant de la trépanation des lames vertébrales, pour détruire un cal difforme qui entretenait une paraplégie, pratiquée par Allan Smith, de Kentuky, le professeur Sédillot ajoute avec raison : « Nous croyons une pareille opération injustifiable puisque la vie n'était pas compromise, et que c'est par un hasard véritablement exceptionnel que ce martyr de la hardiesse chirurgicale n'a pas succombé (1). »

Bornons ici notre revue thérapeutique : les principes déjà développés, et les exemples multipliés dont nous venons de parler, montrent suffisamment l'esprit de la chirurgie conservatrice pour tous les cas bien plus nombreux encore que la pratique journalière peut offrir. On l'a, du reste, remarqué : en nous efforçant de suppléer à l'instrument tranchant par d'autres remèdes, nous sommes loin de vouloir désarmer le chirurgien. La plupart des opérations chirurgicales trouvent leur utilité, que nous

---

(1) Trait. méd. opér., tom. II, p. 386; 1839.

croyons beaucoup plus restreinte qu'on ne l'admet généralement. Compromettant souvent la vie du sujet, les ressources sanglantes de la médecine diminuent de nombre et d'importance entre les mains du médecin-opérant. Tout nous porte même à penser que les progrès de la science et de l'art les réduiront chaque jour davantage.

En résumé, on abuse fréquemment des opérations chirurgicales, ressources extrêmes qui mettent en danger les jours des malades. Afin d'en restreindre de plus en plus l'utilité, il faut que le chirurgien ne soit pas seulement opérateur, mais médecin-opérant. Il doit considérer presque toutes les altérations organiques comme symptômes d'un état morbide de l'économie entière, qu'il importe surtout de dissiper à l'aide de remèdes internes.

Il faut avoir recours aux opérations avec des chances suffisantes de succès, et non comme à des ressources désespérées ;

Établir d'abord un diagnostic complet et précis;

Se méfier des succès extraordinaires et de mauvaise foi, ou des erreurs des spécialistes surtout;

Respecter les lésions tolérées par l'économie;

Préférer le plus possible les efforts de la nature à ceux de l'art;

Prévenir ou combattre avec soin les accidents pathologiques;

Se livrer à des essais médicamenteux contre les altérations jusqu'ici à peu près incurables, et ordinairement traitées par des opérations majeures ;

Prévenir la chronicité des maladies et les traiter complètement;

Substituer à une opération extrême une autre moins grave et conservatrice;

Rétablir les organes détachés en partie ou en entier.

« Dans l'art de la chirurgie, comme dans celui des combats, dit le judicieux Janson (1), les succès obtenus par de grands sacrifices ne sont pas les plus belles palmes de la victoire. » En terminant, je dirai que, dans ma pratique publique ou privée, je me suis efforcé de me conformer au sentiment exprimé en ces termes : « Une opération, selon John Abernethy (2), est souvent la honte du chirugien; son grand art consiste à empêcher qu'elle ne devienne nécessaire, et à guérir le malade sans avoir recours à ce moyen extrême. C'est le principe qui a constamment dirigé l'auteur dans le cours de sa carrière médicale, au grand soulagement de l'humanité et au grand déplaisir de ses élèves, qui se plaignaient toujours qu'il n'y avait pas assez d'opérations dans son hôpital (3). »

Lithotomie. — Quels que soient les succès obtenus par la taille ou la lithotritie, la gravité de ces opérations doit engager les hommes de l'art à poursuivre les essais propres à en épargner les terribles chances aux malades. Les moyens tentés dans ce but sont les dissolvants, et l'extraction de la pierre sans incision ni broiement.

L'extraction des calculs avec ou sans dilatation de l'urètre a procuré des succès remarquables, surtout chez la femme. Prosper Alpin a vu un médecin arabe extraire ainsi des pierres comme des olives ou de petites noix. Des médecins égyptiens se servaient d'une espèce de sonde dilatable par l'air, à l'aide de laquelle ils élargissaient

(1) Mélang. chir.; 1844, p. 107.

(2) Revue britannique; Mai 1830.

(3) Les faits nombreux signalés dans ce livre sont consignés avec tous les détails et les remarques convenables dans un autre ouvrage encore inédit : *Clinique chirurgicale*; 1 vol. in-8°, p. 864; 1850.

l'urètre, et aspiraient les pierres peu volumineuses (1). M. Cornay vient d'imaginer le *lithérèteur*, instrument pour extraire de petits calculs ou des débris de pierre par aspiration (2). A la vérité, ses premiers essais n'ont pas réussi, à l'Hôtel-Dieu de Paris, entre les mains du professeur Blandin. Meckren, etc., ont obtenu des succès parmi les modernes. A l'aide de la pince de Hunter, d'une grosse sonde, après la dilatation lente de l'urètre, on est parvenu à des résultats bien dignes de fixer l'attention des praticiens. L'illustre Boyer a extrait quatre calculs de la vessie d'un vieillard (3). Après la dilatation ménagée à l'aide d'un appendice cœcal rempli d'eau, Bromfield obtint un succès semblable chez une jeune fille. Se servant, pendant 24 heures, de l'éponge préparée, au centre de laquelle était une sonde, A. Cooper a extrait, chez la femme, des pierres de trois quarts de pouce de diamètre (4).

En présence des faits de ce genre, on conçoit comment Delpech a écrit que, chez la femme, on peut tirer un grand parti de ce moyen (5). Je ne puis douter que le calcul, du volume d'une fève de haricot, que portait M. le docteur S....., n'eût pu être extrait de la même manière, d'autant que Boyer et plusieurs autres praticiens sont parvenus à des résultats semblables, et que j'ai vu M. Lallemand retirer, avec le lithotriteur, de la vessie d'un adulte, un long cordon de cuir recouvert de beaucoup de concrétions urinaires.

---

(1) Deschamps, hist. taill., tom. II., p. 272.
(2) Vidal, path. ext, tom. V, p. 255; 2e édit.
(3) Mal. chir., tom. IX, p. 318; 5e édit.
(4) OEuv. chir., trad. Bichat., p. 562, etc.
(5) Mal. réput. chir., tom. II, p. 225.

Grâce à l'éponge employée pendant six jours, John Wright put extraire une pierre pesant une once et demie. A l'aide de la dilatation, et de la teinture d'opium pour amortir les douleurs, Okes parvint à délivrer une jeune fille d'un calcul dont le plus petit diamètre avait un très-fort volume: l'incontinence d'urine cessa au bout de peu de jours. Nous lisons un résultat analogue obtenu récemment, à l'hôpital St-Éloi, par M. le professeur Bouisson (1). Le docteur Maillet a envoyé récemment, au conservatoire de notre Faculté, un calcul plus volumineux qu'un œuf de poule, avec cette note: calcul sorti, sans opération, de la vessie d'une femme âgée de 70 ans. Il est à regretter que de plus amples détails n'aient pas été donnés sur ce fait remarquable. Georges Birt eut un succès semblable, favorisé, il est vrai, par une légère incision de l'orifice urétral, faite avec la pointe d'une lancette. Cette petite incision me paraît d'autant plus utile, dans les cas de calculs volumineux chez la femme, que l'orifice de l'urètre est le seul point qui résiste à une dilatation considérable à laquelle tout le canal se prête facilement. En pratiquant cette espèce de débridement sous la muqueuse, j'ai pu obtenir une ampleur de l'urètre capable de permettre la sortie d'une pierre ayant 3 centimètres dans sa plus étroite dimension. Ces recherches, continuées sur le cadavre, m'ont convaincu que la dilatation, convenablement faite, pouvait rendre la lithotomie et la lithotritie inutiles chez la femme dans la plupart des cas, même sans incontinence prolongée d'urine. Toutefois, les pierres dont les dimensions dépassent 3 centimètres, m'ont paru rendre la dilatation trop dangereuse, en exposant à des

---

(1) Méthod. anesth., etc.; 1850, p. 198.

déchirures étendues, fréquentes, et à l'incontinence d'urine prolongée ou incurable : telle est, du reste, l'opinion exposée par le célèbre Brodie (1).

Scarpa, Delpech, Serre, etc., dilataient fortement le col vésical après avoir incisé la région membraneuse et prostatique pour extraire les calculs de la vessie, et ils préféraient ce procédé à l'incision étendue de la même partie. On a rencontré assez souvent des élargissements chroniquement formés sur divers points de l'urètre. Baillie parle d'une distension de la portion membraneuse, formant une poche de la capacité d'un œuf de poule (2). Pamard (3) cite des faits à l'appui. L'un de mes opérés éprouva tous les symptômes d'une rétention d'urine, prolongée par l'effet d'un calcul vésical engagé et arrêté dans l'urètre. A l'aide d'émollients et de l'introduction de sondes progressives, on parvient à dilater le canal de manière à rendre assez libre le passage de l'urine et d'une grosse sonde, malgré la présence d'une pierre du volume d'une noisette, fixée dans la portion scrotale de l'urètre. Aussi me fut-il assez aisé de me servir du petit lithotriteur de Leroy, et de broyer la pierre avec succès (4). Au rapport de Morgagni (5), Mariani retira une grosse épingle de la vessie d'une fille, au moyen d'une anse de fil de fer; Tyrell, Duse, etc., rapportent des faits de ce genre. Ségalas fut aussi heureux avec la pince analogue à celle de Halès. M. Velpeau a récemment extrait un fragment de pipe de la vessie d'un adulte, à

---

(1) Leçons mal. génit. urin., trad., p. 421, 1845.

(2) Trait. anat. path., p. 330.

(3) Rev. méd. chir., tom. V, p. 343.

(4) Rev. thérap. Midi; 1850, p. 75.

(5) Lettr. anat. méd., 42e lettr.

l'aide du trilabe (1); et nous pourrions multiplier les exemples. Bien plus, des corps étrangers sont sortis spontanément de l'urètre par les efforts de la miction. Valisnièri raconte qu'une femme expulsa ainsi une épingle qu'elle s'était introduite trois semaines auparavant. Un maître d'escrime, traité par M. Lallemand, rejeta spontanément un fragment de sonde métallique détaché dans la vessie plusieurs jours avant. Au mois de Juin 1849, M. Vig.. rendit un calcul du volume d'une graine de haricot, après que je lui eus dilaté l'urètre atteint de rétrécissement. M. le docteur Vailhé m'a montré plusieurs pierres cubiques, du volume d'un dé à jouer, et rendues spontanément par un de ses malades. La dilatation de l'urètre, les diurétiques, les positions variées à chaque miction, enfin les instruments extracteurs, sont encore propres à rendre bien des tailles inutiles.

Le second ordre de moyens propres à restreindre l'utilité de la taille ou de la lithotritie, comprend les *dissolvants*, ou la méthode que nous appellerons *litholysie* (λίθος, pierre, λύσις, solution). Nous n'avons pas l'intention d'énumérer toutes les substances essayées pour dissoudre les calculs urinaires, mais celles qui ont procuré des effets avantageux et suffisamment constatés. Le remède de Mme Stevens, composé surtout de savon et de coquilles d'œuf, fut soumis à l'examen d'une commission de médecins anglais qui, d'après les heureux résultats observés, déterminèrent le Parlement à gratifier cette dame d'une somme de 114,000 fr. Mis en usage sur quarante malades, par Morand et au nom de l'Académie des sciences, ce remède produisit des

(1) Méd. opér., 2e édit.

effets remarquables sur un certain nombre de sujets classés par ce chirurgien en différentes catégories. Parmi ces malades, sept furent considérés comme guéris, et treize éprouvèrent un soulagement marqué. Il faut noter que cinq de ces personnes étaient seulement atteintes d'une lésion des organes urinaires sans calculs. Morand répond à l'objection qu'on adressait à son opinion sur ce que les malades n'ont pas été sondés après leur guérison. Il objecte qu'on pourrait même, en ces cas, continuer à dire que le calcul avait échappé aux explorations (1). Du reste, la commission des médecins anglais certifie que, sur sept malades, on constata l'existence du calcul vésical avant l'administration du remède, et son absence ensuite, à l'aide de la sonde.

Une observation remarquable est celle faite par le célèbre Mascagni sur lui-même. Atteint de la gravelle, il se mit à l'usage, d'abord de l'eau de Seltz, et ensuite du carbonate de potasse, et reconnut à plusieurs reprises la cessation des graviers, et enfin une guérison durable. Laizon, médecin à Toulouse, a constaté, par la sonde, l'existence d'un calcul chez deux personnes, et leur guérison à la faveur de l'eau de Seltz, qui paraît convenir contre les pierres composées surtout de phosphate. Je dois dire cependant que j'ai vu M. le docteur S........, qui, après avoir fait usage, pendant quinze mois, de carbonate de magnésie, fut obligé de se soumettre à la lithotritie, pratiquée avec succès par le professeur Lallemand. A la vérité, la pierre avait alors le volume d'une graine de haricot; et il est bien possible qu'elle ait diminué

(1) Mém. Acad., scien.; 1740, 1741.

de volume, ou du moins n'ait pas augmenté, grâce au lithontriptique. Les eaux de Vichy, au dire de M. Petit, avaient amené des guérisons, ou de nombreuses améliorations, chez des calculeux (1). M. Leroy-d'Étioles a contesté ces résultats (2), comme Deschamps l'avait déjà fait à l'égard de tous les dissolvants (3). Serons-nous plus heureux à l'aide des gouttes lithontriptiques de Palmieri, si vantées en Italie, et composées de fleur de soufre bouillie dans l'eau de goudron (4) ?

La voie gastrique paraissant trop détournée et pas assez puissante, on a porté les liquides dissolvants à travers le canal de l'urètre. En 1753, Rutherfood constata la présence d'une grosse pierre dans la vessie d'un Écossais traité à l'hôpital d'Édimbourg. Il injecta ensuite, matin et soir, quatre ou cinq onces d'eau de chaux, donnée en même temps en boisson. Après plusieurs mois de ce traitement, la sonde ne rencontra plus de calculs (5). Hales, Gruithuisen, J. Cloquet, inventèrent une sonde à double courant. M. Bonnet a mis en usage la limonade chlorhydrique et l'électricité contre un calcul de l'urètre (6). De pareils essais pourront avoir des résultats satisfaisants quand on aura déterminé la composition des pierres renfermées dans la vessie des malades à mesure que les dissolvants seront employés, afin de mettre ceux-ci en rapport avec la nature des couches diverses dont la pierre

---

(1) Bullet. Acad. méd., tom. III, p 703.
(2) Hist. lith.; 2e édit., p. 121; 1839.
(3) Trait. taill., etc., tom. I, p. 341.
(4) Bull. thérap., tom. XXXVII, p. 263; 1849.
(5) Leroy, expos. procédés, etc.; 1825, p. 85.
(6) Journ. méd. Lyon, Juin 1842.

est formée. La tolérance de l'urine la plus âcre, des injections médicamenteuses, nous porte à penser qu'il en serait de même pour les liquides dissolvants, ce que, du reste, confirment la plupart des essais tentés à cet égard. Sans doute ils n'ont pas encore répondu à l'attente des praticiens ; mais plusieurs succès incontestables, des améliorations assez nombreuses, doivent encourager les médecins à perfectionner cette méthode thérapeutique, surtout pour les calculs peu volumineux. Nous ne pouvons rien dire touchant les tentatives faites sur les animaux au moyen de l'électricité : la science chimique est encore muette à ce sujet. Toutefois nous ne saurions approuver ces paroles de Deschamps : « Qui croira qu'on pourra porter de pareils remèdes dans la vessie ? ou jusque sur la pierre un conducteur électrique pour la rompre ou la briser en éclats (1) ? »

Persuadé, au contraire, que c'est là le but vers lequel doivent tendre les efforts actuels de l'art, afin d'épargner aux calculeux la plupart des dangers de la taille ou de la lithotritie, nous nous sommes livré à de longues et de pénibles recherches dont nous allons parler, après avoir jeté un rapide coup d'œil sur les essais déjà tentés dans cette même voie. Quoique l'on ait long-temps cru à la facilité de dissoudre les pierres au moyen de liquides divers injectés dans la vessie, les faits favorables à cette opinion ne sont ni nombreux, ni à l'abri de certaines contestations. Baronius, Campbell, Rutherfood, ont fait des tentatives avec l'eau de chaux, après que Langrisch eut essayé le même moyen chez des chiens. Hales fit construire

(1) His. taill., etc., tom. I, p 348.

une sonde à double courant pour établir l'action continue d'un dissolvant.

Mais les notions alors acquises sur la composition des calculs urinaires étaient peu propres à éclairer cette méthode thérapeutique, lorsque Fourcroy et Vauquelin étudièrent la constitution chimique d'un grand nombre de ces corps étrangers. « Il n'est pas douteux, disent-ils (1), que la chimie, une fois assurée de la nature intime des diverses espèces de calculs urinaires humains, ne fournisse des dissolvants appropriés à chacun d'eux ; ces dissolvants peuvent être réduits à trois, savoir : la potasse en lessive étendue pour les calculs d'acide urique et d'urate d'ammoniaque ; l'acide muriatique, très-affaibli, pour ceux de phosphate ammoniaco-magnésien ; et l'acide nitrique, également affaibli, pour les calculs muraux. La voie de l'injection dans la vessie est le moyen le plus certain pour opérer cette dissolution ; elle ne paraît pas devoir être suivie d'aucun danger. On a plusieurs fois injecté dans la vessie des liqueurs plus âcres et plus actives que celles que l'on propose ici : l'urine elle-même a souvent plus d'âcreté. »

Bien que l'injection d'un liquide acide ou alcalin soit moins irritante qu'on ne le penserait au premier abord, néanmoins on aurait tort d'admettre une tolérance suffisante dans la part de la vessie. Cet inconvénient a le plus contribué au peu de crédit dont la *litholysie* jouit encore, malgré les résultats heureux que plusieurs médecins ont invoqués en sa faveur. Afin d'éviter cet inconvénient, des recherches ont été faites pour isoler le liquide dissolvant et le calcul de la vessie elle-même. Malheureusement leurs

(1) Mém. Soc. méd. émul., tom. II, p. 76.

inventeurs ont toujours abandonné leurs projets en voie d'exécution.

Percy a déclaré, dans une séance de l'Académie de chirurgie, qu'il avait poursuivi cette idée, mais qu'il l'avait abandonnée comme un rêve de jeunesse (1). Toutefois il assura qu'il avait déposé, dans les archives de l'ancienne Académie, la description et les dessins d'un instrument destiné à cette opération. A la même époque, M. Civiale fit connaître un instrument qu'il proposait d'employer dans le même but (2). « Mais il fut arrêté au même point où l'avait été Percy, dit Leroy (3), c'est-à-dire par la difficulté de trouver un tissu imperméable. » L'instrument dont Civiale donne le dessin se compose d'une poche fixée sur deux tiges, dont l'une peut, à la faveur de son élasticité et d'une charnière latérale, se développer sur l'autre qui se continue directement avec une sonde métallique. Celle-ci donne attache à la poche, à deux cordons disposés pour fermer cette dernière, et permet au liquide d'être poussé sur le calcul et d'en être retiré. L'instrument est introduit sous la forme d'une grosse sonde droite.

Quoique n'ayant pas ce *litholyse* entre les mains, on peut reconnaître que la tige mobile ne saurait être solidement ouverte, ni la poche exactement fermée. « A mon tour, dit M. Leroy, j'ai laissé mon esprit s'égarer à la recherche de cette découverte. Pensant que l'on pourrait tirer parti de l'invention de la toile métallique, je fis faire, d'après ce procédé, un tissu de platine extrêmement fin; mais, d'une part, cette toile n'avait pas tout-à-fait assez de souplesse,

(1) Procès-verb., séan. 13 Fév. 1823.

(2) Nouv. considér. rétent. urin.; 1823.

(3) Expos. guér. pierr., etc.; 1825, p. 89.

et, de l'autre, bien qu'elle fût très-serrée, ses mailles se laissèrent traverser par le liquide. Je supposai que l'amiante pourrait avoir des avantages analogues à ceux du tissu de platine, sans présenter les mêmes difficultés. Je savais qu'on avait autrefois fabriqué de la toile avec cette substance.... ; cependant je n'ai pu obtenir jusqu'ici un tissu. Quant aux instruments propres à porter une poche dans la vessie, j'en ai imaginé plusieurs.... » L'auteur les nomme *lithoprione*, et les réserve à embrasser la pierre afin de la soumettre au broiement. Ils se composent d'une grosse sonde, portant, à son extrémité, des anses brisées et décrivant des arcs ou des angles auxquels se fixe la toile métallique. Nous n'avons pas besoin de revenir sur les inconvénients attachés à ces instruments, après ce que l'auteur dit lui-même.

L'année suivante, un pharmacien distingué, M. Robinet, fit part, à l'Académie de médecine, de ses recherches sur le même sujet (1). L'auteur n'en a pas, il est vrai, fait l'application ni sur le vivant, ni sur le cadavre; cependant ses études montrent un véritable progrès dans cette voie. L'appareil de M. Robinet se compose d'une poche en baudruche, ayant un pied de longueur, attachée à une anse très-élastique qui est fixée à un tube. Ces parties sont portées dans la vessie à travers une canule déjà introduite par l'urètre, et à la faveur d'une sonde droite qui repousse toute la baudruche. Retirant alors la sonde droite, on la remplace par une tige à ressort circulaire qui, arrivé dans la poche, étend celle-ci afin de faire entrer le calcul. Ce résultat obtenu, l'on retire le tube et l'extrémité de

(1) Répert. anat. phys., etc.; 1826, I, p. 535.

la poche qui s'y trouve fixée, de manière à en laisser dans la vessie une portion qui renferme la pierre. A ce moment, on introduit le liquide dissolvant qui agit sur le calcul par un courant continu.

L'auteur a expérimenté qu'une double poche en baudruche ne laissait suinter aucun liquide à travers ses parois, quelle que soit la nature du dissolvant. Enfin, il engage les chirurgiens à poursuivre ses propres recherches, et leur pose les questions suivantes, qu'il faut résoudre pour atteindre le but : trouver les meilleurs dissolvants pour chaque espèce de calcul; déterminer le temps nécessaire à cette dissolution, l'utilité d'une certaine température donnée aux liquides, enfin des avantages d'un courant continu sur une action prolongée de la part de la même quantité de lithontriptique.

En nous livrant nous-même à des recherches longues et dispendieuses sur cette matière, nous n'avons pas tardé à reconnaître de graves inconvenients à l'appareil ingénieux de M. Robinet. Nous n'en signalerons qu'un seul : il consiste dans la longueur même de la poche en baudruche. Si l'on pouvait dissoudre une pierre en une seule séance, c'est-à-dire en un quart d'heure ou une demi-heure au plus, nul doute que la disposition de ce sac ne fût avantageuse. Mais la tolérance de la vessie ne saurait aller au-delà de ce temps, qui n'est pas suffisant pour la réduction en poudre d'un calcul même de médiocre volume. Il faut donc lâcher de nouveau la pierre dans la vessie afin de pouvoir retirer l'instrument, pour y revenir un autre jour. Or, la pierre se cache, s'arrête dans les replis de cette longue baudruche, de sorte que vous ne pouvez la chasser, inconvénient que rend impossible l'emploi d'un tel appareil.

Je n'avais aucune connaissance de tous les instruments

dont je viens de parler, quand je m'occupai de la *litholysie*. J'essayai d'abord de dissoudre des pierres non urinaires dans des portions d'intestin grêle, à l'aide d'une solution d'acides nitrique, sulfurique, chlorhydrique à divers degrés. Je constatai d'abord, à mon grand étonnement, que les parois intestinales, tout en subissant une modification dans leur souplesse et leur couleur, acquéraient une résistance plus grande, et ne se laissaient point perforer par le dissolvant concentré, qui, après un ou deux jours, et sans être renouvelé, avait réduit une assez grosse pierre en poudre très-fine. Je cherchai alors le moyen d'introduire une pareille poche au sein de la vessie. Je fis fabriquer, par M. Bourdeaux aîné, deux tiges en fil de fer, recourbées à leur extrémité vésicale, où elles peuvent jouer l'une sur l'autre par une articulation très-mobile. Ayant fixé une portion d'intestin sur ces tiges, je ne pus l'introduire dans l'urètre à cause du volume de la poche. Je remplaçai celle-ci par un organe semblable mais préparé (un condom). Attachant alors la baudruche sur l'extrémité d'une sonde métallique (nº 11), à travers laquelle les tiges se mouvaient, il fut aisé de porter cet appareil dans la vessie de plusieurs cadavres. On remarquera que j'expose ici les principales modifications progressives de mes recherches à ce sujet.

Le volume de l'instrument m'obligea, il est vrai, de débrider le méat urinaire ; néanmoins, l'instrument poussé dans la vessie qui renfermait une pierre de médiocre dimension, me permit de saisir le corps étranger presque à chaque tentative, à le lâcher et à le reprendre avec une facilité croissante. Le mécanisme de cet instrument, que je nomme *litholyse*, est celui d'une bourse ovalaire, dont l'entrée s'ouvre ou se ferme à la manière d'un serre-monnaie.

Ainsi deux conditions du problème sont résolues par ce moyen : saisir la pierre dans une petite baudruche, et l'en chasser à volonté.

Une troisième condition essentielle consiste à fermer la poche de manière à empêcher tout dissolvant de s'extravaser dans la vessie. Le rapprochement des deux bords du litholyse n'est pas suffisant ; recourir à des cordons, c'était compliquer l'instrument, et occuper davantage la cavité de la sonde qui, renfermant déjà deux tiges métalliques, laissait un espace nécessaire au passage des liquides dissolvants. Après bien des essais, j'arrivai au but désiré par un mécanisme fort simple. En cousant la baudruche sur les tiges, il suffit de faire deux sortes de conduits dans lesquels ces branches glissent librement. En tirant les tiges, les extrémités de la poche sont rapprochées par le plissement de ses bords, et l'occlusion est complète, surtout en disposant les lèvres de l'ouverture en façon de soupape que le liquide, introduit dans la baudruche, doit soulever de bas en haut. Voilà donc établi un instrument qui, introduit dans la vessie, permet d'enfermer un calcul dans une poche, d'empêcher l'extravasation des lithontriptiques, de rejeter la pierre au sein du réservoir urinaire, sans craindre qu'elle s'arrête entre des replis, vu que toute la cavité de la baudruche peut être mise largement à découvert par le développement des jumelles ou tiges.

Une difficulté extrême est venue se présenter et m'a coûté bien des essais, bien des veilles. Le liquide dissolvant une fois poussé dans la baudruche, n'en sortait pas facilement, à cause des plis de la poche qui obstruaient l'ouverture de la sonde. J'eus enfin recours à une espèce de litholabe ou pince à trois branches, dont l'élasticité agrandissait l'ouverture de la sonde et retenait les plis de la baudruche. L'une des trois branches étant plus longue, me permettait de toucher le calcul et de m'assurer de sa présence dans la poche, sans avoir recours à un cathéter porté dans la cavité du litholyse.

Désirant alors simplifier l'instrument en retranchant une tige ou jumelle, et soudant une anse métallique sur la sonde, de manière à pouvoir la retirer et l'enfermer dans celle-ci à travers un œil latéral, je fus obligé cependant d'abandonner ce système après avoir essayé des anses à ressort, articulées, à chaîne, combinées, etc., etc. J'avais besoin d'une patience extrême de la part de l'artiste; je la rencontrai chez M. Pons, jeune ouvrier aussi habile qu'intelligent. Je revins donc aux jumelles que je disposai cette fois, non plus dans la cavité, mais à l'extérieur d'une sonde droite, de sorte que le tube du *litholyse* se trouvait libre pour admettre les dissolvants, les laisser sortir, et pour permettre l'introduction d'une petite sonde exploratrice ou même propre à porter et à retirer les lithontriptiques de l'intérieur du litholyse.

Je laisse sous silence les modifications incessantes par lesquelles il a fallu passer pour arriver à attacher convenablement la baudruche, éviter certains plis, fixer les jumelles, leur adapter des manches, etc., etc. Chaque essai sur le cadavre faisant découvrir certaines difficultés, il fallait s'ingénier à les vaincre. Heureusement, j'avais un artiste aussi complaisant; et quant à moi, une grande opiniâtreté.

Après avoir établi la partie mécanique de l'instrument, il était nécessaire de trouver une poche résistante et suffisamment imperméable aux dissolvants. Me voilà donc expérimentant le degré de la qualité des acides et des alcalis, les proportions de la dissolution des acides nitrique, sulfurique, chlorhydrique dans l'eau ; examinant la rapidité de leur action sur des pierres renfermées dans la baudruche suspendue elle-même dans de l'eau commune, et, la montre en main, calculant le résultat de l'exosmose en goûtant souvent le liquide ambiant. Oignant ensuite la baudruche d'huile, de caoutchouc dissous par l'essence de térébenthine, etc., de long-temps je n'ai pu trouver moyen d'empêcher entièrement le passage de l'acide dans la vessie : du moins je reconnus que cette acidité de l'eau ambiante est si faible au bout d'un quart d'heure, que le réservoir urinaire n'en saurait être lésé. On peut employer un dissolvant composé de moitié d'eau et moitié acide sans inconvénient, ce qui active beaucoup la pulvérisation du calcul. Toutefois, ces données, obtenues par la gustation, ont été en partie infirmées par de nouvelles recherches à l'aide du papier de tournesol. Ce *litholyse* se composait : 1º d'une canule ou sonde métallique et droite du nº 11, servant à introduire tout l'instrument dans la vessie ; 2º d'une sonde ou tube du nº 5, droit, ouvert à ses deux extrémités, pourvu d'yeux, et sur lequel glissent deux tiges métalliques à travers des anneaux aplatis ; 3º deux tiges ou jumelles, recourbées, articulées à leur extrémité vésicale, et sur lesquelles est cousue 4º une poche en baudruche, vernissée, et fixée sur le tube et les jumelles.

Arrivé à ce point, et croyant avoir résolu toutes les difficultés, je dus reconnaître cependant que la poche n'était pas fermée si l'extrémité des branches était courbe, tandis que son ouverture était insuffisante quand la jumelle principale se trouvait disposée en ligne droite. Nouveaux essais, nouvelles pièces, abandon des canules et des tubes métalliques, adoption forcée des sondes en caoutchouc. Une sonde du nº 8 ou 9, à parois minces, ouverte à ses deux extrémités, reçoit les deux jumelles qui s'y cachent jusqu'à leur articulation. Ainsi, la courbure terminale des jumelles facilite même l'occlusion de la poche dont la ganse se fronce et se réunit au sommet de la sonde. L'un des yeux de celle-ci se trouvant au bas de la courbure, permet l'introduction et la sortie du liquide dissolvant. La poche est fixée sur la sonde par des circulaires de soie et des points passés à travers ses parois. Enfin, une sonde du nº 10 ou 11, en vrai caoutchouc, sert de chemise ou de fourreau à l'instrument.

Ce litholyse fonctionne très-bien sur table, dans des vases ouverts, et avec de l'eau simple ou peu acidulée. Mais, dès que le dissolvant est très-actif, il attaque les jumelles de fil de fer, les noircit, les rend rugueuses, et empêche de plus en plus le glissement des bords de la poche, et par suite son occlusion. Aussi ai-je dû songer à faire construire ces jumelles en platine, que les acides altèrent difficilement. Après avoir fait expédier de Paris du gros fil de platine, qui est presque aussi cher que l'or, j'ai été contraint de renoncer à ce métal, à cause de sa flexibilité extrême lorsqu'il est réduit à l'état de tiges minces : j'ai dû le remplacer par l'argent.

M'occupant de nouveau de constater l'exosmose du dissolvant à l'aide du papier de tournesol, j'ai observé que, malgré plusieurs couches de caoutchouc dissous par l'essence de térébenthine, malgré l'huile dont la poche était recouverte, le passage du liquide altérant avait lieu avec une rapidité variable. En outre, cette solution de caoutchouc finissait par altérer les baudruches soumises à la dessication sur les points où le vernis se séchait le plus lentement. L'huile me parut donc, à ce point, le meilleur moyen de diminuer ou d'empêcher l'exosmose : dans ce but, il faut non-seulement en oindre la baudruche, mais encore y plonger la poche elle-même remplie du dissolvant.

Une modification trop importante pour la passer sous silence, est celle de la construction de la poche du *litholyse*. Les baudruches ordinaires ont la forme d'un cylindre dont l'entrée présente environ quatre ou cinq centimètres de diamètre. Il faut donc beaucoup rétrécir cette ouverture pour l'adapter à une sonde du nº 10. Afin d'éviter des plis trop nombreux, on est obligé d'en exciser une forte portion triangulaire; mais alors il est nécessaire de coudre ensuite les bords de cette section qui correspond aux yeux de la sonde par lesquels le liquide doit entrer et sortir librement. Cette portion représente un entonnoir qui, n'étant pas parfaitement clos malgré la suture, permet au dissolvant de suinter hors de la poche. Afin d'éviter un pareil inconvénient, j'ai demandé à Paris des baudruches et des bourses en caoutchouc vulcanisé, en forme de poire allongée, et dont l'entrée s'adaptât immédiatement sur la sonde. Ainsi l'extrémité inférieure de la poche force le liquide de descendre à travers les yeux de la sonde.

L'application du *litholyse* comporte une série de conditions qui demandent des soins et des études particulières : il faut introduire l'instrument, l'ouvrir et le serrer aisément, saisir et lacher le calcul, fermer exactement la poche, y introduire le dissolvant et l'en retirer plusieurs fois, faciliter l'issue des gaz développés par la décomposition de certaines pierres, préserver la vessie de l'influence des lithontriptiques, laver la poche avant de terminer chaque séance, retirer l'instrument, etc.

L'introduction du *litholyse* demande la dilatation préalable du canal de l'urètre dans la plupart des cas, ou du moins l'emploi de bougies, afin d'habituer ce conduit au passage de sondes volumineuses. Il faut ensuite soumettre la vessie à l'action de ces instruments et d'une certaine quantité de liquide mucilagineux dans le même but, et pour l'accoutumer à la distension et à la présence du litholyse. Ces précautions prises, ce dernier, fortement huilé, est porté à travers l'urètre sans difficulté, avec ou sans canule ou fourreau. On doit s'exercer à se servir du litholyse d'abord sur table et dans des vases largement ouverts, ensuite dans une vessie de cochon, enfin sur le cadavre. Employé dans des vases, l'instrument laisse aisément ouvrir ses branches ou jumelles et les rapprocher de manière à étaler largement l'entrée de la poche, ou à l'effacer par l'adossement de ses bords : il suffit, à cet effet, de faire tourner les manches ou mains des jumelles.

Comme la direction des manches est en rapport avec celle des courbures des branches, l'opérateur connaît ainsi quelle est la disposition de l'instrument situé dans la vessie. Il reconnaît de la sorte quand la poche est étalée, serrée, fermée, ouverte, inclinée de côté. Introduit dans la vessie déjà distendue par un liquide, le litholyse est étalé de manière à présenter son ouverture au calcul qui gagne la partie la plus déclive de son réservoir par la situation que l'on a donnée au sujet. En inclinant fortement l'un des bords de cette ouverture, on ne tarde pas à pêcher la pierre; cette manœuvre demande une certaine habitude que l'on acquiert par des exercices fréquents dans des vases ouverts, dans une vessie de cochon, enfin sur le cadavre.

On constate que le calcul est saisi au moyen d'une bougie en corde à boyau, terminée par un bouton métallique, ou d'un cathéter mince et portant un bouton à son extrémité vésicale, ou bien à l'aide d'une longue sonde droite, métallique et de très-petit calibre; enfin, on peut compléter cette exploration en retirant le litholyse qui ne pourra sortir entièrement de la vessie où la pierre le retient. Toutefois, il convient d'éviter autant que possible cette dernière manœuvre, parce qu'elle fatigue le col vésical, et qu'elle repousse le calcul dans l'extrémité étroite de la baudruche, où il serait moins bien environné par le liquide dissolvant. Le calcul est bien situé dans la poche ; il s'agit de l'y enfermer de manière à l'isoler si complètement du réservoir urinaire, qu'aucune goutte du liquide qui doit le dissoudre ne puisse sortir. Pour arriver à ce résultat, il suffit de pousser la sonde de l'instrument, tandis que l'on tire sur les branches : les lèvres de la baudruche glissent et se plissent sur les jumelles, à l'extrémité desquelles la poche se trouve serrée comme une bourse par sa ganse. Comme la portion froncée de la baudruche vient ainsi se placer sur le point le plus élevé et le plus profond de l'instrument, le liquide tend à s'échapper par l'extrémité opposée, qui, diposée en entonnoir bien fermé, l'oblige à rester dans la poche ou à descendre à travers la sonde.

Quoique l'appréciation de la constitution chimique de la pierre à dissoudre demande encore de ma part de plus nombreuses recherches que les occupations d'un concours prochain ne permettent pas de compléter ; néanmoins, j'ai pu déjà constater plusieurs cas pathologiques à la faveur de l'analyse des urines ou des graviers que les malades avaient rendus. En général, les éléments peu solubles qui forment la base des pierres vésicales, sont fort abondants chez les calculeux, de sorte que leurs urines fournissent des dépôts spontanés ou provoqués qui font découvrir la constitution principale de la pierre à détruire. Il en est encore ainsi quant aux fragments ou aux grains terreux que les malades rendent à diverses époques.

Du reste, le cathéter, préalablement employé pour constater la présence d'une pierre dans la vessie, a pu donner quelques notions à cet égard. La résistance, le son clair produit par le choc de l'instrument, les inégalités nombreuses de la surface de la pierre, appartiennent surtout aux calculs muraux. D'après les recherches de Prout, l'acide urique formerait environ le tiers des concrétions urinaires, l'oxalate de chaux à peu près un septième, ceux de phosphate un quatrième, les calculs alternants presque un quart, les calculs mixtes un trente-deuxième (1). Toutefois, les travaux plus récents de Yelloli donnent un résultat un peu différent, comme nous le dirons bientôt. Ils établissent que l'acide urique pur ou combiné forme le noyau des trois quarts des pierres urinaires. La surface de ces dernières était constituée du même élément chimique dans plus du tiers des 663 calculs analysés par l'auteur: viennent ensuite les phosphates mêlés, l'urate d'ammoniaque, d'oxalate de chaux, de phosphate de chaux.

La composition principale du calcul étant déterminée, il faut choisir le lithontriptique convenable : les acides et les alcalis sont les dissolvants ordinaires. L'acide sulfurique nous a donné d'abord quelques résultats avantageux; mais nous n'avons pas tardé à reconnaître qu'il produit, à la surface des pierres vésicales, une couche dure de sulfate de chaux, surtout parce que ce sel étant insoluble, ne se mêle point au liquide et reste fixé sur la pierre qui ne peut être agitée comme il le faudrait pour éviter ce grand inconvénient. L'acide nitrique n'offre pas ces effets défavorables, et mérite d'être employé, mais avec beaucoup de

(1) L'Héritier, chimie pathol.; 1842, p. 712.

prudence, à cause de son énergie bien supérieure à celle des acides sulfurique et chlorhydrique. Après bien des essais, je suis arrivé à reconnaître qu'il fallait le mêler à cinq fois son volume d'eau commune pour obtenir tout résultat possible sans altérer la baudruche.

Selon les recherches de Fourcroy et de Vauquelin, l'acide chlorhydrique convient pour les calculs de phosphate ammoniaco-magnésien : ce corps nous a paru beaucoup moins actif que l'acide nitrique, plus capable d'attaquer les substances organiques, et notamment le caoutchouc dont la sonde de notre litholyse se trouvait d'abord composée; mais nous verrons bientôt que cette disposition a été heureusement modifiée, de manière à permettre l'emploi de l'acide muriatique. La lessive étendue de potasse est propre aux pierres dont l'acide urique et l'urate d'ammoniaque forment la base; le bi-carbonate de soude paraît d'abord plus favorable, car il est moins dangereux que la potasse. M. Ure assure, de nos jours, que l'acide benzoïque, uni au phosphate ou au bi-borate de soude, convient, parfaitement administré, aux individus atteints de gravelle ou de lithiase urique. D'après les succès invoqués par cet auteur et M. L'Héritier, on pouvait penser que les mêmes corps chimiques dissoudraient les pierres composées d'acide urique ou d'urates; cependant de tels calculs sont restés impassibles sous une solution concentrée d'acide benzoïque, etc.

Néanmoins, les calculs urinaires se trouvent ordinairement constitués par plusieurs éléments dans leurs différentes couches. Le phosphate de chaux fait souvent partie des pierres composées, associé au phosphate triple en grande proportion dans les calculs appelés fusibles, au carbonate de chaux. Selon les recherches de Yelloli, sur 663 calculs différents, 280 étaient formés d'un seul dépôt, 250 de deux dépôts, 108 de trois dépôts, et 25 de quatre dépôts. Nous venons de signaler que l'acide urique ou ses composés constituaient le plus souvent ces concrétions, soit à leur centre, soit à leur surface. Si les urines manifestent beaucoup d'acidité, il conviendrait donc d'employer d'abord les alcalis ou le bi-carbonate de soude, à raison de son affinité pour les acides et son innocuité quant aux organes du patient ou à la baudruche. Malheureusement le bi-carbonate de soude a une influence fort lente sur les pierres d'acide urique ou de ses composés.

La sortie de gaz par la sonde, l'effervescence reconnue à l'aide de l'auscultation, la modification du liquide retiré bientôt après du *litholyse*, permettent de savoir si la dissolution a lieu. Les mêmes observations et l'introduction de la sonde exploratrice font apprécier ensuite les progrès de l'opération, ou l'inaction de ce premier lithontriptique, qui, du reste, convient encore pour les calculs d'urate d'ammoniaque et ceux où l'acide urique se trouve comme l'élément salin. Nous avons remarqué que l'acide nitrique purifié attaquait les pierres composées d'urates, et que la potasse pourrait être réservée aux calculs d'acide urique seul. La dissolution languit-elle ou ne se poursuit-elle plus, il faut se servir de l'acide nitrique étendu de quatre fois son volume d'eau commune. Ce liquide attaque suffisamment les composés d'urate d'ammoniaque, de carbonate de chaux, de phosphate de chaux, d'oxide xantique, etc., et forme des sels plus ou moins solubles; il désagrége même les concrétions de silice et de carbonates, de manière à les réduire à des parcelles susceptibles d'être expulsées à travers le canal de l'urètre.

Le dissolvant convenable étant déterminé, il faut le

pousser dans la poche fermée à l'aide d'une petite seringue en verre, que les acides ni les alcalis n'altèrent point. Quoique la poche puisse contenir aisément 100 grammes de liquide, il est inutile d'en introduire plus de 30 grammes à la fois. Poussé sans secousses, le dissolvant arrive autour du calcul qu'il ne tarde pas à attaquer, en produisant parfois une effervescence très-sensible, et un dégagement de gaz qui d'abord distendent la baudruche avant de s'échapper par la sonde. A cet effet, l'ouverture de la sonde demeure libre, et ne laisse point refluer le liquide, pourvu qu'on la maintienne dans une position horizontale.

En supposant que le dissolvant soit l'acide nitrique au cinquième, il faut le renouveler après un quart d'heure environ. Il suffit d'incliner la sonde de manière que son orifice externe soit très-déclive, pour que cette expulsion ait lieu lentement et à peu près complètement à travers les yeux de la sonde, vers lesquels le dissolvant est nécessairement entraîné par son poids et l'entonnoir de la poche. Si l'on renouvelle cinq ou six fois le lithontriptique, on peut réduire en sable ou dissoudre entièrement les calculs de 3 centimètres de dimension. Ainsi, une à plusieurs heures peuvent suffire pour décomposer la plupart des pierres vésicales ; on comprend que plusieurs malades pourront tolérer cette tranquille opération, puisqu'ils supportent leur calcul, des urines irritantes, et d'autres des sondes à demeure. Toutefois, les séances seront ordinairement renouvelées à un ou plusieurs jours d'intervalle, en les poursuivant seulement durant un quart d'heure ou une demi-heure.

Décidé à retirer l'instrument, le chirurgien fera écouler soigneusement tout le dissolvant, poussera ensuite plusieurs fois de l'eau simple afin d'entraîner le peu d'acide ou d'alcali qui pourrait encore y rester. Ouvrant alors la poche légèrement distendue par de l'eau, le praticien pourra renverser l'instrument de manière à faire retomber dans la vessie le calcul en partie détruit, ou les dépôts provenant de la décomposition. Maintenant, le *litholyse* ainsi renversé et ouvert, il y poussera de nouveau un liquide émollient, ou simplement de l'eau tiède, afin de détacher les parcelles, le sable, les fragments qui pourraient encore rester entre les plis de la baudruche. Ces précautions prises, les branches de l'instrument sont serrées l'une contre l'autre, en les abandonnant à elles-mêmes, et l'instrument est retiré lentement de la vessie.

Une question essentielle nous reste à résoudre, et a exigé, de notre part, de longues recherches, des essais infinis : empêcher l'influence des dissolvants sur les organes du malade. Si l'on se rappelle les lois de l'endosmose et de l'exosmose, on verra que le problème était ardu. Déjà nous avons dit quelques mots de l'emploi d'une solution de caoutchouc, de collodion, de l'huile, etc., etc. Ce dernier liquide nous paraissait assez convenable ; toutefois, il retardait l'action des acides quand il se trouvait en contact avec la pierre ; en outre, il n'empêchait pas complètement le dissolvant de passer à travers la baudruche, et le laissait descendre sur les parois de la vessie. En portant, en effet, d'abord dans celle-ci 100 grammes d'huile d'olive, le calcul s'y trouvait plongé ; et quand le *litholyse* le saisissait, il y passait avec une certaine quantité d'huile, dont on ne pouvait ensuite débarrasser entièrement la cavité de la baudruche.

La solution de caoutchouc par la térébenthine attaquait la poche, et se trouvait d'ailleurs dissoute par l'acide chlorhydrique. Le collodion aurait bien rempli le but désiré ; mais, en se desséchant, il se fendille et s'écaille, surtout quand on plisse la poche. Une double baudruche, collée à la faveur du collodion, est moins défectueuse, mais donne trop de volume à l'instrument. C'est en causant souvent de tous ces essais avec un habile pharmacien, M. Frédéric Sauvan, que nous vint l'idée de faire absorber le peu d'acide extravasé à l'aide d'un liquide innocent introduit préalablement dans la vessie. Une solution de bi-carbonate de soude fut jugée la plus convenable.

Des expériences multipliées me démontrèrent, en effet, que la dissolution d'une pierre d'un gros volume, opérée par l'acide nitrique ou autre dans une baudruche simple et sans préparation, ne donnait aucune trace d'acidité au dehors et à la solution de bi-carbonate de soude. Le papier de tournesol le plus sensible ne fournit aucun signe négatif à cet égard. La poche n'est nullement altérée ni par le liquide extérieur, ni par l'intérieur, lors même que l'acide nitrique y est porté au quart. Un autre avantage précieux résulte de l'emploi de bi-carbonate de soude comme moyen protecteur : c'est celui d'absorber immédiatement tout acide qui s'échapperait de la baudruche, soit qu'elle ne fût pas bien fermée, soit qu'elle vînt à se perforer, ce qui prévient le plus grave accident que l'on pourrait attribuer à cette méthode thérapeutique. Je ne doute pas que cette heureuse idée n'assure désormais le succès de la *litholysie*, quel que soit le procédé mis en usage. Il est évident que, d'après cette idée de neutraliser le dissolvant exosmosé de la poche, il faudra modifier la qualité du liquide protecteur suivant la nature du lithontriptique. Ainsi, le bi-carbonate de soude convient contre les acides, et la limonade sulfurique contre la potasse ou tout autre alcali introduit autour du calcul. Ainsi, on peut pousser une solution de potasse caustique étendue de six parties d'eau sans altérer en rien la baudruche.

Telles sont les manœuvres de la méthode lithontriptique qui m'ont permis de détruire de volumineuses pierres dans des vases ouverts ou dans une vessie de cochon. L'expulsion de la dissolution des dépôts ou du bi-carbonate de soude est facile à travers le canal de l'urètre. Il est ordinairement aisé de constater ensuite l'absence de pierres dans la vessie, à l'aide du cathétérisme. Parlons maintenant de nos expériences sur le cadavre.

Mes nouvelles recherches sur un cadavre de femme m'ont montré que les courbures des branches avaient trop de longueur, et ne devaient pas présenter plus de 6 centimètres, et la poche plus de 10 centimètres d'étendue. Afin de permettre à la vessie de prendre un plus grand espace, et à l'instrument de se développer plus aisément, il convient de vider le rectum dont la réplétion occupe parfois le tiers de l'enceinte pelvienne. Une deuxième remarque a rapport à la manœuvre pour saisir la pierre : on peut étaler l'ouverture de l'instrument dont les branches renversées appliquent leur convexité sur la vessie, et coiffent en quelque sorte le calcul ; on renverse l'instrument après l'avoir saisi ainsi, mais on s'expose à enrouler la baudruche autour des branches par ce mouvement ; il vaut mieux pêcher la pierre dans la concavité des jumelles et la position ordinaire de l'instrument, en déprimant le bas-fond de la vessie, comme on l'exécute pour la lithotritie : le calcul roule vers le point le plus déprimé, sur les branches que l'on étale pour l'embrasser et l'enfermer dans la poche.

Cette manœuvre demande beaucoup d'habitude et d'exercice. Afin de la rendre plus aisée, on peut laisser la longue sonde exploratrice dans l'instrument jusque près de la baudruche, et l'on cherche si la pierre est saisie. L'extrémité de cette sonde exploratrice doit être disposée en lime à sa surface, afin de mieux faire percevoir la présence du corps étranger par le frottement.

Mes essais sur le cadavre prouvent que l'exosmose du dissolvant acide est neutralisée, comme les recherches dans des vases ouverts ou dans une vessie de cochon me l'avaient démontré, à la faveur de la solution de bi-carbonate de soude introduite au sein de la vessie et autour de la poche en action. 100 grammes de cette solution sont suffisants pour remplir convenablement le but désiré. Quoiqu'il fût peut-être avantageux de maintenir la poche en action à la surface, et non dans la profondeur du liquide ambiant, on ne peut l'obtenir à cause de la disposition des parois du réservoir urinaire à se rapprocher du col vésical, et à refouler le liquide vers son sommet. Ainsi la poche est-elle plongée dans le bi-carbonate de soude, de sorte qu'elle doit être exactement fermée afin d'empêcher toute communication du lithontriptique à travers l'ouverture de la baudruche avec le liquide protecteur, qui finirait par neutraliser l'action du dissolvant, et se saturer lui-même.

Cette remarque m'a présenté d'abord comme indifférente la position de l'instrument, qui me paraissait beaucoup plus favorable par les essais dans des vases ouverts ou dans une vessie de mammifère. En ces circonstances, il semble, en effet, fort avantageux de tourner en haut la concavité des branches du litholyse, afin que les plis de l'ouverture de la poche fermée étant rassemblés sur le point le plus élevé de la courbe, elle soit susceptible de se trouver hors du liquide ambiant. Mais ce qui est possible dans l'ample vessie distendue d'un mouton ou au milieu de vases solides, ne l'est plus au sein de la vessie de l'homme, par les raisons déjà énoncées.

Ceci établi, il devient fort utile de disposer en haut la

convexité des jumelles. Lorsque la concavité des jumelles se trouve sur le point le plus déprimé de la vessie où la pierre vient rouler, il suffit, en effet, de développer ces branches en les faisant tourner sur elles-mêmes pour enfermer le corps étranger bien plus facilement que par le procédé inverse. Un autre avantage en découle : c'est la facilité de chasser la pierre à volonté. Si la poche a été fermée avec la courbure des jumelles dirigées en bas, l'expulsion ultérieure de la pierre est fort chanceuse. Il arrive, en effet, que, lorsqu'on ouvre la poche en écartant les branches, l'une de celles-ci repousse la pierre au-dessous et en dehors d'elle, de manière à l'enrouler dans une partie de la baudruche, d'où il est très-difficile de la détacher. Quand, au contraire, les courbures des branches sont situées en haut, il est aisé de les faire tourner en dehors, autour et au-dessous du calcul, en appuyant sur le bas-fond de la vessie. Les branches ainsi rapprochées sous la pierre, une légère déviation de l'instrument dégage complètement celui-ci.

Parvenu à cette époque de mes recherches, j'ai dit que le *litholyse* est composé d'une sonde ordinaire en caoutchouc, nº 10. Des essais nombreux m'ayant montré que la sonde était altérée par les acides ou les alcalis, et coupée à son extrémité vésicale par son plissement sur les courbures des jumelles, je me suis vu forcé de recourir à une sonde d'argent, du nº 8, terminée par un boudin du même métal qui fût propre à enfermer les courbures des branches. D'abord ce boudin avait le même calibre que la sonde droite; mais l'intention de porter aussi un cathéter dans la baudruche, afin d'y constater la présence du calcul, m'a forcé de ne donner à cette partie qu'un diamètre bien inférieur à celui de la sonde sur laquelle il est fixé. Ainsi, l'instrument présente une longue et large fenêtre à sa partie inférieure, par où le cathéter peut arriver dans la baudruche, et par où les liquides rentrent et sortent facilement. Ce boudin, ou ressort en spirale, a seulement la capacité suffisante pour contenir les jumelles, de sorte que, tout en glissant sur celles-ci, et y repoussant la ganse de la poche, il serre si exactement les jumelles, que la poche se trouve parfaitement fermée, lors même que le ressort parviendrait seulement au commencement des courbures de l'instrument : ainsi l'occlusion complète du litholyse se trouve assurée.

Essayant, sur le cadavre d'un homme adulte, l'instrument ainsi modifié, je ne tardai pas à m'apercevoir que l'introduction du cathéter en apparence le plus convenable, c'est-à-dire de la longue et étroite sonde métallique, déterminait la perforation de la partie inférieure de la baudruche. Je remplaçai cette sonde à l'aide d'un mandrin terminé par une olive qui prévenait la déchirure de la baudruche. Néanmoins un pareil cathéter est trop grêle pour donner une notion prompte et toujours satisfaisante sur la présence du calcul dans la poche fermée. En multipliant et variant ces recherches, je parvins enfin à reconnaître l'inutilité des cathéters, et la possibilité de simplifier encore l'instrument. Les courbures des branches sont enfermées dans les ganses de la baudruche, et sont jointes à leur bout vésical à l'aide d'une articulation terminée par un bouton libre au sein de la baudruche. Rien de plus facile que de porter ce bouton sur le calcul qui est poussé vers le point le plus extrême de la poche fermée. Ainsi, l'on y constate la présence de la pierre à la faveur du bout de l'instrument dont la forme et les dimensions réunissent les conditions favorables des plus volumineux cathéters. En outre, ce bouton qui surmonte la courbure des branches permet de remuer de temps en temps le calcul pendant la dissolution.

Après m'être livré, pendant près d'une année, à des recherches et à des essais infinis, je me suis cru assez avancé dans l'application de la *litholysie* pour en faire la démonstration publique dans un des amphithéâtres de la Faculté, quoique déjà plusieurs élèves eussent pris part à mes principales tentatives. Le 25 Avril 1850, j'ai terminé mes démonstrations annuelles d'opérations par l'exposition de cette nouvelle méthode de guérir les calculeux. Après avoir montré dans un vase ouvert le mécanisme de l'instrument, les difficultés et les moyens de les surmonter, la manœuvre a été répétée sur le cadavre d'un homme adulte. Enfin, j'ai dissous ainsi un calcul du volume d'une noix, composé surtout de phosphate de chaux, qui m'avait été remis par mon collègue, M. le docteur Vailhé. Quatre heures ont été nécessaires pour achever cette œuvre, à la faveur de l'acide nitrique étendu de cinq fois son volume d'eau commune. En ce cas, l'effervescence était fort légère; mais le liquide ambiant, dans la solution de bi-carbonate de soude, n'a pas donné de traces sensibles d'acidité. Pour un autre calcul, il a fallu le double de temps, parce que les couches extérieures, composées de phosphates, enveloppaient un noyau d'acide urique. En conséquence, ne voyant plus le dissolvant renouvelé se charger de parcelles de pierre, j'ai remplacé l'acide nitrique par une solution de potasse, et le bi-carbonate de soude par de la limonade sulfurique.

Le problème entrepris se trouve donc résolu sur le cadavre. Sans doute il reste encore certains détails à perfectionner, et la manœuvre à étudier complètement; enfin, l'application sur le malade n'a pas encore été faite pour donner à la *litholysie* le rang qu'elle doit prendre dans la thérapeutique: ce sera l'objet de nouveaux travaux.

Quoique la *litholysie* n'ait pas encore été employée sur l'homme vivant, nous pouvons cependant énumérer les cas où elle pourra être appliquée. Quand on se rappelle les nombreuses et diverses conditions où se trouvent les calculeux, on ne peut supposer que la dissolution sera indiquée chez tous les sujets. Il en est dont le calcul se trouve adhérent ou logé dans les parois de la vessie : enkystés ou enchatonnés, ces corps étrangers ne pourront être saisis par l'instrument, à moins qu'ils n'abandonnent leur réduit, comme nous avons pu nous en assurer sur le cadavre d'un vieillard apporté naguère dans nos salles de dissection. La vessie de cet homme présentait une vingtaine de loges, dont plusieurs contenaient des pierres arrondies, rougeâtres, peu denses, d'où on les repoussait aisément au sein de la cavité vésicale où s'en trouvait une libre. Il en existait, en outre, un grand nombre très-petites dans des lacunes de la prostate.

Les calculs très-volumineux, qui remplissent en grande partie le réservoir urinaire, ne paraissent pas susceptibles de se prêter à la nouvelle méthode thérapeutique. Il en est de même de ces corps étrangers dont le noyau se compose de matières métalliques ou peu attaquables par les réactifs chimiques : tels sont les fragments de verre, d'argent; des épingles, des balles. Les matières organiques cèderont, au contraire, facilement à la *litholysie* : tels sont les morceaux de paille, de cuir, de sang, de mucus, etc.

Si la vessie est en bissac, ou fortement racornie de manière à s'appliquer presque immédiatement sur le calcul, le jeu de l'instrument ne sera guère possible. Toutefois, on parviendra souvent à obtenir le relâchement des parois vésicales à l'aide d'injections chaudes et émollientes, comme nous l'avons vu faire. Un obstacle non insurmontable, il est vrai, dans tous les cas, sera offert par des rétrécissements de l'urètre. Toutefois, la dilatation lente, et durant un temps suffisant, rétablira la voie convenable à l'introduction de l'instrument.

La *litholysie* paraît donc applicable chez les individus dont l'urètre est libre ou susceptible de le devenir, dont la vessie est peu contracturée ou disposée à se laisser dilater; où le calcul est mobile, et d'un volume qui ne dépasse pas 4 centimètres dans sa plus grande dimension. La plupart des pierres vésicales ne sont pas plus considérables, de sorte que la dissolution conviendra à la majorité des calculeux. L'expérience n'a pas encore déterminé si l'enfance ne sera pas rebelle à la nouvelle méthode qui laissera à la lithotritie les pierres à noyaux formés de corps friables et peu solubles. Cette dernière, comme celle que nous proposons, abandonne à la taille les calculs enkystés, enchatonnés, très-volumineux, situés au sein d'organes contracturés, altérés notablement, chez des sujets dont l'urètre est coarcté de manière à ne pas permettre l'introduction de grosses sondes. En résumé, les cas propices à la *litholysie* seront à peu près ceux que l'on soumet de nos jours au broiement. Il est même probable que l'on pourra associer ces deux méthodes pour détruire les calculs très-volumineux ou très-durs.

FIN.

EXPLICATION DES PLANCHES.

PLANCHE I.

Fig. I. Tumeurs multiples développées dans la peau du lobe du nez, et recouvrant les fosses nasales, la bouche et le menton. Cette lésion a été traitée suivant l'esprit de la chirurgie conservatrice qui a conduit Civadier, Delonnes, etc., à rétablir les formes ordinaires du nez et la liberté des fonctions gênées considérablement : exemple signalé dans cet ouvrage, page 176.

Fig. II. Résultat obtenu en pareilles circonstances.

Fig. III. Formes du lambeau qu'il faudrait tailler à la surface de ces tumeurs pour recouvrir convenablement les fibro-cartilages mis à découvert par cette opération.

Fig. IV. Nouveau procédé de rhinoplastie proposé par l'auteur, dans le but de diminuer la torsion du lambeau pris sur le front, et pour cacher une partie de la cicatrice dans le sourcil.

PLANCHE II.

Fig. V. Exostose spongieuse du maxillaire inférieur s'étendant jusqu'au pharynx, et menaçant le sujet d'une asphyxie prochaine. Cet exemple, cité dans cet ouvrage, page 88, montre un des cas où une opération grave est cependant justifiée par les dangers du malade, quoique pour une altération tolérée depuis long-temps.

Fig. VI. Fongus hématodes traité avec succès par divers moyens directs, et notamment par la double ligature, qui ont permis d'éviter la ligature des troncs artériels du cou : voir l'ouvrage, page 294.

Fig. VII. Tumeur éléphantiaque du prépuce enlevée de manière à rétablir les formes et les fonctions de l'organe : voir page 89.

Fig. VIII. Disposition des deux liens en ganse, entre lesquels le bistouri a pu séparer la tumeur sans hémorrhagie.

PLANCHE III.

Fig. IX. Éléphantiasis du scrotum enlevé de manière à conserver les parties sexuelles, au lieu de les retrancher en même temps, comme on l'a pratiqué plusieurs fois avant cet exemple remarquable donné par Delpech, et rappelé dans cet ouvrage, page 174.

Fig. X. Disposition des organes génitaux et des lambeaux destinés à leur fournir de nouvelles enveloppes.

Fig. XI. Résultat de cette opération.

PLANCHE IV.

Fig. XII. Instrument proposé par M. Civiale pour pratiquer la dissolution des pierres vésicales ; disposition de l'instrument au moment d'être introduit dans la vessie : voir page 345.

Fig. XIII. Disposition de l'instrument ouvert pour saisir le calcul dans la vessie.

Fig. XIV. *Lithoprione* proposé par M. Leroy, d'abord dans le but de dissoudre les calculs, et ensuite pour les broyer.

Fig. XV. Disposition générale de l'appareil de M. Robinet.

Fig. XVI. État de l'instrument au moment où le calcul a été enfermé dans la baudruche dont l'ouverture est retirée hors de la canule.

Fig. XVII. Canule à travers laquelle la baudruche et son ressort sont portés dans la vessie.

Fig. XVIII. Stylet dont le ressort sert à ouvrir la baudruche portée sur le calcul.

Fig. XIX. Sonde pour introduire le liquide dissolvant sur la pierre.

Fig. XX. Stylet sur lequel l'ouverture de la baudruche se trouve fixée.

PLANCHE V.

Fig. XXI. Sonde du *litholyse* terminée par un boudin qui, dans ce dessin, a le même calibre que le reste de la sonde, mais qui, dans l'instrument, a seulement la moitié de sa capacité, de manière à maintenir exactement les branches, et à laisser, à son point de jonction avec le corps de la sonde, une large ouverture pour le passage des liquides, et même d'un cathéter, ou de conducteurs, etc.

Fig. XXII. Sonde terminée par un prolongement élastique qui devait éloigner les plis de la poche et servir à toucher le calcul.

Fig. XXIII. Sonde à trois branches contenant une seule tige continue à une anse de ressort.

Fig. XXIV, XXV et XXVI. Les deux branches séparées dont les courbures sont trop longues de deux centimètres.

Fig. XXVII. Litholyse ouvert (dimension trop grande de 2 centimètres.)

Fig. XXVIII. Litholyse fermé ayant la concavité de ses branches tournées en haut, et contenant un calcul : l'instrument actuel est moins grand, et la convexité de ses branches est dirigée en haut.

Fig. XXIX. Sonde portant les deux branches à surface.

Fig. XXX. Embout adapté à l'extrémité libre de la sonde précédente.

Fig. XXXI. Litholyse ouvert, tel qu'il se trouve lorsqu'on vient de le porter dans la vessie.

TABLE.

Pages.

INTRODUCTION : Définition du sujet et plan du travail. . . 6

CHAPITRE PREMIER. *Abus des opérations*. 9

Préjugés à cet égard. 10

Antiquité 11

Arabes et arabistes. 12

Temps modernes, Bilguer. 13

École de Montpellier. 14

Myotomie. 15

Castration. 17, 15

Pelviotomie 16

Gastrotomie. 23, 16, 20

Injection dans le péritoine, le péricarde. 32, 17

Rupture des ankyloses; ligature de l'aorte. 18

Ablation de l'ovaire, de la glande lacrymale. 19

Inoculation de la syphilis, incisions du testicule. 20

Extraction de polypes 21

Excision de la langue, de la luette, etc. 23

Rupture du cal 24

Extraction des corps fibreux interstitiels de l'utérus. . . 25

Urétrotomie. 26

Résection des articulations 27

Trépan, thoracocentèse. 28

Extirpation du goître. 29

Résection et ablation de la matrice. 30

Pages.

Débridement sous-cutané........................ 32
Oblitération de la vulve, hystérotomie............ 33
Chapitre II. *Causes de l'abus des opérations chirurgicales*.................................... 35
§ I. Imperfection ou vice des connaissances médicales. 35
§ II. Précepte de Celse........................ 43
§ III. Imperfections ou erreurs de diagnostic....... 47
§ IV. Négligence pour prévenir les accidents..... 56
§ V. Spécialités................................ 58
§ VI. Action de la main substituée à celle de la nature. 61
§ VII. Oubli de l'existence des maladies ou d'infirmités utiles ou tolérées.......................... 64
Chapitre III. *Exposé général de la chirurgie conservatrice*, etc................................. 70
§ I. Être médecin opérant........................ 71
§ II. Tenter une opération avec des chances suffisantes, etc.................................. 73
§ III. Établir un diagnostic complet et précis..... 75
§ IV. Se tenir en garde contre l'erreur ou la mauvaise foi.. 77
§ V. Respecter les lésions tolérées............... 82
§ VI. Préférer les efforts de la nature à ceux de l'art, etc.................................... 90
§ VII. Prévenir et combattre avec soin les accidents. 99
Douleur.. 100
Spasmes.. 101
Tétanos.. 101
Délire nerveux................................. 104
Hémorrhagie.................................... 113
Inflammation................................... 119
§ VIII. Prévenir, diminuer et diriger la suppuration. 135
Pansements rares............................... 140

Pages.

Collodion.. 144
Mortification.. 146
Thoracotomie.. 147
Application des appareils à fractures.. 147
§ IX. Prévenir la chronicité des maladies, et les traiter complètement.. 159
§ X. *Essais médicamenteux*.. 161
Bronchotomie.. 162
Inoculations thérapeutiques.. 164
Hôpitaux destinés à ce but.. 165
§ XI. Substituer à une opération extrême une autre moins grave et conservatrice.. 167
Blessure des artères.. 170
§ XII. Restreindre le plus possible l'ablation de nos parties.. 172
Organes sexuels lésés.. 176
Néoplastie.. 179
§ XIII. Rétablir les parties détachées en entier ou incomplètement.. 180
Expériences.. 183
CHAPITRE IV. *De la chirurgie conservatrice, et des moyens de restreindre l'utilité des opérations considérées en particulier*.. 185
Amputation.. 185
Fractures comminutives.. 186
Idem par armes à feu.. 187
Fracas des articulations.. 189
Ramener les plaies d'armes à feu à l'état des plaies simples.. 191
Fractures avec emphysème spontané.. 197
Fractures multiples.. 198
Fractures avec lésion des principaux nerfs ou vaisseaux.. 199

Pages.
Traitement général des fractures compliquées des membres ... 200
Résultats de l'amputation immédiate ... 201
Résultats du traitement conservateur ... 204
Amputation secondaire ... 206
Indications de l'amputation pour les membres brisés ... 209
Soins immédiats et moyens de transport ... 212
Nouveaux brancards ... 214
Remèdes, pansements ... 216
Amputation pour les lésions organiques ... 217
Tumeurs blanches ... 218
Phlébite ... 220
Lymphangite ... 222
Nécrose ... 224
Gangrène ... 225
Exostoses ... 226
Amputations de complaisance ... 228
Conclusions sur l'utilité actuelle de l'amputation pour les lésions organiques ... 229
Résections ... 230
Extirpation des altérations cancéreuses ... 233
Il ne faut pas opérer les squirrhes stationnaires de la face ... 234
Les altérations multipliées ... 235
Pendant la cachexie cancéreuse ... 236
Résultats approximatifs de l'extirpation ... 238
Sentiments divers des praticiens à ce sujet ... 240
Castration pour les testicules non cancéreux ... 243
Fongus testiculaire ... 246
Névralgie du testicule ... 247
Extirpation de la matrice ... 247
Ablation de la mamelle ... 251

Pages.
Trépan.. 252
Manie de sonder les plaies.......................... 256
Réunion immédiate, et suture....................... 257
Excision des amygdales............................ 258
Myotomie.. 259
Strabisme... 260
Myopie, presbytie.................................. 262
Amaurose, bégaiement.............................. 263
Orthomorphie...................................... 265
Méthodes orthopédiques, gymnastique............... 270
Machines.. 271
Luxations anciennes de la hanche, leur réduction.... 272
Luxations traumatiques anciennes.................. 274
Ankyloses... 275
Gibbosités.. 278
Pieds-bots.. 281
Débridements des plaies........................... 282
Idem des hernies étranglées...................... 283
Ligature des vaisseaux............................ 287
Varices... 288
Tumeurs vasculaires............................... 289
Angiectasie....................................... 290
Anévrysmes.. 292
Électropuncture................................... 293
Fongus hématodes.................................. 294
Guérison de la cataracte sans opération........... 296
Pupille artificielle................................ 304
Utérotomie, pelviotomie, céphalotribsie, etc....... 309
Accouchement prématuré artificiel................. 312
Avortement artificiel.............................. 314
Fissure à l'anus................................... 322
Rétrécissement de l'urètre......................... 323

*

Pages.
Tumeurs cystiques des paupières........ 326
Tumeur lacrymale........ 327
Taies de la cornée........ 328
Hydrocèle........ 329
Déplacement de la matrice........ 330
Chute du rectum........ 331
Névrome........ 332
Hernies étranglées........ 333
Résumé des principes de thérapeutique chirurgicale.. 335
Lithotomie........ 336
Extraction des calculs vésicaux........ 337
LithＯlysie, ou dissolution des calculs........ 340
Essais divers à ce sujet........ 341
Procédés de l'auteur........ 347
Essais sur le cadavre........ 362
Explication des planches........ 369

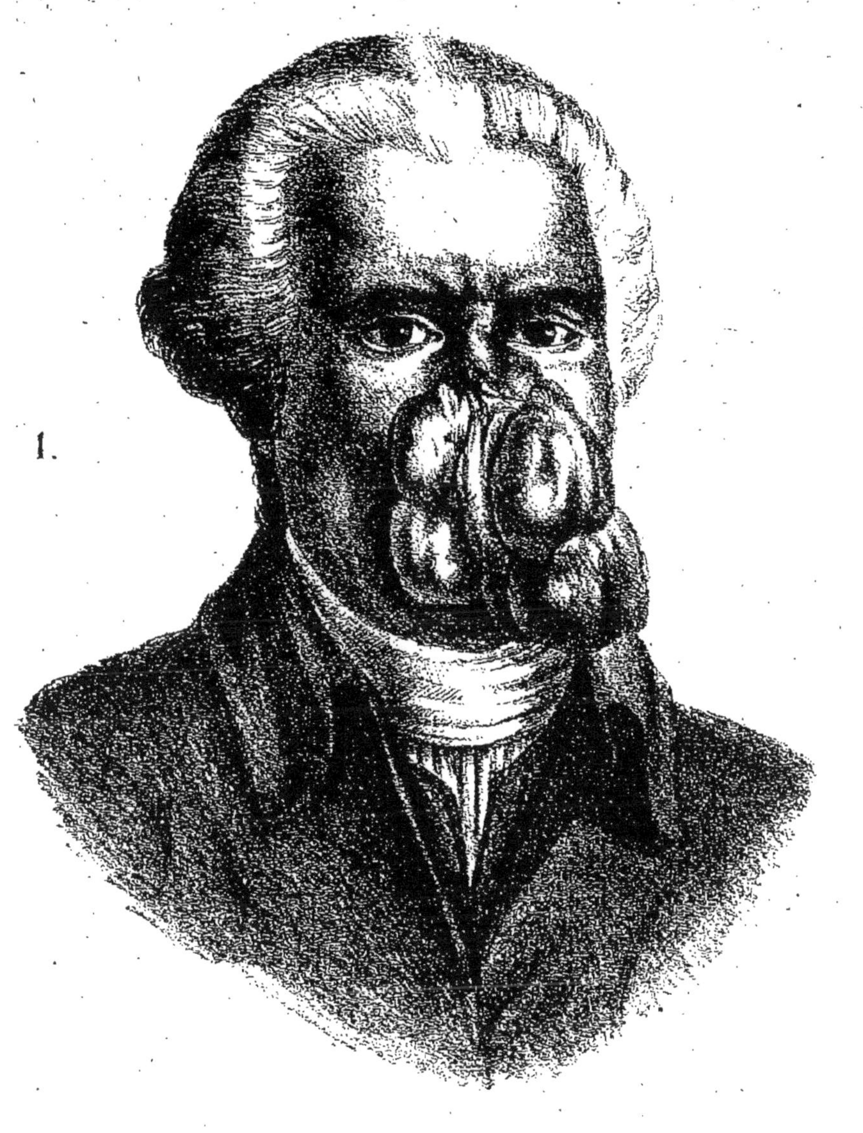

3.

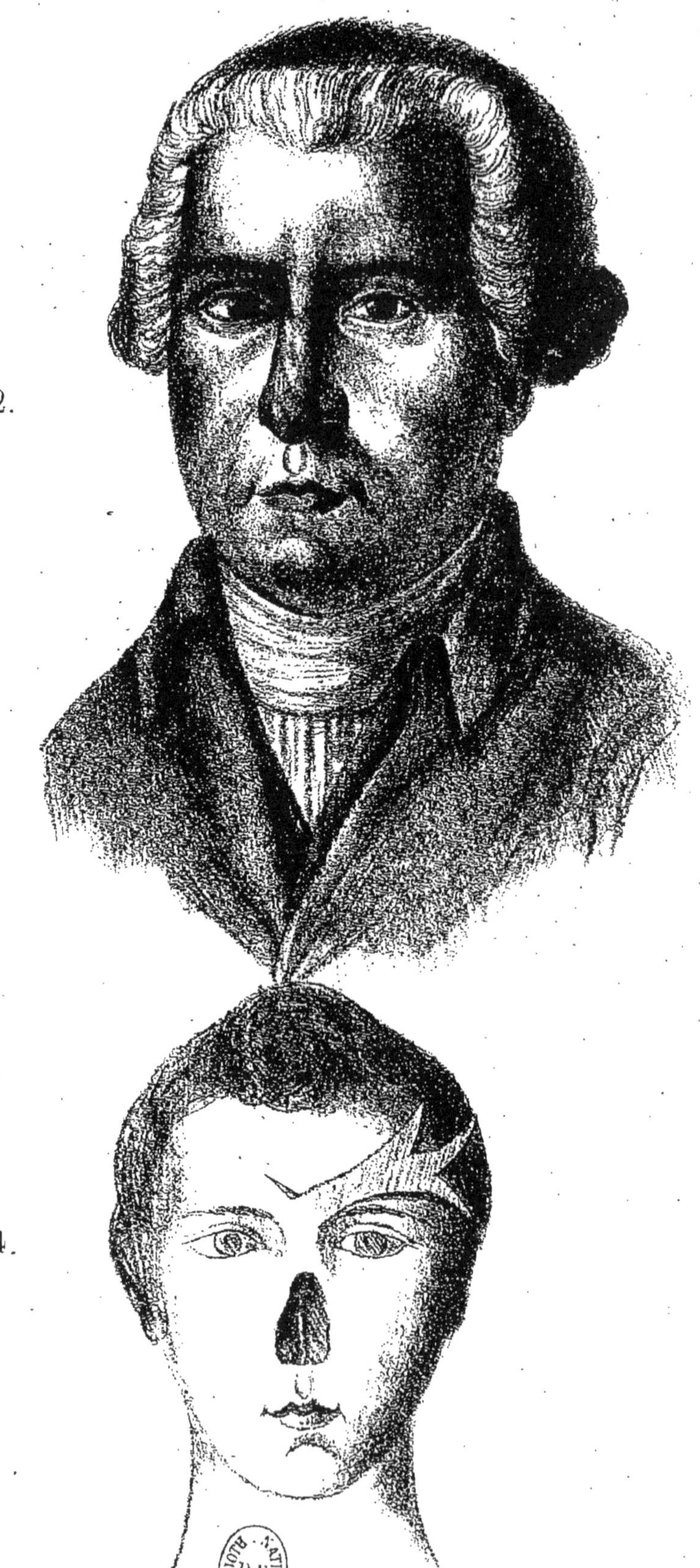
2.
4.

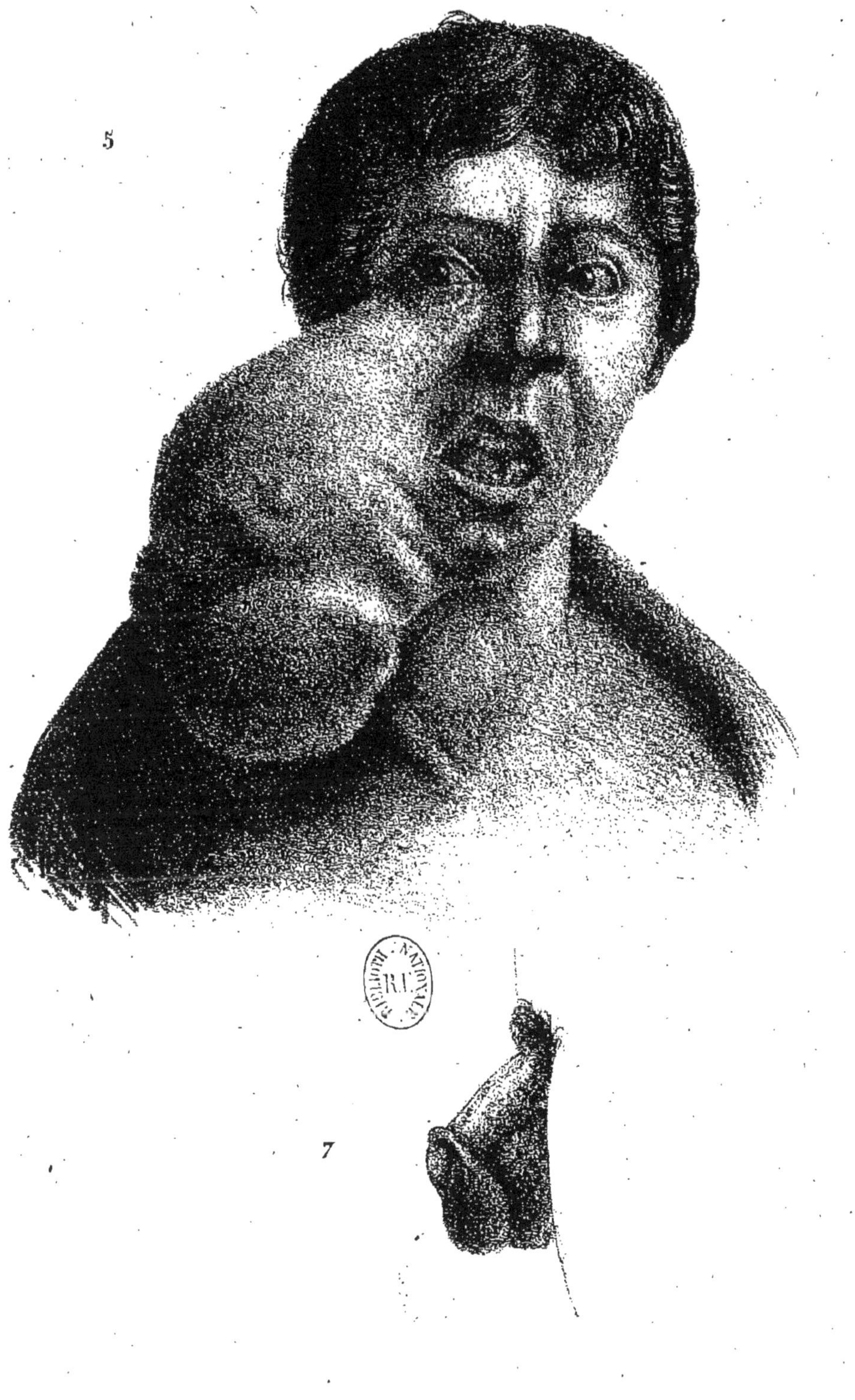
5
7

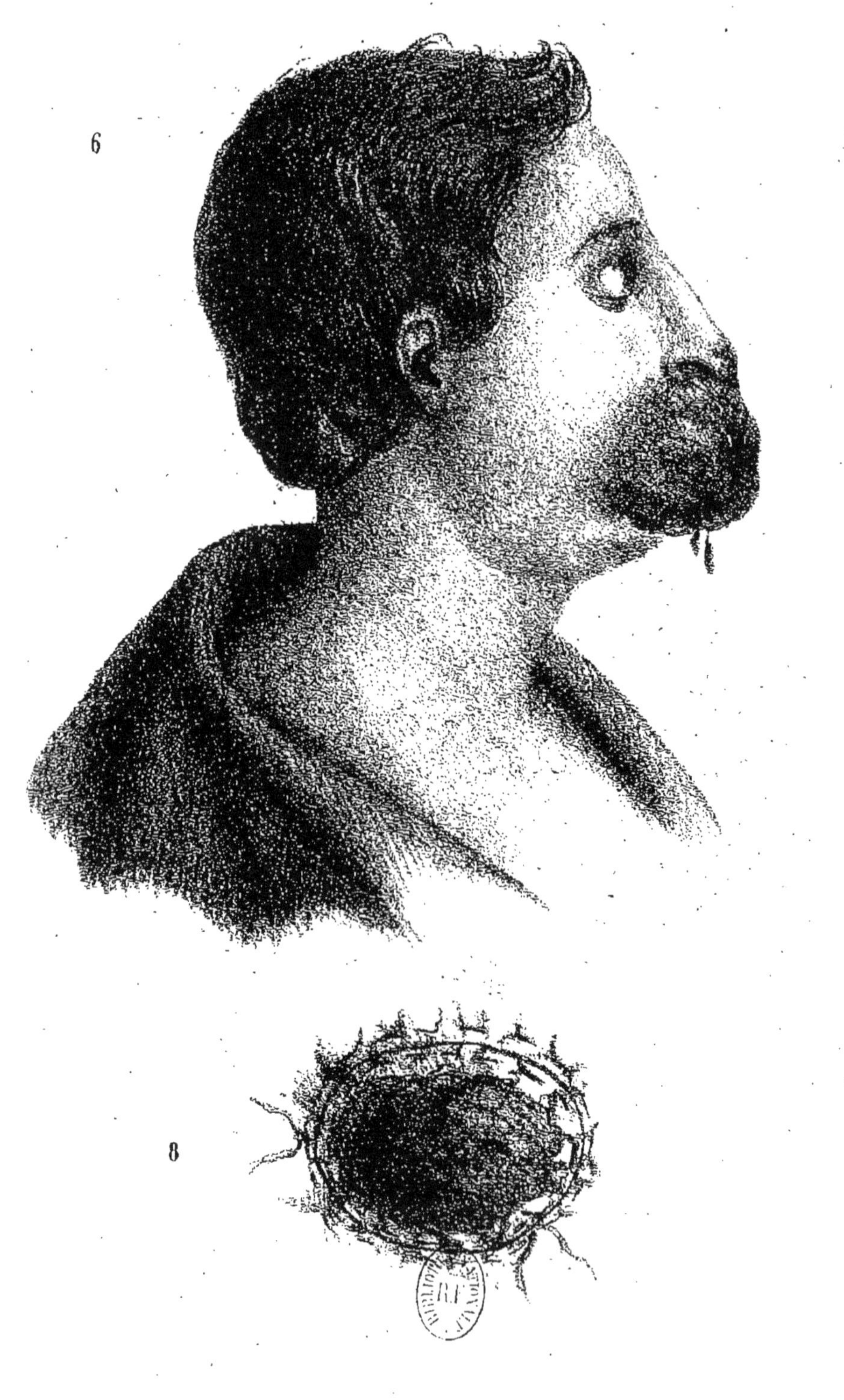

Lith Arles Montpellier.

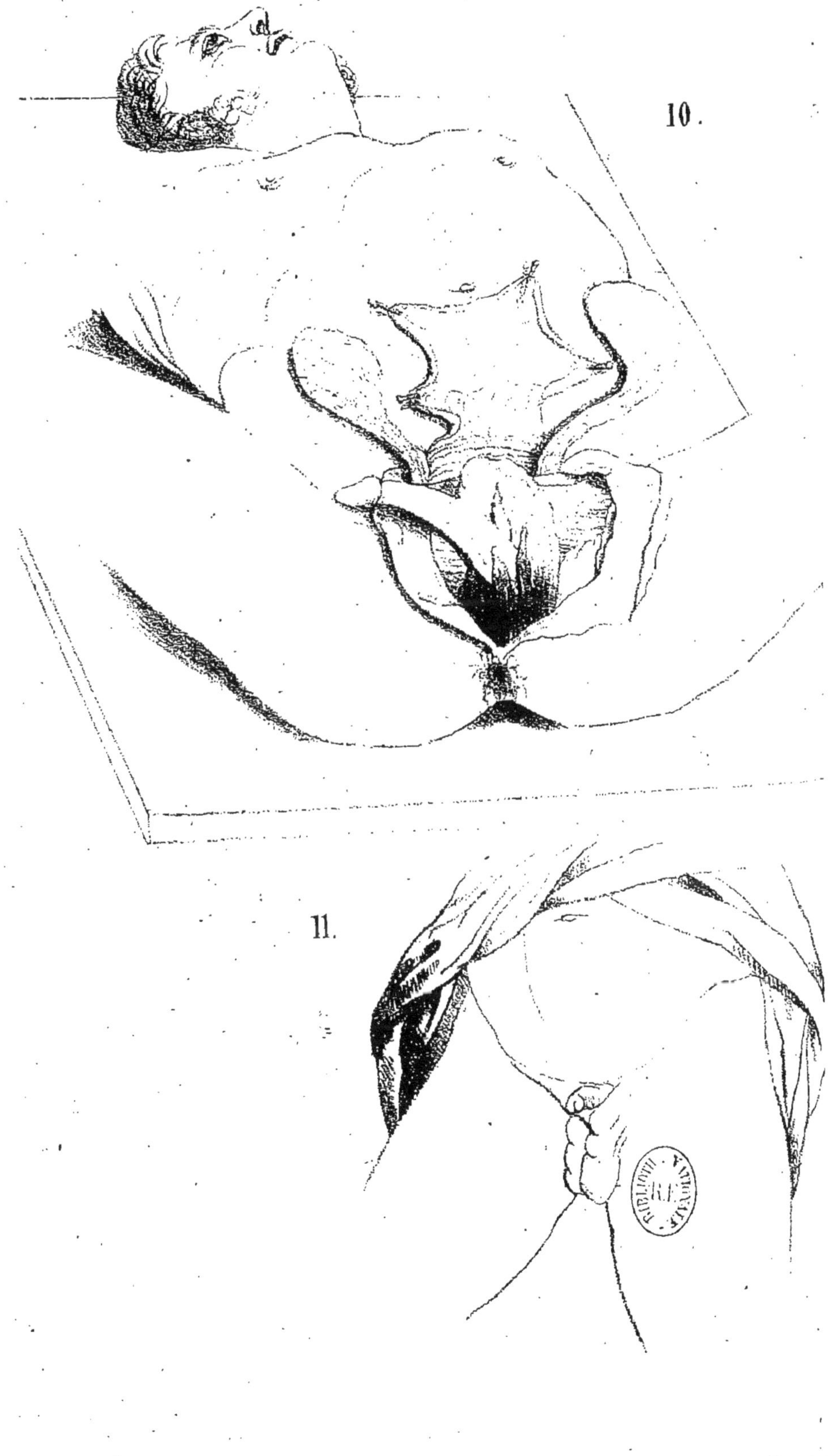
10.
11.

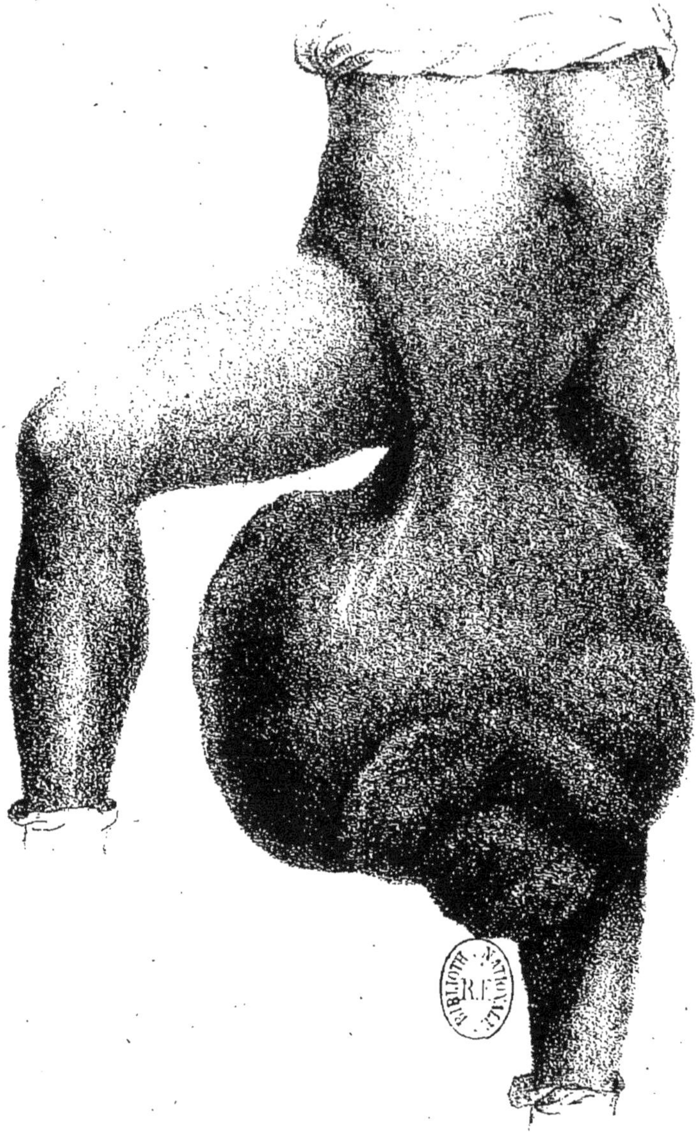

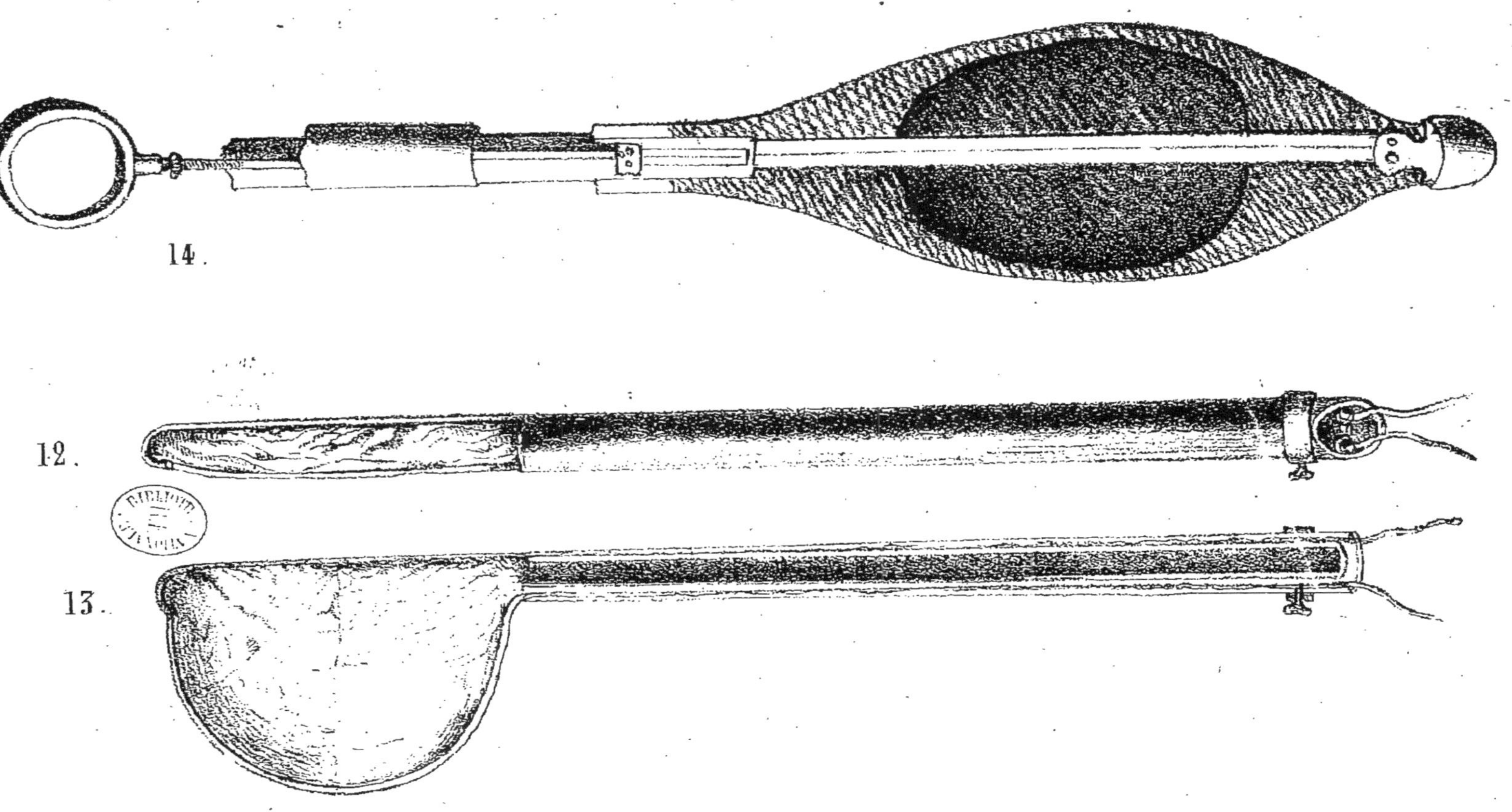
14.
12.
13.

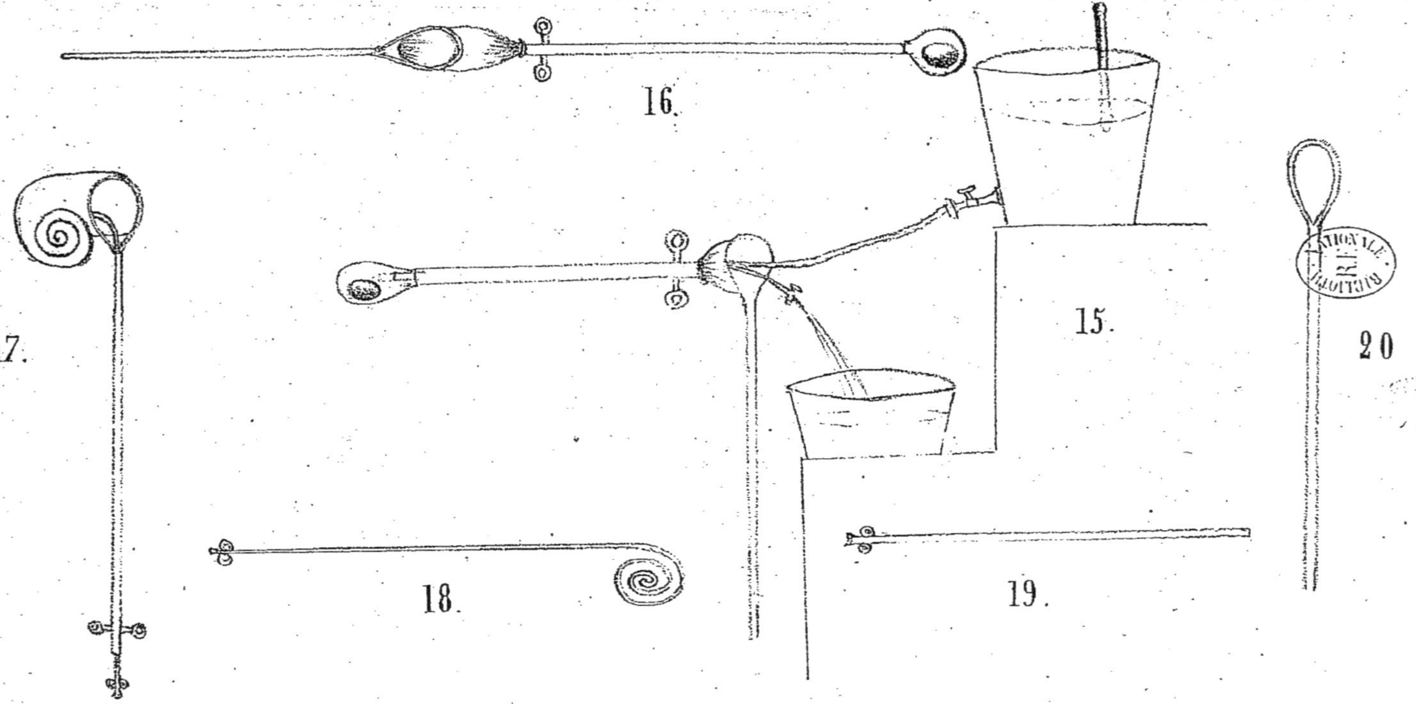
16.
17.
15.
20
18.
19.

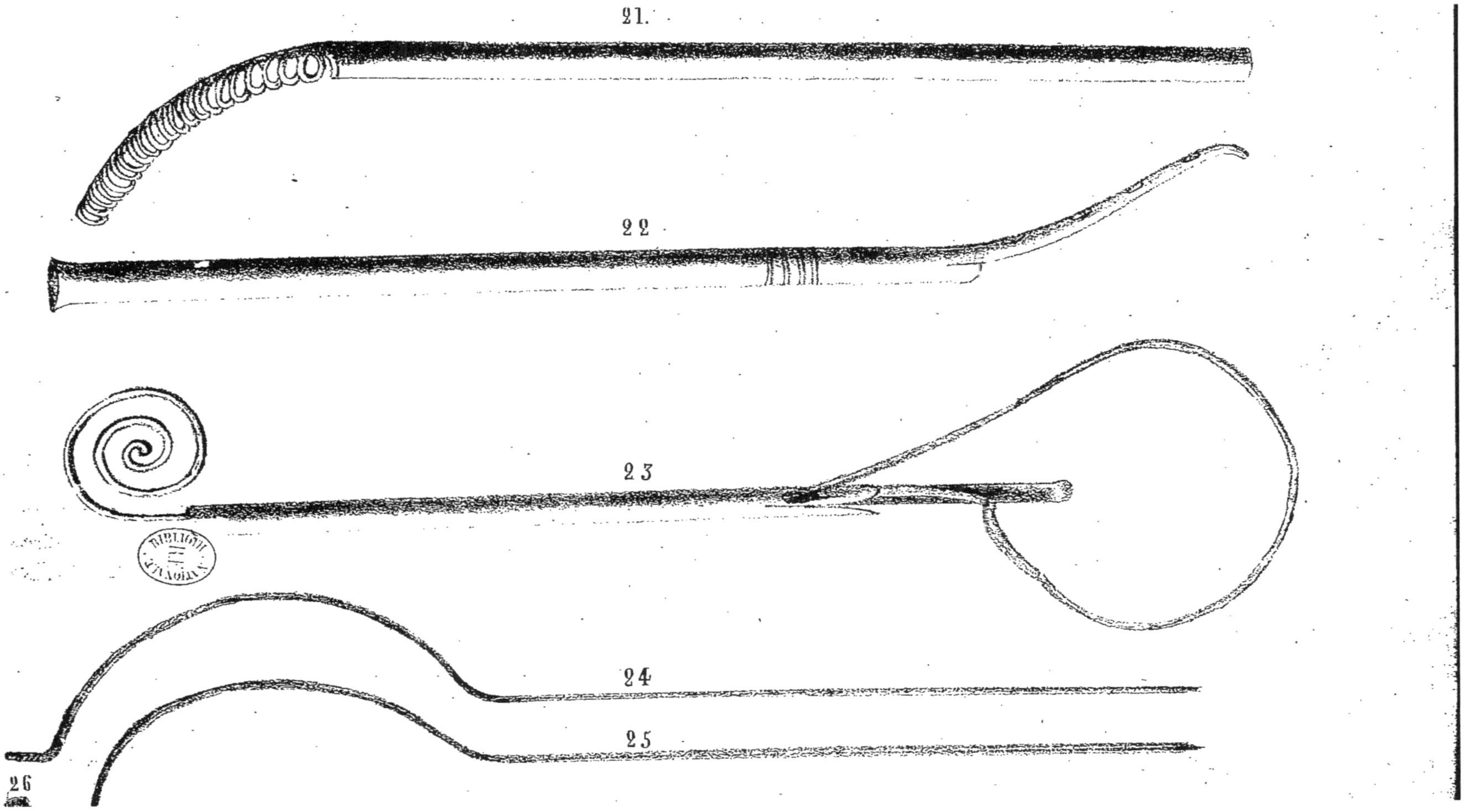

21.

22

23

24

25

26

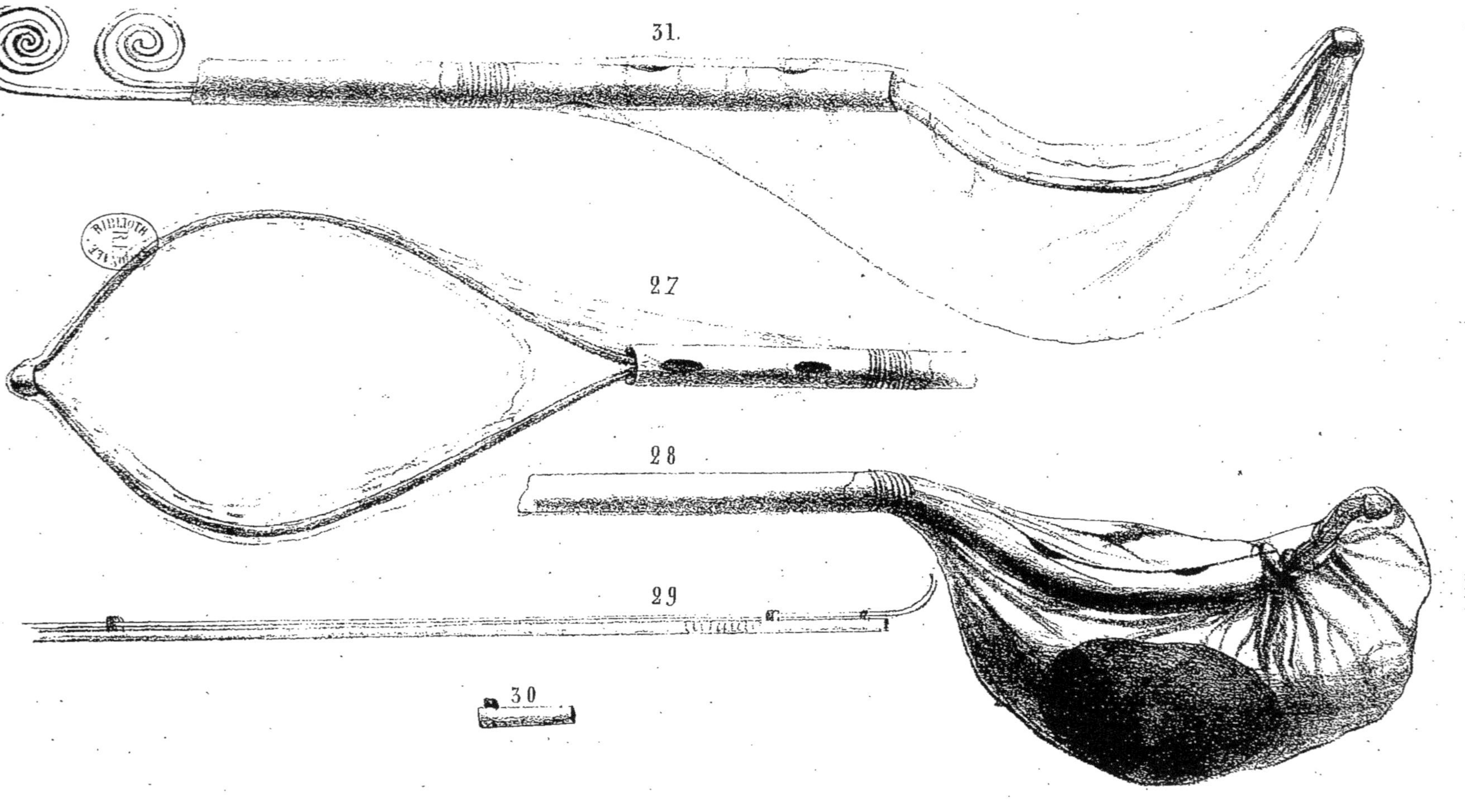
31.
27
28
29
30

www.ingramcontent.com/pod-product-compliance
Ingram Content Group UK Ltd.
Pitfield, Milton Keynes, MK11 3LW, UK
UKHW012006240726
13965UKWH00001B/179

9 782012 955721